MÉMOIRE

SUR L'ÉPIDÉMIE

QUI A RÉGNÉ DANS LA PROVINCE

DU POITOU

Pendant 1784 & 1785.

RECUEIL D'OBSERVATIONS

OU

MÉMOIRE

SUR L'ÉPIDÉMIE

Qui a régné en 1784 & 1785 dans la Subdélégation de la Châtaigneraye, en bâs Poitou;

SUIVI D'UN SUPPLÉMENT SUR LES MALADIES régnantes pendant l'année 1786;

Acompagné de Notices fur les mêmes Maladies dans les différens Départemens de la Généralité de Poitiers;

Extraites de la Correfpondance de M. PALLU, Confeiller du Roi, Doyen, Docteur-Régent de la Faculté de Médecine en l'Univerfité de Poitiers; Médecin bréveté du Roi dans l'Hôpital de Charité de la même Ville, ataché au Service Militaire; Médecin de Monfeigneur Comte d'Artois; Médecin en chef des Épidémies du Poitou; Correfpondant de la Société Royale de Médecine de Paris.

OUVRAGE qui a remporté un des premiers Prix de la Société Royale de Médecine de Paris, le 29 Août 1786.

Publié par ordre du Gouvernement & aux frais du Roi.

Par M. J. G. GALLOT, Docteur en Médecine de l'Univerfité de Montpellier; Médecin de S. A. S. Monfeigneur le Duc d'Orléans, Confeiller-Médecin-ordinaire du Roi, Intendant des Eaux Minérales des Fontenelles, la Broffardière, Réaumur, Mortagne & St-Laurent-fur-Saivre, en bâs Poitou; Affocié de la Société Royale de Médecine de Paris, de l'Académie Royale des Belles-Lettres de la Rochelle & du Collége Royal de Médecine de Nanci; Correfpondant de la Société Royale d'Agriculture de Paris; Médecin bréveté pour les Épidémies, réfidant à Saint-Maurice-le-Girard, près la Châtaigneraye, en bâs Poitou.

A POITIERS,

De l'Imprimerie de FRANÇOIS BARBIER, Imprimeur-Libraire.

Imprimé avec l'Approbation & fous le Privilége de la Société Royale de Médecine.

M. DCC. LXXXVII.

A V I S.

ON verra par la date du raport & de l'approbation de la Société Royale de Médecine, que cet Ouvrage étoit prêt à paroître dès le mois d'Avril 1786; mais ayant été engagé par mes amis de le préfenter au Concours relatif à la defcription & au traitement des Épidémies, je demandai à M. l'Intendant de Poitiers s'il vouloit permettre que l'impreffion fût renvoyée après la Séance publique de cette Société | le 29 Août; il daigna y confentir, en me chargeant de rédiger un Supplément qui contiendroit la fuite des Obfervations fur les Maladies populaires pendant le cours de l'année 1786, dans les différens cantons de cette Province. Je vais m'occuper de ce travail, qui poura fe placer à la fuite de cette Collection.

M. de Nanteuil ayant permis la réimpreffion du petit Mémoire fur l'Épidémie de la Forêt-fur-Saivre, il convient de le mettre à la tête de ce Recueil, parce qu'on aura de cette maniere l'Hiftoire Médicale des trois dernieres années du canton que j'habite, & même de la plus grande partie de la Province.

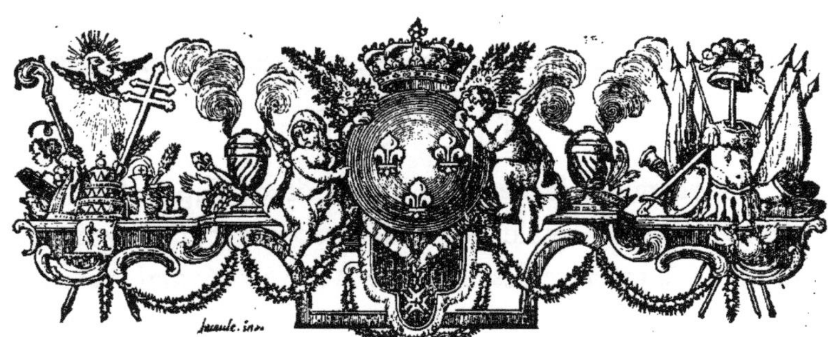

A MONSIEUR

BOULA DE NANTEUIL,

INTENDANT

DE LA GÉNÉRALITÉ DE POITIERS.

ONSIEUR;

L'hommage de ce travail vous est naturélement dû; c'est vous qui avez approuvé les vues qui l'ont dirigé en m'honorant de votre confiance & en me faisant fournir les renseignemens nécessaires. Vous avez fait plus, MONSIEUR, vous avez daigné consentir à ce que la publication de cet Ouvrage fût renvoyée après le

b

ÉPITRE.

Concours de la Société Royale de Médecine, & par-là vous
m'avez procuré, MONSIEUR, la distinction que j'ai obtenue
de la part de cette Compagnie savante ; tout cela m'autorise à
vous offrir les témoignages publics de ma reconoissance, qui devient
plus grande encore par la permission que vous m'acordez de faire
éparoître cette Collection sous vos auspices.

En mettant sous les ieux du Public les motifs de ma
gratitude, je dois rapeler ce que notre Province doit déja à
votre administration sage & bienfaisante : vous avez adopté,
MONSIEUR, l'établissement sur les Épidémies formé par
MM. de Blossac en 1784; vous avez montré dans les circonstances
malheureuses de l'année derniere & même de celle-ci, tout ce
qu'on peut atendre d'un Magistrat éclairé, qui ne s'occupe qu'à
seconder les intentions du Gouvernement pour le soulagement des
pauvres habitans de la campagne ; le Recueil que je publie renferme
des épreuves multipliées de ce que j'avance, & le monument que
vous a offert la ville de Poitiers, en consacre à jamais la
mémoire.

Je suis avec un profond respect,

MONSIEUR,

Votre très-humble & très-
obéiffant ferviteur ,

J. G. GALLOT, D. M. M.

EXTRAIT DES REGISTRES
DE LA SOCIÉTÉ ROYALE DE MÉDECINE.
Séance du 31 Mars 1786.

M. GALLOT, Médecin à Saint-Maurice-le-Girard, & Correspondant de la Société, étant sur le point de donner au Public un Recueil d'Observations sur l'Épidémie qui a ravagé sa Province en 1784 & 1785, & désirant joindre le suffrage de cette Compagnie, à celui du Gouvernement, qui fait les frais de l'impression, la Société nous a nommés, M. de Horne & moi, pour en prendre communication & lui en faire notre raport. D'après le vœu de cette Compagnie & le désir de l'Auteur de ce Mémoire, Nous avons pensé qu'il étoit nécessaire, pour juger de l'ensemble & de l'utilité d'un pareil travail, de donner un extrait de la maniere dont M. Gallot a présenté le Tableau d'une Épidémie à laquelle on a donné le nom de *Catarrhale*, *Bilieuse*, *Putride* & *Maligne*, suivant la complication qu'on a observée dans les différens lieux où elle a régné.

L'Auteur, dans un Avant-propos, expose les mesures qu'il a prises pour avoir tous les renseignemens possibles sur la marche & le véritable caractere de l'Épidémie ; il indique le nom des confreres qui lui ont fourni des lumieres ou qui ont coopéré à son travail, en lui envoyant des Observations relatives à cet objet. Et après avoir établi les divisions qu'il a adoptées dans son plan, il annonce qu'il formera un raprochement comparatif de l'Épidémie de cette année avec celle des deux années précédentes ; qu'il en offrira les résultats, & qu'il en tirera des conséquences qui le conduiront à des réflexions générales, dont le but sera de soustraire les habitans de la campagne aux ravages éfrayans des maladies Épidémiques.

La premiere partie de ce Mémoire contient l'Histoire Médicale de l'Épidémie dans les quarante-trois paroisses du département de la Châteigneraye ; il en fixe l'invasion, il l'a suit dans sa marche progressive, il en détermine les complications, il fait l'énumération des causes qui ont pu donner lieu à la constitution épidémique, & content de les assigner, il n'en adopte aucunes d'une maniere exclusive. Cette exposition, exempte de l'esprit de système & réduite à l'observation des faits, est suivie de la description, de la nature, de la durée & de l'intensité des symptômes. Son diagnostic est le résultat de leur ensemble, & son pronostic porte sur les observations faites au lit des malades. Quant aux indications générales qu'il a eues a remplir, on les trouve détaillées dans une Consultation qu'il a adressée aux Chirurgiens de son Département, & qu'il avoue avoir rédigée d'après les avis de la Société & de M. Pallu, Doyen des Médecins de la ville de Poitiers. Comme cette

Épidémie a offert des différences effentieles dans fes fymptômes conftitutifs, M. Gallot a cru, n'écoutant que fon zele patriotique, devoir mettre à contribution dans des circonftances auffi malheureufes, les lumieres de plufieurs de fes confreres : il cite avec éloge MM. *Linacier*, *Bonamy*, *Bougourd*, *Deftrappieres* & *Lepecq de la Clôture*; il donne le détail des moyens curatifs mis en ufage ; leur efficacité ou leur infuffifance eft étayée fur une fuite d'obfervations particulieres dont l'expofé offre un raprochement combiné de la méthode curative, & le caractere de l'Épidémie eft déterminé par des obfervations anatomiques : ce dernier genre de preuves lui paroît fi intéreffant pour avoir une connoiffance exacte des Épidémies, qu'il forme des vœux pour que les Médecins foient autorifés par le Gouvernement à multiplier les ouvertures de cadâvres, & à empêcher les habitans de s'y oppofer. Cette premiere partie du Mémoire eft terminée par les Obfervations qui lui ont été communiquées par MM. *Loyau*, *Vandé* & *Clemenceau*, fes confreres, & par le Tableau général des villes ou villages où l'Épidémie a exercé fes ravages ; il en fixe l'époque & la durée ; il donne le calcul de la population & du nombre des morts, & il a foin de décrire la nature du fol de chaque paroiffe.

Dans la feconde partie, on trouve le réfultat de la Correfpondance des différens Départemens, tels que *Luçon*, *les Sâbles*, *Montaigu*, *Poitiers*, &c. &c. Et la troifieme partie offre des réflexions générales fur les conftitutions épidémiques, fur la néceffité d'obferver leur complication, & fur le danger d'admettre exclufivement une feule méthode curative ; enfin, pour établir un point de comparaifon, il forme un raprochement ces Épidémies obfervées dans le pays qu'il habite, & ce Tableau forme l'Hiftoire abrégée de la Correfpondance qu'il a entretenue avec la Société depuis les premiers inftans de fon établiffement.

L'Extrait que nous venons de donner fuffit pour faire connoître l'importance & l'utilité d'un travail rédigé d'après le plan propofé par la Société, pour former l'Hiftoire générale des Épidémies ; & nous penfons que la Compagnie doit des éloges à M. Gallot, qu'elle lui donnera fon approbation, & qu'il eft fufceptible de toutes les marques de diftinction qui peuvent être acordées aux Médecins qui fe livrent au traitement des Maladies Épidémiques.

M. l'Intendant de Poitiers ayant adreffé à la Société un Mémoire de ce Médecin, & ayant témoigné le défir d'avoir le jugement de la Compagnie fur ce travail avant de le faire imprimer aux frais du Gouvernement, Nous avons comparé ce dernier Manufcrit avec celui que nous avions entre les mains, & l'ayant trouvé abfolument conforme à l'Original, Nous avons cru ne devoir rien changer à notre premier Raport.

Signé, DE HORNE & JEANROI.

Certifié conforme à l'Original. A Paris, ce 9 Avril 1786.

Signé, VICQ-D'AZIR.

EXTRAIT DES REGISTRES
DE LA SOCIÉTÉ ROYALE DE MÉDECINE.

La Société Royale de Médecine ayant entendu, dans fa Séance du 31 Mars 1786, la lecture d'un raport très-avantageux qui lui a été fait par MM. *de Horne* & *Jeanroi*, fur un Mémoire de M. *Gallot*, Médecin à Saint-Maurice-le-Girard, concernant la Maladie Épidémique qui a régné en 1784 & 1785 dans la Province du Poitou, a pensé que cet Ouvrage étoit très-digne de fon Approbation & d'être imprimé fous fon Privilége, en foi de quoi j'ai figné le préfent. A Paris, ce 4 Avril 1786.

Signé, VICQ-D'AZIR, *Secrétaire perpétuel.*

Qu'il eſt donc à déſirer, pour la gloire de l'Art, que les Médecins zélés ſe rallient & ſe raniment vers l'obſervation journaliere des Maladies; & qu'après en avoir tracé le Tableau en grand, ils en communiquent des Hiſtoires séparées, pour enrichir notre Science d'une Collection de faits confirmatifs des premieres découvertes! Travail déſiré dans tous les âges de la Médecine, mais pénible & qui ne doit point reconoître de bornes! Car quelle n'eſt point l'immenſité de la nature? Quelles ne ſont point les richeſſes cachées dans ſon ſein? *Il me ſemble, dit un illuſtre Naturaliſte, qu'on devroit être moins empreſsé à faire le catalogue de nos connoiſſances qu'à chercher à les augmenter.*

OBSERVATIONS ſur les Maladies Épidémiques, par M. Lépecq de la Clôture,
Avant-Propos, pag. xvj.

MÉMOIRE HISTORIQUE

Sur la Fievre Catarrhale, Bilieufe, &c. qui a régné épidémiquement à la Forêt-fur-Saivre & les environs, en Mars, Avril & Mai 1784.

Rédigé par J. G. Gallot, D. M. M. Correfpondant de la Société Royale de Médecine de Paris, Intendant des Eaux Minérales des Fontenelles, la Broffardiere, &c. &c.

Imprimé par ordre & aux frais du Gouvernement en 1784.

Et réimprimé en 1787 par ordre de M. l'Intendant.

Chargé le 10 Avril dernier par M. Mallet, Subdélégué à la Châtaigneraye, de me rendre à la Forêt-fur-Saivre, où il régnoit une Maladie Épidémique depuis quelques femaines, je m'y tranfportai le 11, où je vis ce jour-là & le lendemain, les malades de cette paroiffe & des voifines, acompagné du fieur *Penaud*, Chirurgien à la Forêt, nommé par M. Mallet. Après avoir pris de ce Chirurgien les éclairciffemens néceffaires fur la maladie régnante, je laiffai une confultation détaillée d'après l'idée que je m'étois faite de la nature de l'Épidémie ; je rédigeai enfuite à mon retour chez moi le Mémoire fuivant, que j'adreffai de fuite à M. *Pallu*, Médecin bréveté du Roi, & en chef des Épidémies, à Poitiers, en joignant à la fin l'hiftoire de chaque malade que j'avois vu, & ce que j'avois prefcrit.

La maladie régnante à la Forêt-fur-Saivre & les environs, m'a paru une fievre catarrhale bilieufe, putride, fouvent vermineufe & quelquefois maligne, vraiment épidémique, de même nature que celle qui regne depuis le commencement de l'année dans les paroiffes de Somloire, la Plaine, St-Aubin, Nueil, les Aubiers, Cirieres, &c. à quelques lieues au Nord de la Forêt, & où la mortalité a été très-grande : la même Épidémie a lieu également aux environs de *Montaigu*, dans les paroiffes de Saint-Martin-des-Noyers, Saint-Georges, Chavagnes, Saint André, Chauché, &c. où cette maladie a offert à peu près la même marche & les mêmes accidens.

Ces affections catarrhales en général font les mêmes que celles ques nou éprouvons depuis plufieurs années dans l'hiver ou dans le printemps, &

qui régnerent l'année derniere épidémiquement à la Châtaigneraye & les paroiſſes voiſines. . . . . . . La cauſe générale paroît être les variations trop ſubites dans la température, les tranſitions bruſques qui ſe font ſentir quelquefois dans le même jour; l'eſpece de changement d'anomalie dans le cours des ſaiſons, que l'on obſerve depuis un certain nombre d'années, apportant néceſſairement dans l'économie animale des altérations plus ou moins ſenſibles & qui ſe dévelopent plus ou moins ſelon les circonſtances des lieux, du régime, des tempéramens, &c. Ce changement, cette anomalie, dis-je, produiſent ces conſtitutions mixtes qui regnent depuis quelques années; ce que j'ai fait obſerver pluſieurs fois à la Société Royale de Médecine (1).

Voici ce que l'on remarque le plus ordinairement chez les malades : après quelques jours de mal-aiſe, de douleur ſourde dans un des côtés de la poitrine, les malades n'y faiſant point attention & ſe livrant à leurs occupations journalieres, ſont ſubitement quelquefois comme terraſſés par une douleur vive au même endroit ou bien dans le côté oppoſé; elle varie & s'étend dans le dôs, ſur les extrémités; la fievre ſurvient, la tête ſe prend ſouvent, la reſpiration difficile, les crachats bilieux, quelquefois rouillés, ſanglans, la langue blanche d'abord ſe charge d'un limon bilieux, les nauſées, les vomiſſemens ont lieu dès l'invaſion ainſi que la diarrhée, & cet accident eſt d'un fâcheux pronoſtic : les vers ſont ſouvent complication & en impoſent; les urines ne coulent pas toujours avec facilité; le mal de gorge, les taches à la peau, les exanthêmes, les pétéchies, les mouvemens convulſifs aux ailes du nez, les ieux larmoyans, l'eſpece de paralyſie de quelques-unes des extrémités ſont auſſi du plus funeſte augure. Le pouls eſt en général petit, concentré, *miſérable*, inégal, quelquefois plein & élevé; mal-gré cela la ſaignée a été généralement plutôt nuiſible qu'avantageuſe : lorſque les ſymptômes graves ſe réuniſſent ou prenent de l'intenſité, les malades périſſent en trois à quatre jours, & même on en a vu un, à la Forêt, enlevé en vingt-quatre heures, il y avoit une angine compliquée. On a obſervé que dès que les extrémités devenoient froides ou ſe paralyſoient, qu'il ſe faiſoit des éruptions à la peau; auſſi-tôt l'expectoration ſe ſupprimoit, le râle s'établiſſoit, & la mort ſuivoit de très-près. Preſque toujours il y avoit pluſieurs individus ataqués dans la même maiſon. [Voyez les Obſervations particulieres des cinq Mémoires adreſſés à M. Pallu.]

La premiere indication à remplir eſt de débaraſſer l'eſtomac & les viſceres du bâs-ventre de la ſaburre muqueuſe & bilieuſe, laquelle ſe portant ſur

---

(1) Je n'entre point ici dans des détails ſur les cauſes locales, cela me meneroit trop loin; je dirai ſeulement que dans cette Épidémie elles ne m'ont pas paru y entrer pour beaucoup; car j'ai vu des maiſons ſituées au Nord, où l'Épidémie a régné tout comme dans d'autres placées dans des lieux humides. Les *Auviers* qu'on peut regarder comme le foyer de l'Épidémie, eſt un des lieux les plus élevés de la Province. . . . .

la

la poitrine, y produit bientôt les effets les plus funeftes, foit en s'extra-vafant dans le tiffu interlobulaire, foit en produifant une inflammation fymptomatique & enfuite la gangrene, & de-là la mort. L'émétique feul à dôfes fracturées ou uni a l'ipécacuanha, ou même ce dernier remede feul, fur-tout quand il y a diarrhée, donné deux à trois fois dans le jour à la dôfe de 8-10 grains chacune, eft le premier fecours à employer. Il en eft de ces fluxions fur la poitrine, comme de celles qui arivent à la fuite des couches, & qui fe font de la matrice fur les inteftins. Si on faifit bien le moment où l'humeur eft en mouvement & avant qu'elle ait pénétré bien avant dans le tiffu cellulaire pour prefcrire les évacuans indiqués, on eft prefque fûr de prévenir une terminaifon funefte; mais malheureufement chez le Peuple on n'eft pas toujours appelé à temps : cependant dans l'Épidémie dont il s'agit, j'ai recomandé au Chirurgien de veiller exactement pour placer ce premier remede dès l'invafion, & il l'a exécuté avec attention. Quant à la faignée, j'ai déja dit ce que j'en penfois; & d'après une affez longue expérience, & fur-tout l'année derniere, dans l'Épidémie de la Châtaigneraye, je me fuis convaincu de fon peu d'efficacité dans toutes les affections catarrhales, fur-tout chez les pauvres de la campagne où la mifere eft portée à fon comble, & chez lefquels il faut plutôt relever les forces que les diminuer.

Après avoir évacué par le haut le premier jour, il eft prefque toujours utile d'en venir à un purgatif le lendemain ou le troifieme jour, foit avec les tamarins, la câffe, la manne, les fels neûtres, ou fimplement, pour le Peuple, le jalap & la crême de tartre, qui, donnés à dôfes convenables & fracturées, m'offrent toujours un purgatif fûr & à bon marché : il eft fou-vent convenable d'y joindre les anthelmintiques, parmi lefquels la coraline de corfe mérite la préférence : on la donne auffi feule avec fuccès la veille du purgatif. Quelquefois il eft avantageux de répéter & les émétiques & les purgatifs, mais en général un de chaque efpece donné à temps peut fuffire.

Si la maladie ne prend pas une tournure favorable par l'ufage des vomi-tifs & des cathartiques, que la poitrine ne fe dégage pas, & que l'expecto-ration ne s'établiffe pas bien, l'application des véficatoires devient prefque indifpenfable fur différentes parties, & le plus fouvent avec avantage fur le lieu de la douleur. On a obfervé cependant quelquefois que ce moyen pro-duifoit trop d'irritation, alors il faut infifter fur le camphre dont il va être queftion.

Les béchiques incififs font des fecours bien énergiques : outre le kermès minéral dans les loks ordinaires, on doit fouvent préférer l'oxymel fcylli-tique donné feul ou dans la tifane ordinaire à petites cuillerées, de deux heures en deux heures, ou plus fréquemment felon l'indication.

Enfin, les antifpafmodiques, tels que les bols de camphre & de nitre, les liqueurs éthérées, font quelquefois indiquées lorfque la tête fe prend & qu'il y a des accidens nerveux ; mais rarement alors peut-on efpérer les fuccès.

D'ailleurs le régime végétal eft toujours le plus convenable ; les fimples bouillons de mie de pain & de riz, acidulés avec l'ofeille, les tifanes d'orge miélées, les plantes pectorales, les apozemes chicoracés, les borraginées font toujours utiles, quelquefois les boiffons acidulées, les antifeptiques, lorfque la putridité eft portée au dernier point, le vin vieux même, fur-tout dans la convalefcence.

La propreté, le renouvélement & la purification de l'air par les moyens connus, la féparation des malades d'avec les fains, les bons alimens, la tranquillité d'âme, la diffipation pour prévenir la contagion, font des précautions importantes & qu'on ne doit pas négliger de faire exécuter autant qu'il eft poffible, chez le Peuple qui eft toujours la principale victime des Épidémies : dans le cas préfent, il n'y a eu prefque aucune perfone aifée ataquée de la maladie régnante ; on a obfervé que les chagrins profonds, la terreur, la crainte de la mort, l'abatement dès l'invafion, ont prefque toujours annoncé une terminaifon funefte.

Tel eft le plan curatif que j'indiquai au fieur Penaud, Chirugien, qui me parut très-difpofé à le mettre en ufage, & me promit de me rendre compte de l'effet des remedes & des progrès de l'Épidémie ; il a tenu parole, comme on le verra plus bâs.

Ayant fait parvenir à M. le Médecin en chef des Épidémies, le Mémoire à confulter ci-deffus, je reçus de lui, le 22 Avril, la Confultation fuivante, que je crois devoir raporter ici, tant pour juftifier le traitement que j'ai adopté, que pour faire connoître les fages réflexions & les vues favantes de ce célebre Praticien.

» L'action non interrompue de l'air fur le corps humain, fes variétés
» fouvent répétées dans un même jour, contribuent fans doute aux différens
» changemens auxquels il fe trouve affujéti ; c'eft fur-tout en hiver que ces
» variations tournent au détriment de l'économie animale, qui en éprouve
» des dérangemens toujours analogues à fon intempérie. Celui que nous
» venons de fentir a dû par fa rigueur & fa longueur, en coagulant les
» fluides & en crifpant les vaiffeaux perfpirables, donner lieu à la maladie
» affligeante dont le tableau eft fi bien tracé par M. GALLOT, Médecin.

» L'énumération des fymptômes ne laiffe aucun doute fur le caractere
» de la maladie ; c'eft vraiment une fievre putride, catarrhale, vermineufe,
» laquelle ou négligée dans fes commencemens, ou s'établiffant avec une
» fomme énorme de matiere morbifique, dégénere en maligne ; l'épaiffiffe-
» ment du fang, l'atonie des vaiffeaux, la préfence d'une faburre plus ou
» moins abondante dans les premieres voies font caractérifées d'une maniere

» fi évidente, que tous les accidens qui acompagnent ou furvienent dans cette
» maladie, en font des fuites néceffaires ; le traitement d'ailleurs démontre
» la vérité de ces principes.

» Évacuer, divifer le fang & la lymphe, donner du reffort aux vaiffeaux
» affaifsés, délayer, humecter les fluides, les diriger fous forme de tran-
» fpiration du côté de la peau, afin d'y rétablir cette évacuation fupprimée,
» ou en ne pouvant y réuffir, exciter une métaftafe locale à la faveur des
» véficatoires, font fans contre-dit les feules & les vraies vues indicatives
» à remplir.

» On ne peut donc que fortement approuver le traitement déja employé
» par M. *Gallot.* L'émétique minéral ou végétal, fuivant les circonftances,
» à dôfes brisées & données plufieurs fois dans le même jour, les purgatifs
» enfuite adminiftrés de deux jours l'un ou pendant quelques jours de fuite,
» quand la matiere fébrile eft extrêmement abondante, les béchiques incififs
» aiguisés avec le kermès minéral & l'oxymel fcyllitique, l'ufage de la
» mouffe de Corfe unie aux purgatifs & donnée les jours libres ou d'inter-
» valle ; le camphre & le nitre, les plantes chicoracées & borraginées, les
» liqueurs éthérées dans les accidens nerveux, font les vrais moyens de
» combatre efficacement cette cruele maladie, & les feuls qui réuffiffent
» quand ils font prefcrits à temps & fur-tout dès l'invafion de la maladie.

» L'obfervation fage & judicieufe de M. *Gallot* fur la faignée, eft confir-
» mée par les plus célebres Praticiens ; en effet elle doit non feulement être
» regardée comme inutile dans la maladie dont il s'agit, mais elle eft encore
» très-dangereufe à pratiquer ; il faut donc les plus fortes raifons pour
» s'écarter de ce principe, parce qu'il eft conftant que dans le cas de mala-
» dies épidémiques, les forces des malades font épuisées avant leur invafion,
» que leurs humeurs font apauvries. Il eft d'ailleurs très-rare qu'on trouve
» chez les habitans de la campagne une vraie pléthôre & une inflammation
» effentiele ; les faignées ne pouroient donc produire qu'un affaiffement,
» qui, en aggravant le mal, mettroient les malades hors d'état de foutenir
» le traitement qu'exigent des fievres caractériséns par la putridité & la
» malignité. Il feroit bien à défirer que tous les Chirurgiens de la Généralité
» fuffent intimement perfuadés de ces vérités.

» Les foins qu'on a pris ne fe font pas feulement bornés à prefcrire des
» remedes, on a auffi veillé à définfecter les chambres des malades, à en
» féparer ceux qui ne font pas ataqués : ces précautions font bien fages
» & peuvent être de la plus grande utilité par-tout où on les mettra en
» pratique.

» Le régime peu nouriffant & acidulé dans le début de cette maladie,
» & tant que les fymptômes en font graves, eft très-bien indiqué & je
» l'approuve fort. Les nouveaux détails que promet M. *Gallot,* annonce-

» ront sûrement des guérisons chez ceux qui, vus à temps, auront été
» dociles au traitement & au régime qu'il leur aura prescrit. »

Délibéré à Poitiers, le 19 Avril 1784.

Signé, PALLU, *Médecin breveté du Roi & en chef
des Épidémies du Poitou.*

Je rendis compte, à-peu-près dans le même temps, à la Société Royale
de Médecine de Paris, ce l'Épidémie de la Forêt; elle approuva ma méthode curative comme M. Pallu: seulement les Commissaires paroissoient
conseiller la saignée dès l'invasion; mais j'ai fait observer depuis à cette
Compagnie savante, que ce moyen pouvoit être admis chez les gens aisés,
mais qu'il étoit presque toujours nuisible chez les malheureux habitans de
la campagne, par les raisons raportées ci-dessus par M. Pallu & par moi.
Muni de l'approbation de M. le Médecin en chef des Épidémies, de
celle de la Société Royale de Médecine & même de celle de M. l'Intendant
[qui a daigné m'honorer de plusieurs lettres à ce sujet & m'adresser un
Brevet de Médecin des Épidémies, daté du 1.ᵉʳ Mai 1784], je persistai
dans mon opinion sur l'Épidémie de la Forêt-sur-Saivre, & m'en tins au
traitement adopté. J'appris même le 19 Avril par le sieur Penaud, en
faisant une tournée avec lui dans la paroisse de la Ronde, qu'il y avoit déja
un succès marqué. Le 21 du même mois le sieur *Jarnigand*, Chirurgien
instruit, demeurant à Courlay, près Bressuire, m'écrivit pour me prier
d'aller voir cinq malades à la métairie du Millouray, dans sa paroisse: je
ne pus partir que le 23, en visitant sur la route les paroisses des Moutiers-
sous-Chantemerle & la Ronde, où il y avoit des malades: je fus le 24 au
matin au Millouray, & le soir je vis les malades de Saint-Jouin, Saint-
André-sur-Saivre & la Ronde, comme il paroît par mon second Mémoire
que j'adressai à M. Pallu le 29 Avril, en joignant toujours les observations
détaillées de chaque malade, tirées de mon Journal clinique.
L'Épidémie qui avoit paru cesser à la Forêt-sur-Saivre, reprit vers la
fin du mois; en conséquence je m'y rendis le 1.ᵉʳ Mai, & fis part de mes
observations, à l'ordinaire, par un troisieme Mémoire envoyé à M. Pallu
le 6 du même mois.
L'Épidémie continuant à la Forêt, Saint-Jouin, Saint-André, & gâgnant
dans la paroisse de Saint-Marsault, d'après les avis du sieur Penaud, je me
rendis sur les lieux le 9 Mai, & fis parvenir à mon retour, le 13 dit, un
quatrieme Mémoire à M. le Médecin en chef, qui, en m'accusant régulièrement la réception, daignoit me faire part de ses réflexions, applaudissoit
à ma conduite & aux succès décidés de la méthode que nous avions adoptée.

Enfin, le 27 Mai j'adreſſai un cinquieme Mémoire à M. Pallu, contenant des détails fournis par le ſieur Penaud, ſur l'état de l'Épidémie preſque entiérement ceſsée dans les paroiſſes de la Forêt, Saint-Marſault & Saint-Jouin; mais continuant encore dans quelques autres voiſines, ſur-tout celle de *Montigny,* qui eſt du Département de Breſſuire, ce Chirugien me faiſoit part d'une ouverture de cadâvre qu'il avoit faite dans cette paroiſſe ſur la femme de *Point,* du Bois-Bertrand.

Cette femme, gróſſe de quatre à cinq mois, fut enlevée rapidement par l'Épidémie; on l'ouvrit quatre à cinq heures après ſa mort, l'enfant fut trouvé vivant & vécut encore quelques heures.

Les viſceres étoient en bon état, l'eſtomac étoit rempli de ſucs de différentes couleurs, avec une infinité de petits vers, la plupart grôs comme un fil; [c'étoit ſans doute des aſcarides] la ſurface du foie étoit couverte de taches d'un blanc jaunâtre, la plevre étoit auſſi très-tachée, le poumon paroiſſoit aſſez ſain, mais ſes véſicules étoient remplies d'une humeur viſqueuſe & jaûne : le cerveau ne fut pas examiné.

Ces détails, quoique peu étendus, ne laiſſent pas que de confirmer l'idée que je m'étois formée de la maladie épidémique ci-deſſus; ces déſordres de l'eſtomac, du foie & du poumon annoncent bien une fievre catarrhale, bilieuſe, putride, vermineuſe, telle que je l'ai décrite. J'euſſe bien déſiré me trouver préſent à cette ouverture, ou avoir pu en faire faire d'autres, mais lorſqu'il y a eu occaſion, j'ai trouvé la plus grande réſiſtance. Depuis que M. l'Intendant, d'après mes repréſentations, a bien voulu donner des ordres à ce ſujet, je ne me ſuis pas trouvé dans le cas d'en profiter.

Le premier Juin, le ſieur Penaud m'a appris la ceſſation preſque totale de l'Épidémie à la Forêt & les environs, excepté dans la paroiſſe de Montigny, où le Curé lui a dit en avoir enterré trente. Le ſieur Penaud en a guéri un grand nombre dans cette paroiſſe par la méthode ſuivie à la Forêt. Ce Chirurgien me remit ce même jour une note des malades qu'il avoit traités en mon abſence & ſuivant le traitement indiqué. En joignant ces obſervations aux miennes, je rédigeai un tableau de l'Épidémie, que je remis le 3 Juin à M. *Mallet,* qui me l'avoit demandé pour l'adreſſer de ſuite à M. l'Intendant. D'après ce tableau, qui doit naturélement trouver ſa place à la ſuite de ce Mémoire, on verra qu'avant le 11 Avril il étoit mort environ quarante perſones dans les paroiſſes que j'ai viſitées, & cinq à ſix à peine étoient échapées : au contraire, depuis cette époque, ſur quatre-vingt-onze que j'ai vu ou qui ont été traitées par le ſieur Penaud, d'après mes ordonances, il n'en eſt mort que quatre ſoumiſes au traitement, & encore ont-elles manqué au régime, & ſept ſont péries ſans avoir voulu employer aucuns remedes; il y a donc eu quatre-vingt individus de guéris par une méthode curative des plus ſimples.

Je ne puis trop rendre juſtice ici au zele & à l'activité du ſieur Penaud, qui m'a suppléé avec beaucoup d'intelligence, en se conformant avec exactitude à toutes les instructions que je lui ai données.

C'est sans doute à la bonté de notre traitement qu'on doit la cessation prompte de l'Épidémie à la Forêt-sur-Saivre, [car c'est une véritable Épidémie, & le prolongement de celle des Aubiers, mal-gré ce que des gens ou mal intentionés ou peu instruits ont voulu répandre dans le Public, en disant que la maladie qui a régné à la Forêt, n'étoit qu'une fievre catarrhale, ordinaire & sans caractere épidémique (1), je laisse aux maîtres de l'Art à décider la question; d'après mes observations particulieres, on a vu jusques à six persones enlevées dans la même maison, quatre à cinq dans plusieurs.] Mais aussi il est à croire que la vigilance de M. *Mallet*, Subdélégué à la Châtaigneraye, son attention à faire fournir aux pauvres les secours convenables pour le régime, les boissons, les alimens, &c. ont contribué pour beaucoup à empêcher les ravages de cette Épidémie, en favorisant l'effet des remedes, & par-là en ont arrêté les progrès dans son Département: il n'en faut point d'autres preuves que l'existence de cette même Épidémie dans quelques cantons de notre Province, depuis près de six mois; car c'est dans le commencement des Épidémies qu'il faut montrer la plus grande activité pour secourir les malades & prévenir la propagation de la maladie. Il est à présumer que si la sage Ordonance de M. l'Intendant eût paru plutôt, l'Épidémie dont il s'agit eût été moins meurtriere, & il faut espérer que dans la suite on préviendra mieux les ravages des fléaux de ce genre, & qu'on sentira tous les avantages de l'établissement utile que nous devons à la bienfaisance de M. DE BLOSSAC, & dont la direction ne pouvoit être confiée à un Médecin plus éclairé & plus ami de l'humanité.

A Saint-Maurice-le-Girard, le 16 *Juin* 1784.

Signé, J. G. GALLOT, D. M. M.

---

(1) S'il étoit nécessaire de prouver que la maladie qui a régné à la Forêt-sur-Saivre & environs étoit vraiment Épidémique, il suffiroit de citer Châtillon, Bressuire, Quinçay, près Poitiers, Rochechouart, &c. où on a observé la même maladie, avec les mêmes causes, les mêmes symptômes & la même marche, & où le même traitement a eu la plus heureuse réussite. D'ailleurs, si le tableau de cette Épidémie de la Forêt, que M. Gallot avoit joint à son Mémoire, eût pu être imprimé, on auroit vu que le nombre des morts, avant que ce Médecin fût appelé, avoit été excessif, & que depuis qu'il a donné ses soins aux différens malades, sur quatre-vingt-onze qu'il a vus, il en a réchapé quatre-vingt, & que les onze qui ont succombé, ou ont appelé trop tard, ou n'ont pas voulu s'assujétir au traitement. D'après tout ce qu'on vient de dire, peut-on regarder cette fievre catarrhale comme ordinaire? soutenir une pareille assertion seroit se refuser à l'évidence. *Note de M. Pallu.*

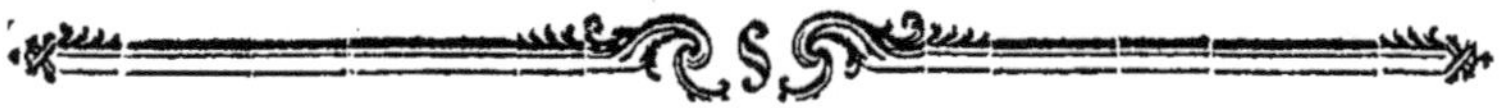

AVANT-PROPOS.

C'est dès les mois de Juillet ou d'Août derniers que je m'étois chargé de rédiger ce Mémoire, mais outre le dérangement de ma fanté pendant affez long-temps, M. l'Intendant ayant bien voulu, d'après mes défirs, faire demander dans chaque paroiffe de fa Généralité les renfeignemens convenables fur les effets de l'Épidémie, j'ai cru devoir atendre pour raffembler le plus de détails poffibles fur cet objet ; mais l'efpérance de M. l'Intendant & la miene n'ayant pas été complétement remplies, il eft temps de mettre la main à l'œuvre, d'autant plus qu'ayant déja paru quelques affections catarrhales femblables à celles de l'année derniere, il pouroit fe faire que la même conftitution eût encore lieu au printemps, fur-tout dans les circonftances malheureufes où fe trouve le Peuple ; & il feroit bon alors d'avoir fous les ieux les moyens curatifs qu'on a mis en ufage avec fuccès.

J'entreprends une tâche qu'un autre eût fans doute mieux remplie que moi, mais j'ofe efpérer que mes Compatriotes recevront avec indulgence une production uniquement deftinée à leur utilité, & qu'en faveur de mon zele ils excuferont les défauts d'un travail projeté pendant plufieurs mois, mais exécuté à la hâte & fans jouir du repos néceffaire.

Je me propofe de donner dans la premiere Partie de ce Mémoire, l'Hiftoire de l'Épidémie telle que je l'ai traitée & obfervée dans le Département confié à mes foins, en y joignant les Obfervations de mes Coopérateurs : dans la feconde Partie je rendrai compte de ce qui s'eft pafsé dans les autres Départemens de cette Généralité, d'après les Mémoires adreſsés, par les différens Médecins chargés des Épidémies, à M. PALIU, Médecin bréveté du Roi, & en chef des Épidémies du Poitou, qui a bien voulu me les communiquer, en m'engageant à m'occuper de ce travail. J'y ajouterai les Obſervations de quelques gens de l'Art qui me les ont envoyées directement : enfin, dans la troiſieme Partie, j'offrirai le tableau des effets de l'Épidémie dans les différens cantons de cette Province ; la comparaiſon de la Maladie Épidémique de l'année 1785 avec celles des deux années précédentes & des Réflexions générales ſur cet objet.

On voit par ce plan que ce Mémoire ne contiendra pas mes ſeules Obſervations, mais encore celles de tous les gens de l'Art employés dans la Généralité, d'après les vues bienfaiſantes de M. l'Intendant, du moins celles dont j'ai eu connoiſſance..... J'ai cru devoir à mes Confreres la juſtice de faire connoître leurs travaux, & je dirai même que ce motif a été le principal pour me déterminer à me charger de la rédaction de ce Mémoire. Celui que MM. DE BLOSSAC voulurent bien faire imprimer en 1784, étant trop abrégé, & ne donnant qu'une foible idée de la Maladie Épidémique qui régna dans la Province pendant cette année, il m'a paru convenable de rendre celui-ci plus étendu & plus général, vu la reſſemblance qu'il y a entre les Maladies qui ont eu lieu dans ces deux années.

Ce 4 Février 1786.

MÉMOIRE

MÉMOIRE
SUR L'ÉPIDÉMIE
Qui a régné dans la Province du Poitou.

PREMIERE PARTIE.

HISTOIRE MÉDICALE DE L'ÉPIDÉMIE
dans les quarante-trois Paroisses du Département de la Châtaigneraye.

MARCHE DE L'ÉPIDÉMIE.

Peine la constitution catarrhale du commencement de l'année 1784 étoit-elle cessée pendant les grandes chaleurs de l'été, qu'elle reparut dès l'autone, car dans le commencement d'Octobre il y eut dans la paroisse de *Saint-Philbert-du-Pont-Charrault*, limitrophe de ce Département, plusieurs affections catarrhales, acompagnées de maux de gorge très-graves.....

Bientôt l'Épidémie commençante se propagea dans la paroisse de la Jaudonniere, située au Nord & contiguë à celle ci-dessus, & comme elle, partie bocage & partie plaine; les lieux les premiers ataqués, dans l'une &

A

l'autre, ont été ceux placés près de la riviere & exposés au Nord, & c'eft principalement dans le village de *Pareds*, fort élevé au deſſus de la riviere, & ſur le bord de la plaine, que la Maladie Épidémique s'établit dans le mois de Décembre 1784, après s'être fixée dès celui de Novembre dans deux à trois maiſons iſolées, à deux à trois cens toiſes de ce village. Ce fléau ſe manifeſta également à cette époque dans la paroiſſe de Chantonnay, contiguë à celle de Saint-Philbert, au N.-O., plaine & bocage. La paroiſſe de Saint-Hilaire-du-Bois qui touche la Jaudonniere, comme elle dans un bocage couvert, avec une petite plaine au N.-E., fut ataquée en Janvier; les paroiſſes du Bouildroux, de Bazôges & du Tallud, limitrophes de celles ci-deſſus, furent auſſi en proie à l'Épidémie dès ce même mois.

La maladie épidémique ſe montra auſſi dans le courant de Janvier, au N.-E. de ce Département, dans la Gâtine, dans les paroiſſes du Breuil-Barret, Saint-Paul, St-Hilaire-de-Vouſt, Puy-de-Sèrre & St-Maurice-des-Nouës.. .. Pendant le mois de Février, celles de la Châtaigneraye, de Mouilleron, la Caillere, Sainte-Gemme-des-Bruyeres & Scillé..... En Mars, celles ces Moutiers-ſous-Chantemerle, Saint-Jacques-en-Tillaie, Saint-Maurice-le-Girard, Saint-Germain-l'Aiguiller, la Tardiere, la Chapelle-Seguin, Saint-Marſault, Loge-Fougereuſe, Antigny & Vouvant...... en Avril, celles de Thouarſay, Chavagnes, Cheffois, Réaumur, Montournois, Menomblet, la Forêt-ſur-Saivre & Saint-Pierre-du-Chemin..... En Juillet & Août, celles du Buceau & Faye-Moreau.

L'Épidémie ne s'eſt pas propagée uniformément, & n'eſt pas ceſſée à la même époque dans toutes les paroiſſes, aſſez généralement en Juin & Juillet & dans quelques-unes en Août. Dans pluſieurs paroiſſes, ſur-tout celles de Saint-Philbert & la Jaudonniere, elle a reparu trois à quatre fois. Les mois de Mars, d'Avril & Mai ont été en général les plus meurtriers preſque par-tout. Il faudroit avoir ſous les ieux les cartes de la Province par *Caſſini*, pour mieux ſe faire une idée de la marche de l'Épidémie, & ſuivre les détails de chaque Département & de chaque paroiſſe.

C A U S E S.

Quant aux cauſes de la Maladie Épidémique, il me ſeroit aſſez difficile de les aſſigner bien exactement : la premiere & la plus générale, ſans doute, doit être priſe des variations trop ſubites dans la température ; les tranſitions bruſques, qui, depuis long-temps, ont lieu dans une même journée, l'irrégularité des ſaiſons, ces cauſes qui ont été reconues pour celles des conſtitutions catarrhales épidémiques qui ont régné dans les deux années précédentes, doivent auſſi l'être pour la derniere, où la ſechereſſe exceſſive, la rigueur de l'hiver, la conſtance des vents du Nord & Nord-Eſt, l'abondance de la neige, ont contribués à rendre le fléau plus répandu...... Pour les caufes particulieres & locales, je ne puis trop les reconoître auffi effentieles qu'on le croit communément, comme je l'ai obfervé en 1784, & même dès 1783. La fituation des lieux, foit fur une hauteur, foit dans les bois, foit en plaine, foit fur le bord des rivieres, foit dans le marais, ne m'a point paru, cette année fur-tout, produire ou favorifer la maladie épidémique : elle a régné dans tous les endroits poffibles & différemment fitués en même temps & dans les mêmes circonftances; c'eft ce qui m'empêche d'entrer dans les defcriptions topographiques : de plus, la nature de ce Mémoire ne permet pas tant de détails.

Il eft fans doute des caufes prédifpofantes chez chaque individu, qui déterminent l'action des caufes générales, mais ces caufes font encore plus difficiles à diftinguer. Cependant on peut mettre au rang de ces caufes, la fuppreffion de la tranfpiration, l'expofition à un air trop froid & trop fec, les mauvais alimens, la mifere, la pauvreté, la mal-propreté, & principalement les affections vives de l'âme, les chagrins profonds, la crainte de la maladie ou de la mort; enfin un tempérament valétudinaire, l'ydiofynchrafie bilieufe ou vermineufe, la difpofition catarrhale, un régime défordoné; l'ivrognerie furtout a paru cette année rendre les affections dominantes plus graves & plus meurtrieres, comme on le verra dans les obfervations particulieres.

Mais il eft bien difficile d'expliquer comment la caufe générale d'une conftitution épidémique agit fur un individu plutôt que fur un autre qui paroît être dans les mêmes circonftances & expofé au même foyer d'*épidémicité*, fi on ne veut pas admettre celui de contagion, dont bien des exemples paroîtroient prouver l'exiftence. Il eft certain du moins que dans l'Épidémie dont il eft queftion, on a vu la maladie fe communiquer d'une paroiffe à l'autre, fouvent très-éloignée, par un feul individu, qui la *voituroit* ainfi d'un endroit à l'autre. On a vu, fur-tout, beaucoup de parens contracter la maladie en donnant leurs foins à leurs proches, & la porter chez eux; il y a eu fept, huit, jufqu'à dix individus enlevés ou ataqués dans la même maifon; on a vu un grand nombre de Gardes-malades, des Eccléfiaftiques être victimes de leur zele & de leur devoir; les gens de l'Art n'en ont pas été exempts, & ont fubi le même fort, comme je l'expoferai dans la fuite.

Ces obfervations ne fembleroient-elles pas fournir des preuves aux partifans de la contagion? Cependant, comme le plus grand nombre des Praticiens ne l'adoptent pas, & qu'il y a réélement beaucoup de faits contraires à ceux ci-deffus, cette grande queftion doit refter encore indécife, & je me garderai bien de prononcer magiftralement à ce fujet. Je renverrai feulement à un Mémoire de M. MARET, Secrétaire-perpétuel de l'Académie de Dijon, inféré dans le fecond femeftre des nouveaux Mémoires de cette favante Compagnie, intitulé : *Mémoire fur la qualité contagieufe de quelques fluxions de poitrine.......* Ce Praticien célebre me marque luimême, le 25 Janvier dernier : » Ces Maladies, fans être auffi contagieufes

» que la Variole & les Fievres nerveufes, putrides & pétéchiales, le fcnt
» réélement ; j'en ai des milliers de preuves : c'eft ce qui m'a engagé à don-
» ner à ce fujet le Mémoire que vous avez vu annoncé. »

SYMPTÔMES ET DIAGNOSTIC.

LES fymptômes de la maladie épidémique n'ont été ni exactement les
ont mêmes chez tous les fujets, ni dans les différentes époques où ce fléau a
exercé fes ravages : je vais tracer les plus remarquables, en commençant dès
la fin de 1784....

Les maux de gorge ont été les premiers & les principaux accidens, &
ont parus quelquefois *effentiels* ; ils ont eu lieu de cette maniere dès le mois
d'Octobre, & ont enlevé rapidement plufieurs fujets dans la paroiffe de
Saint-Philbert-du-Pont-Charrault, pendant le mois de Novembre & les fuivans.
Les fymptômes des affections catarrhales ont été plus ou moins variés ; favoir,
point douloureux à l'un des côtés de la poitrine & jufques à la région du
foie, quelquefois dans la partie fupérieure de la poitrine ; cette douleur
paffoit fouvent d'un côté à l'autre : fievre affez vive, le pouls généralement
petit, déprimé, fans confiftance ; oppreffion, crachats fanglans, rouillés ou
bilieux ; langue très-chargée ; naufées, vomiffemens bilieux, dévoîment ;
douleur des extrémités ; enfin angine plus ou moins grave : ce dernier accident faifoit une complication bien dangereufe, mais qui n'a été très-fréquente
que dans les premiers inftans de l'invafion ou des retours de l'Épidémie dans
chaque canton ; il y avoit auffi quelquefois un engorgement des glandes
cervicales, maxillaires ; fluxions fur les ieux ; douleurs d'oreilles ; *coryza* ;
éryfipeles à la face ou aux articulations ; la tête fe prenoit, le délire, les
mouvemens fpafmodiques avoient lieu ; les vers fe montroient fouvent, &
même affez généralement ils annonçoient la putridité portée à fon dernier
période, & l'Épidémie a toujours été la plus meurtriere dans ces circonftances.

Vers le mois de *Mars,* la maladie épidémique, en fe propageant en tout
fens, prit de l'intenfité & offrit des complications plus variées ; il parut chez
quelques malades des éruptions milliaires ou exanthématiques ; les fueurs fe
montrerent chez quelques-uns dès l'invafion, chez quelques-autres après la
ceffation des accidens les plus alarmans ; la tête fut quelquefois prife, & dans
le temps où l'Épidémie régnoit avec le plus de fureur, du commencement
de Mars à la fin de Mai, les fymptômes étoient fi terribles & tellement
variés, que les malades en étoient accâblés ; l'agonie touchoit, pour ainfi
dire, l'invafion. Auffi on a obfervé, dans ces cas, que tous les traitemens
réuffiffoient mal, ou que les fujets périffoient avant qu'on fût appelé ou qu'on
pût placer des fecours.

On a vu affez généralement les malades ataqués fubitement & fans aucun fignes avant-coureurs ; d'autres ont éprouvé pendant quelques jours du mal-aife, du dégoût, des douleurs paffageres à la poitrine, enfin de fauffes ata-ques ; des fujets fe font quelquefois préfervés de la maladie épidémique par quelques remedes de précaution ; plufieurs ont eu des rechutes & comme deux fois la maladie : j'en citerai des exemples, où on verra que l'application des véficatoires, principalement aux jambes, a été le fecours le plus puiffant.

La defcription des fymptômes ci-deffus offre le diagnoftic toujours moins difficile dans un temps d'Épidémie que dans tout autre, & on aura reconu une *fievre catarrhale, bilieufe, putride, vermineufe,* & quelquefois *maligne.* Cette conftitution eft très-analogue à celle des années précédentes, fur-tout à celle de 1784, dont j'ai rendu compte dans mon Mémoire fur l'Épidémie de la *Forêt-fur-Saivre,* auquel je renvoie..... Paffons au pronoftic fur lequel il eft à propos de m'étendre convenablement.

P R O N O S T I C.

Lorsque les fymptômes ne paroiffoient pas très-violens & très-multipliés, que le pouls fe foutenoit, que la tête reftoit libre, que la matiere bilieufe étoit évacuée de l'eftomac, foit naturélement, foit par art, avant qu'elle portât une action trop forte fur la poitrine ; lorfque le point douloureux cédoit aux premiers remedes ; lorfque l'expectoration s'établiffoit promptement ; lorfque la fievre ceffoit ou diminuoit vers le feptieme jour ; qu'il furvenoit quelque crife apparente, foit par les fueurs, foit par les felles ; lorfque les compli-cations de vers, de fymptômes nerveux, d'angine principalement, n'étoient pas trop multipliées & trop graves, alors il y avoit tout lieu d'efpérer pour la guérifon des malades : on le pouvoit encore mal-gré la continuation des accidens, fi par l'ufage des béchiques incififs, l'expectoration fupprimée fe rétabliffoit & fe foutenoit ; fi les évacuans appropriés délogeoient les matieres putrides & les vers qui infeftoient les premieres voies ; fi l'application des véficatoires, foit fur le point douloureux, foit aux jambes, dégageoit la poitrine, diffipoit ou prévenoit l'embaras de la tête, calmoit la fievre & tous les accidens, en diminuant la maffe de l'humeur morbifique par une abon-dante fuppuration.

Le contraire de ce que je viens d'expofer offroit le plus fâcheux pronoftic : l'abatement, la proftration des forces dès l'invafion, la réunion de plufieurs fymptômes graves, tels que le délire, l'oppreffion, le mal de gorge confidé-rable, la douleur dans la partie fupérieure de la poitrine, ou le changement de cette douleur d'un côté à l'autre ; le râle, la poitrine paroiffant fe rem-plir, les mouvemens fpafmodiques ou convulfifs des extrémités, leur efpece de paralyfie & d'infenfibilité ; les exanthêmes, les pétéchies, la diarrhée dès les premiers inftans ; la langue couverte d'un limon bilieux, comme puru-lent ; l'inefficacité des remedes ou leur emploi trop tardif (ce qui étoit de-

la plus grande conséquence, car il eſt péri un très-grand nombre de malades
pour n'avoir pas été traités à temps), ont toujours été des ſignes on ne peut
plus alarmans. Les malades périſſoient le quatrieme, le cinquieme ou le
ſixieme jour, & rarement alloient au huitieme, & très-ſouvent ils étoient
enlevés en trois jours, en quarante-huit heures & même moins de trente-
ſix ou vingt-quatre heures, comme il y en a pluſieurs exemples ; j'en citerai
quelques-uns lorſqu'il ſera queſtion des obſervations particulieres. En général,
lorſque la maladie avoit un certain degré de malignité très-marquée, tous
les ſecours étoient inutiles, comme on l'a obſervé preſque par-tout, principalement dans les inſtans où le fléau étoit le plus animé.

L'Épidémie a ataqué de préférence le Peuple, & indiſtinctement les deux
ſexes ; les vieillards ont plus généralement ſuccombés que les adultes, quoiqu'il y en ait eu beaucoup d'enlevés : il eſt péri auſſi des enfans, mais c'eſt
particuliérement la petite-vérole (qui a fait des ravages parmi eux dans le
même temps que l'Épidémie catarrhale ; elle lui a même aſſez généralement
ſuccédé : ces deux maladies ſe ſont quelquefois compliquées, comme j'en
raporterai une obſervation.

CURATION.

LA méthode curative devoit être priſe des indications aſſez faciles à ſaiſir
d'après l'énumération des principaux ſymptômes. Pour mieux détailler les
moyens que j'ai cru devoir employer, je vais raporter la Conſultation générale que j'ai miſe entre les mains des Chirurgiens, après avoir pris l'avis de
la Société Royale de Médecine (a) & de M. PALLU, Médecin en chef
des Épidémies, avec lequel j'ai entretenu la correſpondance la plus exacte ;
j'ai eu ſoin auſſi d'informer réguliérement la Société Royale des différens
états de l'Épidémie, & elle a daigné me faire part ſucceſſivement de ſes avis.

CONSULTATION générale, du 2 Janvier 1785.

D'APRÈS des obſervations particulieres faites ſur un très-grand nombre
de malades dans les paroiſſes de *Saint-Philbert* & *la Jaudonniere*, dès les
mois de Novembre & Décembre derniers, & ci-devant dans l'Épidémie du
commencement de 1784, j'ai cru devoir conſidérer les maladies régnantes
comme des *affections catarrhales*, *bilieuſes*, très-ſouvent *putrides*, *malignes*
& *vermineuſes*, prenant le type des fauſſes péripneumonies, des plévro-pneumonies & des plévro-péripneumonies, avec un caractere épidémique très-

---

(a) Qui m'envoya une Conſultation le 28 Décembre 1784, & que je ne raporte pas ici, parce
qu'elle eſt conforme aux principes de cette ſavante Compagnie, énoncés dans les Réflexions qu'elle
a publiées au mois de Juin 1785.

décidé, & qui, fe propageant finguliérement, font des ravages confidérables. Dans ces maladies, il convient de mettre en ufage la méthode curative fuivante (qui à la fin de Mars avoit eu des fuccès fur plus de deux cens fujets dans les paroiffes de ce Département, & les voifines, où elle a été employée), adoptée & prefcrite par M. *Pallu*, Médecin en chef des Épidémies, & approuvée par la Société Royale de Médecine de Paris.

1.°, Si le Chirurgien eft averti à temps, c'eft-à-dire, dans les premieres heures ou du moins le premier ou le deuxieme jour de l'invafion, lorfque la langue eft chargée, qu'il y a des naufées, des vomiffemens bilieux ou vermineux, le premier fecours à adminiftrer doit être l'ipécacuanha, à la dôfe de 18 à 24 grains pour les adultes, donné en deux ou trois dôfes, avec les précautions ordinaires : on peut quelquefois ajouter à l'ipécacuanha, un demi-grain ou un grain de tartre ftibié chez les fujets vigoureux ; ce moyen peut auffi fe répéter le lendemain, fuivant l'indication ; mais plus généralement il eft à propos d'avoir recours le furlendemain à un minoratif préparé avec la manne, les follicules de féné ou la rhubarbe ; ou chez les hommes robuftes, le jalap & la crême de tartre ou la poudre purgative univerfele des boîtes pour les Pauvres : s'il paroiffoit des vers dans les premiers vomiffemens ou dans les felles, on donneroit la décoction de coraline de Corfe la veille du minoratif.

2.°, Si la fievre étoit violente & continue, avec des redoublemens, après avoir fait vomir les premiers jours, on fe bornera à donner des tifanes pectorales, faites avec l'orge, le miel, le lierre terreftre, le fureau, &c. & quelquefois les apozemes légers avec les herbes chicoracées & la crême de tatre font utiles, ainfi que les tamarins, fur-tout fi le ventre n'eft pas libre & s'il y a des fignes d'une putridité marquée.

3.°, Comme il y a prefque toujours point douloureux à un des côtés de la poitrine, on emploira les applications avec les plantes émollientes, les veffies pleines de lait, la graine de lin ; & on donnera des lavemens d'eau tiede ou d'oxycrat ; on fera prendre des pédiluves, principalement s'il y a mal de tête violent, comme il eft affez ordinaire ; s'il y a complication d'angine, on aura recours aux gargarifmes d'orge miélée, aux vapeurs des décoctions émollientes, réfolutives, aux cataplafmes de même nature fur la gorge, &c. &c.

4.°, Si ces fecours ne fuffifent pas pour dégager la poitrine & favorifer l'expectoration, il faudra recourir aux béchiques incififs, tels que l'oxymel fcillitique à petites dôfes, fréquemment répétées, foit feul, foit dans une mixture faite avec le firop de capillaire ou de lierre terreftre ; & une infufion de fleurs de fureau ou de bourache ; le kermès, également à petites dôfes, peut être joint à la mixture ci-deffus à la place de l'oxymel fcillitique.

5.°, Le moyen le plus énergique pour débaraffer la poitrine & la tête, & qu'il eft important d'employer de très-bonne heure, fouvent auffi-tôt après l'ufage des vomitifs, c'eft l'application des véficatoires, foit fur le lieu de la douleur, foit à la nuque, foit aux bras ou aux jambes ; l'expérience dans l'Épidémie de l'année derniere, & dans celle-ci, m'a convaincu que cet exutoire avoit plus d'effet aux jambes. C'eft pourquoi il faudra en général préférer ce lieu aux autres, à moins d'indications particulieres : par exemple, dans le cas d'angine, un véficatoire fur la gorge a quelquefois un fuccès merveilleux ; celui à la nuque eft préférable dans le cas de fluxions à la face, aux oreilles, aux ieux.... Pour celui fur le point douloureux a auffi des effets très-marqués dans quelques circonftances ; dans d'autres il caufe trop d'irritation à la poitrine & y fixe en quelque façon l'humeur, c'eft ce que l'obfervation m'a démontré.

6.°, Lorfque la tête paroît fe prendre, qu'il y a du délire & que l'action des cantharides porte fur les voies urinaires, on aura recours aux bols camphrés, faits avec fix ou huit grains de camphre & huit à dix de nitre, qu'on répétera plus ou moins, fuivant l'indication. Les juleps auxquels on ajouteroit la liqueur minérale anodine d'Hoffmann ou l'éther vitriolique feroient auffi très-avantageux dans ces cas ou dans tous ceux où la malignité & la putridité font marquées ; alors les boiffons acidulées avec le citron, l'ofeille, le vinaigre ou l'efprit de vitriol font convenables, le quinquina même ne doit pas être négligé & tenir le premier rang parmi les antifeptiques.

7.°, Je ne parle point de la *faignée*, parce que ce fecours eft rarement ou prefque jamais indiqué dans les affections catarrhales-bilieufes, fur-tout les épidémiques & les malignes, chez le Peuple de la campagne principalement, où loin de diminuer les forces, il eft fouvent à propos de les augmenter : cependant dans quelques cas de maux de gorge, les faignées à la langue pouroient être employées avec fuccès ainfi que celles du bras dans les affections catarrhales où il y a des fignes d'inflammation très-marquée, & chez des fujets pléthoriques qui ne feroient pas affaiffés par la mifere & la terreur.

8.°, Quant au régime, il doit être le mieux ordoné que faire fe poura chez des gens qui manquent de tout ; mais comme il y a des ordres du Gouvernement de fournir des fecours aux malheureux, il faudra recomander aux perfones charitables chargées de cette diftribution, d'y pourvoir exactement.... Les bouillons légers de volailles ou de bœuf & veau, altérés avec les herbes chicoracées, l'ofeille & le cerfeuil ; ceux de mie de pain blanc ou de riz, avec les mêmes herbes, font fuffifans dans les premiers temps de la maladie, & les derniers feuls font fouvent préférables lorfqu'il y a putridité décidée ; dans la convalefcence, le riz à l'eau, le pain blanc avec les fruits cuits, le vin rouge vieux bien trempé, font les meilleurs alimens & préférables à la viande.

9.°, Quoique tout le monde ne conviene pas de la contagion dans l'Épidémie actuele, cependant la communication de la même maladie eft fi bien prouvée (y ayant eu jufques à huit à dix individus ataqués dans les mêmes
habitations)

habitations) qu'il eft on ne plus intéreffant de féparer, autant qu'il fera poffible, les malades d'avec les gens fains; de faire obferver la plus grande propreté; répandre du vinaigre ou fa vapeur; renouveler l'air dans les apartemens; changer fouvent de linge, &c. &c. Il eft auffi de la plus grande conféquence de raffurer le Peuple, de diminuer la frayeur générale, en certifiant (ce qui eft prouvé par les faits) que le plus grand nombre des malades traités à temps & méthodiquement, fe rétabliffent (*a*) .... Il y a auffi plufieurs autres objets importans dans les temps d'Épidémie, qui font plutôt du reffort de la Police que de la Médecine, tels que le fon des cloches, l'inhumation des cadâvres, la propreté des rues, &c. &c. fur lefquels je ne m'arrêterai point, mais qui méritent toute l'attention des Magiftrats.

Je n'ai point entré dans de plus grands détails, croyant ceux-ci fuffifans pour guider les Chirurgiens dans les traitemens ordinaires. S'il furvenoit des complications de vers, d'accidens nerveux, d'éruptions milliaires, de pétéchies, &c. & autres fymptômes graves de malignité, on y feroit la plus grande attention, & on me feroit appeler. On pouroit auffi confulter mon Mémoire fur l'Épidémie de la *Forêt-fur-Saivre*, avec laquelle celle-ci a beaucoup de raport. Au refte, je vifiterai toujours les malades le plus fouvent qu'il me fera poffible & dès qu'on me donnera avis que ma préfence fera néceffaire, ce que le Chirurgien de chaque arondiffement doit faire exactement d'après l'Ordonance fur les Épidémies, art. III. Il aura foin auffi de recomander qu'on le mande de bonne heure dès qu'il y aura de nouveaux malades; il fera fa tournée tous les jours dans chaque paroiffe pour diftribuer les remedes prefcrits, en donner de nouveaux dans les cas preffans, faire les panfemens néceffaires, conftater l'état des malades, afin de nous en informer régulièrement, en remettant les lettres aux Syndics des paroiffes, qui font obligés de les faire parvenir promptement, d'après l'art. XIX de l'Ordonance cideffus. S'il fe préfentoit des occafions de faire quelques ouvertures de cadâvres, on m'en inftruira avec la plus grande célérité, & je m'y rendrai; dans le cas de refus de la part des parens, on en feroit part à M. le Subdélégué, qui, d'après les ordres de M. l'Intendant, en donneroit de convenables pour parvenir à ces opérations, qui font de la plus grande utilité.

Telle étoit la Confultation que je remis, dès le 2 Janvier 1785, au Sieur VIOLLEAU, jeune Chirurgien, demeurant à Saint-Philbert-du-Pont-Charrault, chargé du foin de fept à huit paroiffes, & qui, en s'y conformant, a concouru au fuccès de notre méthode; car jufques au 24 Mars, dans les paroiffes de la Jaudonniere & Saint-Philbert, on n'a compté que dix-neuf morts depuis le commencement de l'Épidémie. Le nombre a bien augmenté

(*a*) Ces précautions jointes aux fecours qu'on peut donner au Peuple pour lui fournir une bonne nouriture, des vêtemens fuffifans, &c. doivent être regardées comme les meilleurs préfervatifs dans toute maladie épidémique.

B

dans la suite, par les reprifes du fléau deftructeur, qui a affecté en Avril & Mai, un caractere de malignité comme dans les autres paroiffes.

L'Epidémie s'étant propagée dans le courant de Mars, dans une grande partie des paroiffes de ce Département (*a*), je fis à la fin de ce mois plufieurs copies de cette Confultation, que je remis aux différens Chirurgiens employés; mais m'étant aperçu, vers les 8 ou 10 d'Avril, que la conftitution épidémique éprouvoit quelque changement, la nature cherchant à fe débaraffer par les fueurs, quelquefois dès l'invafion, d'une partie des miafmes morbifiques; en outre, mon digne & favant coufrere, M. LINACIER, Médecin à Chinon, m'ayant fait part des avantages qu'il avoit éprouvés de l'ufage de quelques nouveaux moyens, je crus devoir les recomander; & en conféquence, le 17 Avril, je remis à tous mes Coopérateurs, le Supplément fuivant, au plan curatif ci-devant propofé; j'en fis part en même temps à M. *Pallu*, qui daigna l'approuver & même l'indiquer dans toute la Généralité.

Premier Supplément à la Confultation générale.

17 Avril.

La conftitution épidémique paroiffant avoir un peu changé depuis quelques jours, & la nature femblant vouloir fe préparer une iffue falutaire par les fueurs, on doit s'occuper de les favorifer; d'après cela on fera plus circonfpect fur l'ufage des évacuans dès l'invafion, & lorfqu'il n'y aura pas indication preffante de donner l'ipécacuanha (qui doit toujours être le premier fecours) ou de purger, on fe bornera à prefcrire le petit lait clarifié pour boiffon, & fi les fueurs ne perçoient pas dès le deuxieme jour, mal-gré qu'il y eût difpofition, on ajouteroit un demi-grain d'alkali-volatil concret dans chaque taffe, cinq à fix fois par jour; à défaut de ce remede on donneroit l'infufion de fleurs de fureau, & de deux heures en deux heures une cuillerée d'un firop béchique, avec le kermès, à la dôfe de deux grains par trois onces : s'il n'y avoit pas de mieux du deuxieme au troifieme jour, on auroit recours promptement à l'application des véficatoires, foit fur le point douloureux, foit aux jambes, en faifant prendre de quatre heures en quatre heures fix grains de nitre, de crême de tartre & de fel fédatif d'Homberg bien triturés enfemble (j'ai eu les meilleurs effets de ce remede). Les bols camphrés ne feroient pas auffi à négliger fi la tête étoit prife.... La décoction de coraline de Corfe ou de racines de fougere mâle doit auffi être donnée dès qu'il paroît des vers; on n'en vient aux purgatifs que lorfque la fievre eft tombée. Le régime fera toujours très-exact & végétal s'il eft poffible.

(*a*) Pendant une abfence du 4 au 24 que je fus obligé de faire un voyage à la Rochelle, je fus fuppléé, dans les paroiffes de la Jaudonniere, Saint-Philbert, la Caillere, Saint-Hilaire-du-Bois, &c. (où l'Épidémie avoit paru fe calmer à la fin de Février) par M. *Vielleau*, & dans celle de Mouilleron, par mon ami M. *Loyau*.

« Quoique l'extrême sécherefse & les vents de nord femblent difpofer à l'inflammation, on n'aura cependant recours à la faigné qu'avec le plus grand ménagement, & lorfqu'on fera appelé dans les dix à douze premieres heures, & qu'il y aura indication très-précife..... D'ailleurs on aura toujours égard à la Confultation générale, dont on ne s'écartera que lorfqu'il y aura une moiteur à la peau, dès l'invafion, qui annonce les fueurs, & qui, lorfqu'elles fe déclarent convenablement, jugent la maladie vers le feptieme jour. »

J'obtins des fuccès marqués des nouveaux moyens propofés, & plufieurs gens de l'Art également, fur-tout M. *Violleau;* mais la température feche n'ayant fait qu'augmenter, les chaleurs s'étant manifeftées dans le courant du mois de Mai, & la conftitution épidémique devenue plus générale, offrant plus de complications, & quelques nuances de changemens, je crus encore devoir ajouter un nouveau Supplément à ma Confultation, en profitant des avis de la Société Royale de Médecine (dont je reçus, le 23 Avril, une nouvele Confultation, en date du 15 dudit), de M. *Pallu* & de mes autres confreres de la Province, & plufieurs Praticiens éclairés du Royaume avec lefquels je ne ceffois de correfpondre, entr'autres M. LÉPECQ DE LA CLOTURE, de Rouen, dont le nom feul fait affez l'éloge : voici la lettre que ce favant Médecin m'écrivoit à cette occafion, & qui mérite d'être placée ici.

» Rouen, 16 Mai 1785.

» Monfieur & cher Confrere ;

» Je n'ai pas répondu auffi-tôt que je l'aurois défiré à la lettre confiante » & honorable par laquelle vous avez bien voulu me faire part du tableau » des maladies épidémiques qui défolent votre canton.

» Cette Épidémie me paroît être la même en beaucoup d'endroits de la » France, & je l'appele la grande Épidémie printaniere de 1785. La confti- » tution qui en fut la caufe premiere me paroît être l'*Atrabilieufe*, dont le » dévelopement, amené naturélement par la faifon, & cependant contre-dit » par une fuite de longs froids, a procuré fur les poumons ce phlegme glu- » tineux femblable à la gelée, qui fait la matiere des fauffes péripneumonies. » Nous avons les mêmes maladies dans notre Province, ce que je vois de » plus dans les vôtres, c'eft une plus grande tendance à la diffolution, à la » putridité des humeurs ; la raifon en eft que vos habitans étoient frapés, » bien antérieurement aux nôtres, d'un fléau épidémique qui avoit afoibli les » corps ; auffi avez vous obfervé les premieres voies farcies de vers, com- » plication que nous commençons feulement à apercevoir dans quelques-uns » des nôtres.

» Votre traitement me paroît le plus fage & le mieux dirigé ; fi le fuccès » ne répond point à votre zele éclairé, c'eft que le moment à propos des

» remedes est pasſé quand vous êtes appelé : j'y ſerois fort peu de change-
» mens.

» 1.°, Point de *ſaignées* à moins que les circonſtances ne ſoient déciſives
» *ad hoc.*

» 2.°, Des vomitifs, mais à dôſes coupées (un fort émétique afoibliroit trop
» le malade & enleveroit les bons ſucs avec les déléteres), mais le tartre ſtibié
» uni à la manne, à la câſſe, aux tamarins, en pluſieurs verres, & donné ſeul
» enſuite par cuillerées, pour tuer les vers & ſoutenir la liberté du ventre;
» le kermès uni aux huileux & à la manne, convient mieux dans les crache-
» mens de ſang.

» 3.°, L'oxymel ſcillitique répété ſouvent & le kermès par demi-grain, avec
» le camphre & le nitre.

» 4.°, Banir abſolument les bouillons de viande & preſcrire le régime
» végétal, les jus d'herbes ſavoneuſes & rafraîchiſſantes ; les citrons, les
» oranges, un peu de kina mêlé aux bouillons d'herbes dans le cas de putré-
» faction.

» 5.°, De larges véſicatoires appliqués ſur le point douloureux, mais immé-
» diatement après les premieres évacuations ou dans le même moment; on
» peut les mettre auſſi entre les épaules & aux jambes.

» 6.°, Enfin, l'uſage fréquent des lavemens & les purgatifs réitérés, comme
» dans la fievre d'hiver.

» Tous ceux que j'ai pu confier à la nature après avoir veillé aux premiers
» momens, ont été jugés par des diarrhées mucoſo bilieuſes, poiſſées, ver-
» dâtres, qui ſe ſoutenoient pendant le ſepténaire : le vin eſt utile.

» Vous m'avez fait un grand plaiſir en me faiſant part de vos embaras,
» & des ſuites de votre zele & de votre bienfaiſance; je vous embraſſe de
» tout mon cœur, & ſuis avec la plus juſte eſtime, &c. *ſigné*, LÉPECQ. »

Les ſuffrages d'un Praticien auſſi célebre me firent perſiſter dans ma
méthode curative, concertée entre M. *Pallu* & moi; en conſéquence, le 27
Mai, je donnai le Supplément ſuivant :

Deuxieme Supplément à la Conſultation générale.

27 Mai.

La température ſeche ayant toujours pris de l'intenſité & les chaleurs
l'ayant encore rendue plus mal-ſaine dans ce mois, la conſtitution épidémique
eſt auſſi devenue plus générale, & s'eſt même réveillée en pluſieurs paroiſſes
où elle ſembloit ceſſée, telles que *St-Philbert* & la *Jaudonniere*. Le caractere
des maladies eſt toujours à peu près le même, mais les complications plus
multipliées. La terminaiſon des ſueurs a paru depuis cinq à ſix ſemaines être
la plus prompte & la plus favorable, & j'apprens que l'uſage des diapnoïques

que j'avois proposés, a été des plus avantageux dans différens cantons de cette Province ; aussi on doit toujours y avoir recours, selon l'indication, d'après la méthode ci-devant prescrite.

Les vomitifs, dès l'invasion, offrent constament le secours le plus essentiel & le premier à employer ; mais comme l'extrême sécheresse & les chaleurs vives disposent à un éréthisme marqué, il sera prudent d'empâter quelquefois les émétiques, sur-tout chez les femmes, les enfans & les persones d'une constitution délicate : on poura donc unir le tartre stibié ou l'ipécacuanha avec la manne, la câsse & les potions huileuses, & données toujours à dôses brisées. . . . . Le kermès, à petites dôses, uni aux huileux ou à la manne, est aussi très-utile ; mais il faut avoir de l'huile d'amandes douces fraîche, ou bien préférer toujours la solution de manne, le sirop de lierre terrestre, l'hydromel : l'oxymel scillitique est aussi convenable à petites dôses de demi-cuillerées souvent réitérées ; le kermès, par demi-grain, joint à quatre de camphre & six de nitre, est également utile comme incisif & comme calmant & antiseptique.

La décoction de coraline de Corse ou de fougere mâle doit être toujours employée, parce que la complication vermineuse devient de plus en plus répandue ; l'usage des lavemens, des purgatifs placés à propos, ne doit point être négligé : enfin, l'application des vésicatoires doit être employée immédiatement après les premieres évacuations ou dans le même moment : celui sur la gorge est le moyen le plus énergique dans les angines qui sont fréquentes & meurtrieres actuélement dans plusieurs paroisses.

On doit banir les bouillons de viande & s'en tenir au régime végétal ; les jus d'herbes sont aussi utiles ainsi que les acides, tels que les tamarins, l'oseille, la crême de tartre, les oranges, les citrons. Le quinquina ne doit pas être oublié & peut être joint aux bouillons d'herbes & aux tisanes dans le cas de putridité, en insistant toujours sur les bols camphrés. Le vin est utile dans les convalescences, & quelquefois dans le cours de la maladie, comme antiseptique & cordial.

Pour les saignées ne doivent toujours être pratiquées que lorsqu'il y a indication pressante & décidée, car, mal-gré quelques observations favorables à ce moyen, il y en a un très-grand nombre où il a été insuffisant & même funeste ; très-peu de malades se sont rétablis sans qu'on ait été obligé de recourir aux vésicatoires pour ranimer les forces, évacuer les miasmes morbifiques, dégager la tête & la poitrine ; il n'y a aucunes applications qui puissent remplacer celle-ci, qui offre le secours le plus sûr & le plus énergique.

Mal-gré les répétitions inévitables dans ce que je viens d'exposer, j'ai cependant cru qu'il étoit à propos d'offrir exactement la marche curative que j'ai tenue pendant toute l'Epidémie, qui n'a cessé qu'en Juillet & même Août dans quelques paroisses. Pour mieux faire connoître encore le caractere des maladies épidémiques & ma maniere de les traiter, je vais raporter ici un certain nombre d'Obfervations particulieres (tirées de mon Journal Clinique, qui en contient plus de mille depuis le 9 Novembre 1784, jufqu'à la fin de Juillet, dont il y a plus des ¾ de l'Épidémie) faites à différentes époques & dans des paroiffes éloignées; j'y joindrai les détails de quatre ouvertures de cadâvres que j'ai pu faire pratiquer, & quelques faits communiqués par mes Coopérateurs dans ce Département, après quoi je finirai par le tableau des effets de l'Épidémie & quelques Réflexions.

OBSERVATIONS PARTICULIERES.

Premiere Observation. Un des premiers malades que j'ai vu ataqué de la maladie épidémique, a été le fieur *Violleau*, Chirugien très-inftruit & fort eftimable, demeurant au bourg de Saint-Philbert-du-Pont-Charrault, âgé de cinquante-cinq ans, qui, après avoir donné fes foins à quelques malades de fa paroiffe, pris de maux de gorge, fut lui-même ataqué, le 8 Novembre 1784, au foir, d'une angine fi violente, qu'il penfa périr en moins de douze heures, mal-gré deux faignées qu'il s'étoit fa tes lui-même. Arivé à temps le 9 au matin, de très-bonne heure, je fis appliquer un véficatoire fur la gorge, qui agit promptement & leva peu à peu l'obftacle; les vapeurs émollientes, les fumigations contribuerent aufli à faciliter l'expecto-ration de la matiere qui fe portoit fur les bronches & l'empêcha d'ataquer les poumons; la déglutition fe rétablit; il y eût du mieux très-décidé: cependant le 12, en mon abfence, il y eut une oppreffion fi terrible qu'on crut le malade étoufé; il exigea qu'on le faignât, & il s'en trouva mieux. Il entra en convalefcence; mais le 27, à la fuite d'un diner trop copieux, le malade fut pris d'une indigeftion qui caufa des douleurs horribles à la région épigaftrique, & qui fe porterent enfuite vers la partie fupérieure de la poitrine: il y eut cependant du mieux le 28 au foir jufqu'au 29; mais le 30, au foir, la fievre redoubla avec des friffons; fur les deux heures après minuit la tête fe prit, il y eut une efpece de *coma*; le malade tomba fans connoiffance, ne pouvant abfolument rien avaler; des finapifmes à la plante des pieds, des exutoires qu'on anima, des véficatoires aux jambes & à la nuque (que mes amis MM. *Landais* & *Clemenceau*, que j'avois fait appeler, furent d'avis, ainfi que moi, d'employer fans en efpérer aucun avantage) furent inutiles, mal-gré qu'il y eût quelques marques de connoiffance: le malade parut fourd, fe plaignant d'une douleur à l'œil droit, & eut une efpece de diftillation de matiere glaireufe & limpide par la narine du même côté; il prit quelques boiffons, à la fuite defquelles il rendit des crachats blancs vergetés de ftries fanglantes; vers les dix heures du foir le pouls devint tremblotant, les tendons s'agiterent, il y eut des fpafmes univerfels; le malade fe plaignit du véficatoire à la nuque & exigea qu'on le pansât, ce que l'on fit ; on voulut lui faire prendre des bols camphrés, mais il ne fut pas poffible : enfin, ayant voulu monter fur fon lit (étant prefque toujours refté dans fon fauteuil depuis fa derniere ataque), à peine y fut-il, qu'il s'écria qu'il étoufoit, qu'il n'en avoit pas pour long-temps ; ont le remit dans fon fauteuil, le pouls s'éclipfa, les convulfions redoublerent, la fueur mortele furvint, & en moins de fix à fept minutes d'agonie, cet honête homme, mon ami, rendit le dernier foupir entre mes bras, laiffant une veuve & fix enfans défolés..... Cette obfervation m'a paru importante par fes complications & p..r la perfone qui en fait le fujet ; homme précieux à fa patrie, difficile à remplacer comme très-bon Acoucheur, Chirurgien éclairé & Praticien expérimenté (a).

M. Violleau, fatigué d'une pratique pénible & très-étendue depuis trente-deux ans, étoit fcorbutique & ataqué d'un éryfipele habituel aux jambes, dont la répercuffion a entré pour beaucoup dans fa maladie, déterminée par la conftitution dominante & par le froid qu'il avoit épro vé en voyageant pendant les nuits qui précéderent fon ataque. Il s'étoit conftament refufé aux exutoires, pour prévenir les ravages de cette humeur éryfipélateufe, qui, dès 1783, fit craindre pour fes jours ; il ne fe décida à appliquer deux exutoires aux bras, avec la pomade de *Thierry*, que le 16 Novembre, & deux autres aux jambes la nuit du 27 au 28, mais il n'étoit plus temps ; cette humeur éryfipélateufe, fortifiée de la catarrhale, avoit occupé les parties fupérieures d'où rien n'avoit pu la déloger. Je crus devoir à la mémoire de M. Violleau, & à l'amitié qui me lioit avec lui, de propofer fon fils pour le remplacer dans l'Épidémie ; on voulut bien l'agréer, & j'ai déja fait l'éloge de fa conduite.

II.ᵉ OBSERV. Le 28 Novembre 1784, le fieur *Violleau*, fils, me pria d'aller voir le nommé *Mallet*, de fa paroiffe, ataqué, d'un mal de gorge très-violent, le 23 ; il l'avoit faigné au bras & à la langue le 24, ce qui l'avoit foulagé ; les vapeurs émollientes reçues avec un entonoir, les pédiluves avoient auffi contribué à dégager la gorge & à amener à maturité un abfcès placé au fond de la bouche, qu'il avoit ouvert la veille 27 ; la déglutit on s'établit ; la langue étoit blanche & chargée ; le malade fe plaignoit d'une douleur à la partie fupérieure de la poitrine fur la clavicule gauche ; je confeillai les applications émollientes, les gargarifmes déterfifs, les évacuans..... Le 2 Décembre, je vis le malade mieux, quoiqu'il eût éprouvé encore de la douleur au côté droit de la poitrine vers l'épaule ; la gorge étoit bien dégagée & il entroit en convalefcence, & s'eft bien rétabli.

III.ᵉ OBSERV. Le 2 Décembre 1784, on m'appela pour le nommé *Pairaud*, Meûnier au moulin Neuf, paroiffe de la Jaudonniere, à trois quarts

---

(a) Voyez les Affiches du Poitou, n.º 52 1784, où on a rendu un jufte tribut d'éloges à ce Citoyen utile & recomandable par fes qualités perfoneles autant que par fes talens.

de lieue de Saint-Philbert; cet homme, âgé d'environ trente ans, étoit ataqué
de la nuit, d'une douleur au côté droit de la poitrine dans sa partie supé-
rieure, avec fievre assez vive, oppression, langue très-chargée, nausées; je
prescrivis pour le lendemain vingt-cinq grains d'ipécacuanha en deux dôses;
d'ailleurs, les applications émollientes & les boissons pectorales...... Or ne
me fit rapeler que le 6., où je trouvai le malade dans un état désespéré;
oppression, expectoration supprimée, langue horriblement noire & chargée;
pouls convulsif, agitation des tendons, &c. On avoit appliqué les vésicatoires
aux jambes, le matin seulement; mais on n'avoit pas jugé à propos de
donner l'ipécacuanha le 3, comme je l'avois ordoné, & on s'en étoit tenu
aux cataplasmes émolliens & aux émulsions. Je ne crus pouvoir faire rien
autre chose que d'essayer à rapeler l'expectoration par l'oxymel scillitique,
mais il n'étoit plus temps; je trouvai le malade mort le lendemain à midi,
après une agonie très-laborieuse..... Peut-être ce malade eût-il échapé si
on eût employé, dès l'invasion, ce que j'avois prescrit; la matiere bilieuse
évacuée par l'émétique ne se seroit pas fixée sur les poumons, & les vésicatoires,
appliqués plutôt, auroient pu sauver le malade, dont le beau-pere fût enlevé
vers la mi-Novembre de la même maniere : ce fut la premiere victime dans
la paroisse de la Jaudonniere...... La femme de Pairaud avoit aussi été
ataquée de l'Épidémie avant son mari, mais à l'aide des vésicatoires que je
lui fis appliquer, elle s'est rétablie, ainsi que quatre à cinq de ses enfans
ou neveux, & de deux domestiques qui ont successivement essuyé la maladie
épidémique.

IV.ᵉ OBSERV. Le 8 Décembre 1784, on m'appela pour la sœur de
l'homme ci-dessus, épouse du nommé *Danzay*, du bourg de Bazôges
(valétudinaire depuis long-temps & sujete à des vapeurs hystériques). Cette
femme, âgée de trente & quelques années, étoit venue pour gouverner son
frere & sa belle-sœur; elle avoit été ataquée dans la nuit, chez son onde,
au moulin de Gidouin, près celui du moulin Neuf, de douleur à la poitrine,
de nausées, d'oppression, avec la langue chargée, dévoîment..... J'ordonai
vingt-quatre grains d'ipécacuanha pour le jour même ou au plutard le lendemain, les applications anodynes, la tisane de riz miélée...... Le 11 je
trouvai la malade très-mal, pouls déprimé, poitrine embarassée, expectoration difficile, céphalalgie violente, la langue très-chargée, & ayant éprouvé
la veille un accès considérable de ses vapeurs habitueles; l'ipécacuanha avoit
évacué beaucoup de glaires; je prescrivis le kermès, à petites dôses, dans une
mixture de sirop d'althéa & d'eau de bourrache..... Le 16, les choses alloient
mieux, les béchiques avoient bien agi; il étoit survenu une angine qui s'étoit
promptement dissipée; il restoit encore une douleur d'oreille assez vive &
toujours un peu d'embaras à la poitrine, quoique l'expectoration fût abondante; je conseillai d'insister sur l'oxymel scillitique, les boissons pectorales,
le régime..... Le 18 elle se rendit chez elle, à une demi-lieue de-là, ou je

la

la vis les 20 & 28 Décembre, toujours foufrant de l'oreille, mais d'ailleurs mieux & en train de se rétablir, ce qui a eu lieu, mais lentement, à cause de sa conftitution foible & valétudinaire..... Cinq à fix autres individus ont auffi été ataqués de l'Épidémie dans cette maifon, & autant dans une autre voifine, ayant tous contracté la maladie au moulin Neuf; il n'en eft péri aucuns, mais il n'en a pas été de même d'une Sage-femme très-adroite (ce qui eft fort rare dans nos campagnes), la veuve *Vendé*, du village de Pareds, tout près des trois maifons ci-deffus. Cette femme avoit donné ses soins aux malades du moulin Neuf, elle fut ataquée, le 12 courant au foir, de la maladie épidémique; le point douloureux s'étoit fixé à la partie fupérieure de la poitrine, fur l'épaule. M. *Violleau* ne fut appelé que le 14, & la trouva prefque à l'agonie : en effet, elle mourut le 15, c'eft-à-dire, du trois au quatre, après avoir foufert des douleurs terribles, n'ayant pu expectorer..... C'eft la premiere perfone ataquée dans ce village, contenant vingt-quatre à vingt-cinq maifons, dont deux à trois feulement n'ont pas éprouvé la maladie épidémique, à laquelle foixante à foixante-dix ont été en proie, & dont cinq à fix feulement ont fuccombé.

V.ᵉ Observ. Le 20 Décembre 1784, je vis la femme *Boiflard*, âgée d'environ quarante-cinq à cinquante ans, du village de Pareds, ataquée, dans la nuit, de la fievre catarrhale épidémique; l'humeur s'étoit portée principalement fur la membrane pituitaire; il y avoit un *coryza* fingulier & un écoulement très-abondant de férofités par les narines; les ieux larmoyans, les oreilles & toute la tête douloureufes, la langue blanche, la poitrine embarafsée, douleur d'eftomac, naufées, fievre avec friffon : je prefcrivis les boiffons pectorales délayantes, des vapeurs émollientes fur toute la face, des fomentations & des cataplafmes de même nature fur l'oreille douloureufe, & je recomandai, fi les chofes n'alloient pas mieux le lendemain, & que les maux d'eftomac continuaffent, de recourir à l'ipécacuanha, aux véficatoires, &c.... Cette femme parut fe rétablir affez promptement de cette légere affection catarrhale; mais le 21 Janvier 1785, ayant éprouvé un faififfement par la mort de fa fille, elle fut ataquée fubitement d'une douleur très-vive à la poitrine, fievre, oppreffion, crachats fanglans, &c. M. *Violleau*, appelé fur le champ, appliqua les véficatoires aux jambes, donna les boiffons pectorales & béchiques. Je la vis le 25, avec une fievre très-forte, l'expectoration difficile, les crachats rouillés, la langue feche & très-chargée; je recomandai de ranimer la fuppuration des véficatoires & d'infifter fur le traitement ordinaire pour les boiffons, firops, régime, &c..... Le 26, au matin, la malade étoit plus mal, pouls petit, intermittent, les foubrefauts des tendons, l'oppreffion, les fuffocations, l'expectoration difficile, la langue couverte d'une efpece de croûte purulente, la face altérée; mon pronoftic fut des plus fâcheux, & *je me trompai*, car le 30 Janvier, je trouvai la malade tout-à-fait mieux, le pouls bon, la langue nétoyée, la poitrine cependant toujours

embarafsée ; je confeillai de ne pas négliger les béchiques & ne pas laiffer
sécher les véficatoires trop promptement, ce qu'on n'exécuta pas, aussi la
malade retomba. Le 13 Février, je la trouvai avec une fluxion fur la face,
ce qui avoit engagé M. *Violleau* à appliquer un véficatoire à la nuque, e
l'approuvai & confeillai d'en entretenir la fuppuration le plus long-temps
poffible ; d'ailleurs la poitrine étoit dégagée, & la malade s'eft rétablie : il
y a eu plufieurs de fes enfans qui ont auffi effuyé la maladie épidémique &
ont guéris.

VI.ᵉ OBSERV. Le 28 Décembre 1784, je trouvai, dans le même village,
la veuve *Boiffeau*, mere de cinq pauvres petits enfans, ataquée depuis quelques jours, avec fievre vive, langue chargée, douleur de tête & de poitrine,
toux fans expectoration. M. *Violleau*, appelé avant moi, le matin, lui avoit
donné l'ipécacuanha, ce que j'approuvai, & recomandai les boiffons pectorales, les béchiques incififs, le régime, &, s'il y avoit indication, l'application prompte des véficatoires..... Le 2 Janvier 1785, la malade étoit mal,
l'expectoration difficile, mal-gré l'ufage des béchiques : on avoit laiffé fécher
trop tôt un véficatoire à la nuque ; j'ordonai l'application de deux autres aux
jambes, l'oxymel fcillitique, à dôfes fracturées, &c. Le 5, il y avoit du
mieux, le pouls plus étofé, les crachats plus abondans, la fuppuration des
véficatoires en bon train, la langue fe nétoyant un peu ; je prefcrivis la
continuation des moyens indiqués...... Le 6, elle étoit moins bien, la
poitrine plus embarafsée, l'expectoration plus difficile, des ftries de fang
dans les crachats, douleur vive à l'épaule ; le pouls petit, irrégulier ; un des
véficatoires ne fuppuroit prefque plus ; je confeillai de panfer avec le fup-
puratif, d'infifter fur les béchiques & tenir le ventre libre par les lavemens.
Le 12, les chofes alloient mieux, cependant l'épaule toujours douloureufe.
Je fis infifter fur les mêmes fecours..... Le 25, elle étoit convalefcente ; elle
fut purgée convenablement, & s'eft rétablie.

Cette femme offre la preuve de l'utilité des foins, car dans la plus extrême
mifere, elle feroit infailliblement périe fans les fecours bien adminiftrés, que
le digne Pafteur de cette paroiffe lui fit donner, ayant établi dans ce village,
éloigné d'une demi-lieue du bourg de la Jaudonniere, une femme pour préparer les bouillons & tifanes, faire prendre les remedes, &c. De plus, il vifi-
toit tous les jours lui-même les malades & nous inftruifoit, M. *Violleau*
& moi, de tout ce qui fe paffoit ; fa conduite peut fervir de modele &
d'exemple en tout point.

VII.ᵉ OBSERV. Le 2 Janvier 1785, dans le même village, la femme
Merit, âgée de vingt-cinq à vingt-fix ans, ataquée depuis quelques jours,
& n'ayant rien pris, pas même des boiffons ; la fievre étoit affez vive, la
tête douloureufe, les ieux rouges & larmoyans ; la poitrine n'étoit pas très-
embarafsée, il paroiffoit fur les mains des boutons blanchâtres très-douloureux, la langue chargée, &c. Je prefcrivis l'ipécacuanha pour le lendemain,

les boissons ordinaires, les lotions d'eau de sureau & de mauve.....Le 5, il n'y avoit point de mieux, la fievre étoit encore assez vive; l'éruption pustuleuse ayant augmenté depuis les mains jusque vers les coudes & sur la face, causoit des douleurs terribles; les ieux toujours larmoyans, la langue fort blanche, quoique l'ipécacuanha eût assez bien agi; j'ordonai les boissons, le régime, les fomentations & un collyre adoucissant pour les ieux....Le 6, elle n'étoit point mieux, les douleurs des mains & du visage très-vives, la fievre toujours forte, langue chargée, &c. Outre les moyens indiqués la veille, je prescrivis un lavement & un minoratif pour le lendemain, s'il ne survenoit point de contre-indication.....Le 12, la malade étoit mieux, l'éruption des mains & de la face presque entiérement dissipée, mais les jambes étoient rouges & douloureuses, la langue chargée, toujours de la fievre : les boissons ordinaires, les fomentations & un minoratif furent les moyens indiqués......Le 16, la fievre un peu diminuée, mais les bras & les jambes très-douloureux; je conseillai les tisanes de parele & de bardane, outre le régime & un évacuant.....Le 21, à peu près dans le même état, langue toujours chargée; j'ordonai un purgatif pour le lendemain......Le 25, on m'apprit qu'il s'étoit fait sentir un point douloureux à la poitrine le 22, ce qui avoit déterminé M. *Violleau* à appliquer les véficatoires aux jambes, qui suppuroient bien; les douleurs d'articulations étoient cessées. Je recomandai d'entretenir la suppuration des véficatoires & d'insister sur les béchiques, le régime, &c. Le 30, tout-à-fait mieux, la douleur de côté dissipée, à peine de la fievre.....Le 13 Février, le point douloureux revenu, d'ailleurs langue nete & point de fievre : j'ordonai les applications émollientes, les béchiques, &c. La malade s'est rétablie à la fin du mois, ainsi que son mari qui a éprouvé la maladie en Avril.

    VIII.ᵉ O B S E R V. Le 5 Janvier 1785, au bourg de Saint-Philbert, M. *Violleau* me pria de voir le nommé *Marteau*, âgé de vingt-quatre à vingt-cinq ans, ataqué du 2 au 3 de la maladie régnante; il lui avoit donné l'ipécacuanha le 3, qui fit très-bien, & avoit employé en outre les boissons ordinaires, les bouillons maigres, l'oxymel, les applications émollientes, &c. la fievre étoit continue avec des redoublemens le soir, comme chez la plupart des malades; le point douloureux du côté gauche, au bâs des côtes, les crachats assez difficiles & rouillés; par fois, il y avoit eu saignement de nez, la langue très-chargée, le pouls assez bon; je conseillai la continuation des mêmes moyens.....Le 6, au matin, nous trouvâmes le malade moins bien, le pouls plus vif, l'oppression plus grande, les crachats moins abondans, la poitrine plus embarasée; je recomandai d'appliquer les véficatoires aux jambes, dès le soir même, s'il n'y avoit pas de mieux dans l'après-midi.....M. *Violleau* donna des soins assidus à ce malade, chez lequel les véficatoires eurent un succès décidé, & il parut se rétablir promptement; mais le 13 Avril, il fut ataqué comme dessus; traité également par l'ipécacuanha, les véficatoires, &c. & il guérit parfaitement.   C ij

IX.ᵉ Oʙsᴇʀv. Le 11 Janvier 1785, on me demanda pour le nommé *Bâlin de la Brairie*, paroiffe de Saint-Hilaire-du-Bois; j'étois en route le 12, lorfqu'on m'annonça fa mort. Le 13, on revint me chercher & me dire qu'il vivoit encore, je me rendis auprès de lui : cet homme, âgé de trente-cinq à quarante ans, fort & vigoureux, avoit été ataqué le 5, de la maladie épidémique, faigné le 8, les véficatoires aux jambes, appliqués dans la nuit du 11 au 12 ; il avoit eu une foibleffe le 12, & on l'avoit cru mort; il avoit vomi des vers ; je le trouvai fort mal avec une fievre très-vive, les ieux rouges, la langue chargée, bilieufe ; l'expectoration difficile, les crachats rouillés, fanieux, ils avoient été fanglans d'abord; douleur au côté droit de la poitrine : je ne pus qu'ordoner d'animer la fuppuration des véficatoires, de donner la mixture béchique avec le kermès, les boiffons pectorales & le régime : il mourut le 14.

X.ᵉ Oʙsᴇʀv. Le 19 Janvier 1785, on m'appela pour le fieur *Mallet*, de la paroiffe de Saint-Paul, en Gâtine, âgé d'environ cinquante ans, d'un tempérament très-vigoureux, ataqué, le 7, de la fievre épidémique, qu'il négligea dès l'invafion ; on le faigna le quatrieme jour, on le mit enfuite à l'ufage des tifanes pectorales, des émulfions, du petit lait, du lok avec l'huile d'amandes douces & le blanc de baleine ; on l'avoit purgé avec la câffe & le fucre purgatif. .... Je trouvai le malade avec le pouls intermittent, les foubrefauts des tendons, la voix pénible, gênée; les levres brûlées, la langue chargée d'une croûte bilieufe, la gorge embaraffée, l'expectoration difficile, les crachats bilieux, douleur de poitrine, & depuis deux jours au genou gauche ; le hoquet depuis la veille, agitation pendant la nuit, & actuélement une efpece de fomnolence, les redoublemens de fievre revenant toujours en tierce. Je ne pus me tracer un pronoftic favorable, mal-gré cela, efpérant quelque chofe de la nature, & fans prononcer fur le traitement employé jufque-là, j'ordonai la mixture béchique avec l'oxymel fcillitique, outre la tifane pectorale; deux larges emplâtres véficatoires aux jambes, les bols camphrés, les lavemens, les fomentations émollientes fur les parties douloureufes, & fis obferver que je ne regardois pas les purgatifs convenables dans l'état critique du malade, qui ne pouvoit atendre de foulagement que des béchiques & des véficatoires....... Le 14 Février, on me redemanda : j'appris que les véficatoires avoient promptement dégagé la poitrine & calmé les accidens; mais la jambe gauche avoit moins fuppuré que la droite, & il s'étoit formé, fur le genou gauche de ce même côté, une tumeur qui s'étoit étendue fur la partie fupérieure de la jambe dans l'articulation, les douleurs étoient très-vives ; il y avoit de la fievre, d'ailleurs la poitrine affez libre, la langue nete; on avoit employé alternativement les émolliens & les réfolutifs, & depuis deux à trois jours, la racine de bryone, qui fembloit avoir augmenté les douleurs; la tumeur dure, inégale, comme circonfcrite, fans figne d'inflammation; le malade n'avoit point été purgé & n'obfervoit point

de régime......... Le 15, au matin, je revis le malade, il avoit beaucoup
foufert dans la nuit, la fievre étoit plus forte, la langue s'étoit chargée ; je
confeillai les cataplafmes maturatifs, préfumant que la tumeur viendroit à
fuppuration, y ayant déja des endroits un peu ramolis & des douleurs lanci-
nantes, enfin l'ouverture du dépôt dès qu'on apercevroit la fluctuation ;
d'ailleurs les boiffons délayantes, le régime & les évacuans..... La maturité
du dépôt ne tarda pas à avoir lieu ; on l'ouvrit, il fuppura convenablement,
& le malade fe rétablit.

XI.ᵉ Observ. Le 30 Janvier, on me demanda pour le nommé *Bour-*
daud, âgé d'environ trente-cinq ans, du village de la Bourfaudiere, paroiffe
du Bouildroux, ataqué, depuis cinq jours, de la maladie épidémique, avec
des fymptômes terribles, fievre très-violente, douleur vive à la poitrine,
délire, point d'expectoration, diarrhée, langue feche, chargée, pouls inégal ;
on n'avoit encore rien fait ; j'ordonai les emplâtres véficatoires aux jambes
fur le champ, l'eau de riz pour boiffon, conjointement avec une tifane pectorale, les bols camphrés, les béchiques, &c. Le 13 Février, il étoit en convalefcence, les véficatoires ayant agi merveilleufement, ainfi que les béchiques :
il s'eft promptement rétabli.

XII.ᵉ Observ. Le 13 Février 1785, au village de l'Ocheterie, paroiffe
de la Jaudonniere, la fille *Châteigner*, âgée de dix-huit ans, ataquée du
10, avec les fymptômes ordinaires, & n'ayant encore rien pris : j'ordonai
l'ipécacuanha pour le lendemain, & en outre les boiffons & les béchiques
ordinaires..... Le 19, elle étoit mieux ; je recomandai les mêmes moyens
& un minoratif ; elle parut fe rétablir dans le commencement de Mars : mais
vers la fin de ce même mois elle retomba dans la maladie épidémique, & le
1.ᵉʳ Avril, je la trouvai avec des accidens graves, l'oppreffion, la fievre ;
j'ordonai les véficatoires aux jambes & les béchiques qui déciderent la
guérifon........ Je vis auffi, dans le même village, le nommé *Coufinet*,
ataqué le 9, ayant pris l'ipécacuanha le 10, enfuite les béchiques : il entroit
en convalefcence le 13, & guéri le 19.

XIII.ᵉ Observ. Le 19 Février, au village du Peux, paroiffe de la
Jaudonniere, le nommé *Airault*, âgé de quarante à quarante-cinq ans,
ataqué depuis quatre jours, avec les fymptômes ordinaires de l'Épidémie ;
M. *Violleau* lui avoit donné l'ipécacuanha le matin, qui n'avoit agi que par
le bâs, la langue étoit chargée, douleur à la poitrine, &c. J'ordonai le
traitement adopté, & il fe rétablit promptement...... Il eft à remarquer
que l'Épidémie paroiffoit alors fe calmer & être moins dangereufe dans cette
paroiffe & les voifines de ce Département, car à la fin de Février on la crut
cefsée ; mais le froid exceffif du dernier de ce mois au premier Mars & la
neige, donnerent de l'activité à la conftitution épidémique, qui fe propagea
de tous les côtés en Mars, & devint plus meurtriere.

XIV.ᵉ Observ. Le 26 Février 1785, au village de la Mouffiere, paroiſſe de Saint-Maurice-des-Nouës, je vis le nommé *Guiſlé*, âgé de quarante à quarante-cinq ans, ataqué depuis dix jours de la maladie épidémique ; on lui avoit donné les tiſanes pectorales, le lait de limaçon, des purgatifs. .... La fievre étoit violente, le viſage alumé, l'expectoration aſſez abondante ; je ne crus pas devoir faire autre choſe que de la favoriſer ; en conſéquence, je recomandai les béchiques inciſifs, les boiſſons pectorales & l'uſage des purgatifs, ſeulement après la ceſſation de la fievre : il ſuivit mes avis, & ſe rétablit.

XV.ᵉ Observ. Le 4 Mars, au village de Limbretiere, paroiſſe de Mouilleron, je vis le nommé *Pin*, ataqué, depuis peu de jours, d'une fievre catarrhale, marquant en tierce avec toux, oppreſſion, douleur de poitrine, &c. Je conſeillai les boiſſons ordinaires & donnai l'ipécacuanha pour le lendemain...... Comme j'allois faire une abſence, je le recomandai à M. *Violleau*, & il ſe rétablit promptement.... Cet homme eſt un des premiers malades ataqués de l'Épidémie dans cette paroiſſe.

XVI.ᵉ Observ. Le 24 Mars 1785, je trouvai la veuve *Bâtiot*, du village de la Pineliere, dans cette paroiſſe de St-Maurice-le-Girard, ataquée le 21, de l'Épidémie (qui avoit enlevé ſon mari en quatre à cinq jours ; ce fut le premier ataqué dans ma paroiſſe, & qui parut avoir apporté la maladie de Sainte-Hermine), elle n'avoit encore rien pris ; la fievre étoit vive, douleur à la poitrine, ſurdité, diarrhée, langue chargée ; je preſcrivis une tiſane pectorale ; le lendemain 25, je donnai l'ipécacuanha. Le 26, à peu près la même, la langue moins ſale, la toux ſeche, l'expectoration difficile ; je lui préparai une potion béchique avec le kermès (car je donnois moi-même les remedes aux pauvres de ma paroiſſe). Le 27, la ſomnolence, la ſurdité, la conſtipation, l'expectoration difficile ; j'ordonai un lavement, les véſicatoires aux jambes..... Le 28, à peu près la même, les véſicatoires ſuppuroient peu, le ventre s'étoit ouvert..... Le 29, il y avoit du mieux décidé ; les 30 & 31 également ; mais la malade ſe refuſoit aux béchiques & aux boiſſons ; les véſicatoires étoient preſque ſecs : mal-gré cela, elle s'eſt rétablie aſſez promptement.

Le nommé *David*, du même village, âgé de cinquante-cinq à ſoixante ans, qui avoit aidé à porter en terre le mari de cette femme le 21, fut tellement affecté qu'il fut pris de l'Épidémie auſſi-tôt ſon retour, on le purgea le 23 ; je le trouvai le 24 dans une oppreſſion terrible, la langue ſeche, brûlée, les ieux éteints, la fievre vive, le ventre ſerré, mal-gré le purgatif qui lui cauſoit les coliques les plus fortes ; j'ordonai les boiſſons pectorales & un lavement : le 25, au matin, les choſes alloient plus mal, quoique le lavement eût bien fait : j'ordonai les véſicatoires aux jambes, les béchiques avec le kermès, mais inutilement ; il mourut dans la nuit.

XVII.ᵉ Observ. Le 24 Mars 1785, au bourg de Mouilleron, le nommé *Veillon*, âgé de vingt-cinq à trente ans, ataqué depuis huit jours affez gravement, traité fans méthode, avoit la poitrine très-embarafsée, point douloureux très-vif, fievre violente, crachats fanglans...... Je ne balançai point à faire appliquer les véficatoires aux jambes, & ordonai les boiffons béchiques & le régime...... Les véficatoires firent des merveilles, au point qu'il y avoit à peine fievre le 28 ; les crachats n'étoient plus fanglans & fortoient avec facilité ; les véficatoires fuppuroient bien : je recomandai les moyens ordinaires, le régime & le ménagement...... Le 6 Avril, il étoit guéri.

XVIII.ᵉ OBSERV. Le 25 Mars, dans le village du Bois, paroiffe de la Caillere, le jeune *Flandrois*, âgé de dix-huit à vingt ans, ataqué, depuis quelques jours, de la maladie épidémique, avoit la fievre forte, douleur de poitrine, langue chargée, ayant déja rendu des vers ; j'ordonai dix-huit grains d'ipécacuanha, avec un grain de tartre ftibié pour le lendemain, en trois dôfes, d'ailleurs les boiffons ordinaires, les béchiques. Le 29, il étoit mieux, il avoit rendu deux lombrils, la bouche encore mauvaife ; j'ordonai la coraline de Corfe, & le lendemain la poudre purgative univerfele & les boiffons ordinaires...... Le 1.ᵉʳ Avril, tout-à-fait mieux & rétabli...... A cette époque je vis plufieurs autres malades dans ce même village & dans celui des Oullieres qui lui touche & qui eft de la paroiffe de Saint-Laurent-de-la-Salle ; tous ont été traités par M. *Violleau*, d'après mes avis, & fe font promptement rétablis.

XIX.ᵉ OBSERV. Le 25 Mars, au village de l'Éridau, paroiffe de Saint-Hilaire-du-Bois, le nommé *Flandrois*, âgé de trente-cinq ans environ, ataqué le 22, avec les fymptômes ordinaires de l'Épidémie, & ayant auffi rendu beaucoup de vers, n'avoit point encore pris de remedes ; je prefcrivis l'ipécacuanha pour le lendemain, enfuite la coraline, un minoratif & les boiffons ordinaires : tout avoit fi bien agi, que le 1.ᵉʳ Avril, il étoit prefque rétabli ; le vomitif lui avoit fait rendre une très-grande quantité de vers, un purgatif avoit chafsé le refte, & la poitrine avoit été dégagée par les béchiques...... Je vis auffi le même jour, 25 Mars, d'autres malades dans cette paroiffe, où il y en avoit eu plufieurs depuis le commencement de Mars, traités en partie par le Chirurgien du lieu & M. *Violleau* ; un Médecin appelé pour le pere du Curé de la paroiffe & pour un Miffionaire de Saint-Laurent, tombé malade à la Caillere, & pour un M. du même bourg (j'avois été demandé pour ces trois malades pendant mon abfence), vifita auffi par occafion quelques malades de ces deux paroiffes.

XX.ᵉ OBSERV. Le 25 Mars 1785, à la Métairie de la Morandiere, paroiffe de Mouilleron, *Savariau*, âgé d'environ quarante-cinq ans, ataqué de la veille, en allant pendant un temps très-froid à la foire de Pouzauges (*a*), & forcé de

---

(*a*) Il eft à remarquer qu'il y eût beaucoup de perfones ataquées de l'Épidémie ce même jour, 24 Mars.

s'arrêter au bourg de la Meilleraie, à une lieue & demie de chez lui, où il coucha; un Chirurgien lui avoit donné l'ipécacuanha le matin 25, & après l'action du remede on l'avoit amené chez lui à cheval, le froid étant encore très-vif; je le trouvai avec la fievre forte, la langue très-mauvaise, la douleur de poitrine vive; je recomandai les boissons ordinaires, les béchiques aiguisés avec le kermès & les vésicatoires, si les choses n'alloient pas mieux...... On ne me rapela que le 28, sur les quatre heures après-midi, où il étoit dans un état désespéré, on n'avoit appliqué les vésicatoires que la veile; la face étoit altérée, la langue chargée d'un limon purulent, bilieux, oppression, *sterteur*, râle, & tout annonçoit la destruction prochaine; je le déclara sans rien ordoner : en effet, il périt une heure après, du quatre au cinquieme jour..... C'étoit la troisieme victime dans cette maison depuis huit jours; & j'y vis encore quatre autres malades, dont deux en convalescence & les deux autres encore mal; mais ils se sont rétablis.

XXI.ᵉ OBSERV. Le 26 Mars, le nommé *Jamin*, pere, Maréchal dans mon bourg, âgé de soixante-sept à soixante-huit ans, homme d'un tempérament sec, usé par le travail, fut ataqué, la nuit du 24 au 25, d'une fievre vive, avec bouche mauvaise, langue chargée, le pouls assez plein; e lui donnai l'ipécacuanha, en deux dôses, qui ne fit presque rien; le soir il y eut point douloureux au côté gauche de la poitrine, expectoration difficile; je lui préparai une mixture avec le sirop de lierre terrestre, l'oxymel scillitique & le kermès; j'ordonai les fomentations sur l'endroit de la douleur..... Le 27, au matin, le pouls intermittent, la douleur de poitrine toujours la même, il y avoit eu plusieurs selles pendant la nuit, la langue toujours seche & chargée; je conseillai les applications émollientes, les boissons béchiques & le régime..... Le 28, l'oppression & la douleur de poitrine encore fortes, elle avoit changé de place, ayant occupé la veille le dôs & maintenant le côté droit; la sueur sembloit s'annoncer, la langue toujours chargée; j'insistai sur les mêmes moyens .... Le 29, il étoit assez bien, ce qui me décida à lui faire passer une verrée d'eau de tamarins émétisée, le ventre étant serré depuis trois jours & ne pouvant faire prendre de lavemens : sur les neuf heures il parut plus mal, & le soir pouls intermittent, crachats sanglans, oppression, &c. Je fis appliquer, sur les dix heures, un vésicatoire à la nuque & recomandai les boissons ordinaires..... Le 30, à peu près le même, les crachats toujours sanglans, le pouls intermittent, le ventre serré, la langue chargée, le vésicatoire avoit bien agi; je donnai quelques verrées d'eau de tamarins, & ordonai les applications émollientes sur le ventre; le soir un peu mieux, quoique le pouls toujours intermittent, les crachats sanglans; il y avoit eu quelques selles, la poitrine étoit moins douloureuse; je dis d'insister sur les boissons miélées..... Le 31, au matin, l'état du malade étoit plus inquiétant, il y avoit eu des foiblesses après un redoublement très-violent, les crachats toujours sanglans; le soir il étoit moins mal..... Les 1 & 2 Avril, il y eut

un

un mieux marqué, la fievre diminua, la langue toûjours brune & chargée; mais moins feche; les tamarins & les applications émollientes fur le ventre avoient produit quelques évacuations, le véficatoire fuppuroit toujours bien, les béchiques favorifoient l'expectoration, & les crachats reprenoient leur couleur naturele, le pouls étoit cependant encore intermittent; je ne changeai rien aux fecours ordinaires......... Les 3 & 4, le mieux fe foutint, la langue fe nétoya, les crachats devinrent blancs, les douleurs cefferent; il ne refta plus qu'un peu de mal à la tête; l'appétit s'annonça; je recomandai de ne pas trop le fatisfaire; les boiffons & le régime....... La convalefcence s'établit de fuite, & le 10, il touchoit à la guérifon; cependant le 16, les jambes s'œdématierent, la langue étoit un peu fale; je propofai un purgatif, on le refufa: mal-gré cela le malade s'eft rétabli complétement & affez promptement.

C'eft prefque le feul fujet chez lequel j'aie trouvé quelque indication pour la faignée dès l'invafion; je regrétai même de n'avoir pas eu un Chirurgien à temps pour cela; mais l'hiftoire de la maladie prouve que j'aurois peut-être mal fait; qu'il eût été utile d'appliquer plutôt le véficatoire, & que le mieux ne s'eft décidé que du fept au huit, comme chez la plupart des malades, après avoir été très-mal le feptieme jour, au point que fes agonies fonerent très-long-temps le 31 Mars.

XXIIe Observ. Le 27 Mars, au village de la Pineliere, de cette paroiffe, où l'Épidémie paroît avoir commencé, la femme *Ripaud*, âgée de trente & quelques années, d'une mauvaife fanté depuis long-temps, avoit la fievre avec dégoût, vomiffemens: je lui donnai une dôfe de la poudre fébrifuge purgative des boîtes, pour prendre à deux fois le lendemain: le 29, elle fe plaignit de douleur à la poitrine; je donnai le firop béchique, aiguifé avec le kermès. Le 30, la douleur de poitrine augmenta; il fortit des vers feuls par le haut & fans matiere; il y eut enfuite des vomiffemens bilieux, la fievre vive, oppreffion: je fis appliquer les véficatoires aux jambes, & donnai les boiffons ordinaires....... Le 31, les véficatoires fuppuroient bien, mais la poitrine s'embaroiffoit de plus en plus.....! Les 1 & 2 Avril, les fymptômes prirent de l'intenfité, les vers paroiffoient fuffoquer la malade, mal-gré l'ufage de la coraline de Corfe; l'expectoration étoit difficile, la poitrine s'embaraffa de plus en plus, & cette femme périt le 5..... Il eft à croire que la complication des vers a contribué beaucoup à la mort de cette malade.

XXIIIe Observ. Le 28 Mars, on me demanda pour le fieur *Lyonnet*, Chirurgien, à Mouilleron, âgé d'environ quarante ans, ataqué, la veille au foir, de la maladie épidémique, en fe rendant de vifiter les malades qui en étoient atteints, & après avoir un peu bu (ce qui ne lui étoit malheureufement que trop ordinaire) & s'être échaufé en marchant, je le trouvai dans des fueurs abondantes, la bouche mauvaife, douleur de tête vive, fievre violente & très-affecté de fon état; il avoit déja pris, le matin, des apozemes chicoracés, avec la crême de tartre, & s'étoit fait appliquer les emp âtres véficatoires aux jambes; je confeillai les bols camphrés, les lavemens, & le lendemain matin le tartre ftibié en lavage...... Le 29, je le trouvai à peu près dans le même état; l'émétique avoit bien agi, la langue toujours chargée, la fievre forte; j'ordonai des potions avec la liqueur d'Hoffmann, les bols camphrés & les boiffons ordinaires acidulées..... Le 31, il étoit fans reffources, dans le délire depuis la veille; il s'étoit fait appliquer des véficatoires derriere les oreilles, la poitrine fe rempliffoit, la langue chargée d'un limon bilieux, *tremblotante*, le pouls convulfif; je recomandai les antifpafmodiques, les boiffons, &c. mais c'étoit en vain. Le 1.er Avril, je le trouvai dans l'agonie la plus laborieufe depuis la veille, *fterteur*, râle, délire, convulfions, tout annonçoit une fin prochaine, qui eût lieu le foir.

Touché de la perte d'un pere de quatre petits enfans, qu'il laiffoit dans le befoin, avec fa veuve, je crus devoir intéreffer M. l'Intendant en leur faveur, & il daigna leur acorder quelques fecours.

La mere de ce malheureux Chirurgien, affez âgée & vivement affectée de la mort de fon fils, fut ataquée, de la même maladie, le 2 Avril, & fut enlevée le 5. Je la vis le 3; on l'avoit déja fait vomir, mais les fymptômes étoient fi graves qu'il y avoit peu à efpérer, auffi les fecours furent infuffifans.

XXIV.e Observ. Le 31 Mars, au village de la Pineliere, dans cette paroiffe, *Chevallereau*, Sabotier, âgé de quarante-cinq ans environ, pere de neuf enfans, parut avoir les fymptômes avant-coureurs de l'Epidémie, tels que fievre légere, dégoûts, mal de tête, douleur fourde à la poitrine, &c. Je lui donnai l'ipécacuanha pour le lendemain, il négligea de le prendre, s'étant trouvé mieux; mais le 5 Avril, il fut comme terrafsé par une douleur vive à la poitrine, fievre violente, toux, &c. Je ne le vis que le 5, & ordonai le vomitif pour le lendemain, outre les boiffons & les applications ordinaires...... Le 7, au foir, il étoit un peu mieux..... Le 8, je lui fis prendre la coraline de Corfe & les bols camphrés, la tête paroiffant embarafsée..... Le 9, il parut plus mal; je fis appliquer les véficatoires aux jambes, mais ils ne purent prévenir le délire, l'augmentation de tous les accidens, enfin la mort qui eût lieu le 10, après l'agonie la plus laborieufe..... Une petite fille de dix à douze ans, fut ataquée, comme fon pere, le 9, prit l'ipécacuanha le 10, & après fon effet, tomba dans une efpece d'affection comateufe, à laquelle fuccéda une agonie très-longue, & la mort le 11.... Tous les autres enfans de cette maifon ont été fucceffivement ataqués, & fe font rétablis par le traitement ordinaire : la mere feule a été exempte de l'Epidémie, mais deux de fes fœurs qui l'avoient fecourue, en donnant leurs foins à fon mari & à fes enfans, font péries, l'une & l'autre, les 17 & 23 Avril, du quatre au cinquieme jour.

XXV.e Observ. Le 31 Mars, à la Tuilerie de la Roche, paroiffe de

Mouilleron, je vis *Guefdon*, le fils, âgé de trente-cinq ans environ, ataqué, le 29, de la maladie épidémique, qui avoit enlevé fa mere, il avoit été évacué; mal-gré cela, la langue étoit encore chargée, bilieufe, il y avoit fievre, oppreffion, &c. J'ordonai un minoratif le lendemain & les véficatoires aux jambes, outre les boiffons ordinaires..... Le 1.er Avril, il étoit mal, mal-gré les fecours employés; la poitrine fe rempliffoit, il y avoit des mouvemens fpafmodiques aux poignets, point d'expectoration : j'ordonai les béchiques, les bols camphrés, &c. tout fut inutile; il mourut le 2.....

Le même jour, 31 Mars, dans la même maifon, je trouvai *Macouin*, Domeftique, âgé de trente ans environ, ataqué de la nuit; j'avois avec moi le Chirurgien, auquel je dis qu'il faudroit tenter la faignée, s'il y avoit lieu, puifque les autres moyens étoient infuffifans; mais en examinant le malade, il eut devant nous des vomiffemens de bile très-jaûne, d'ailleurs fievre affez forte, langue chargée oppreffion : je ne pus me décider pour la faignée & fis donner fur le champ l'émético-cathartique ordinaire, à dôfes fracturées; ce remede agit prodigieufement...... Le 1.er Avril, le malade avoit moins de fievre; je le tins aux boiffons délayantes & béchiques, & ordonai un minoratif pour le lendemain..... Le 3, il étoit moins bien, parce qu'on l'avoit fait manger; il y avoit diarrhée vermineufe, la langue feche, fievre, &c. Je fis appliquer les véficatoires aux jambes, donner la coraline, outre les moyens ordinaires....... Le 6, il étoit tout-à-fait mieux par l'effet des véficatoires; il a été guéri vers le 15...... Dans la même maifon, le pere de *Guefdon* fut ataqué à peu près dans le même temps, & quoique ayant obfervé très-mal le régime & le traitement, il s'eft cependant bien rétabli.....

XXVI.e O b s e r v. Le 1.er Avril, au village de l'Ocheterie, paroiffe de la Jaudonniere, je vis la femme de l'*Arc*, enceinte de fept à huit mois, & ataquée, depuis le 26 Mars, de la fievre épidémique; M. *Violleau* lui avoit appliqué les véficatoires aux jambes, fait donner quelques lavemens & un minoratif, l'oppreffion très-grande, les douleurs vives, le pouls très-mauvais, mon pronoftic fut fâcheux, & il ne fe réalifa pas..... Le 14 du même mois, je trouvai cette femme toujours très-mal, mais fentant bien fon enfant; les véficatoires fuppuroient toujours, elle continuoit les boiffons béchiques; enfuite les jambes ont enflés. Cette femme ne pouvoit plus fortir de fon lit..... Mal-gré tout cela, & contre toute efpérance, elle a acouché heureufement & s'eft rétablie.

XXVII.e O b s e r v. Le 2 Avril, *Gaucher*, Journalier, du village de la Corbiere, de cette paroiffe, âgé de trente-cinq à quarante ans, au retour d'un voyage d'environ deux lieues, le matin, de très-bonne heure, & ne fe trouvant pas bien depuis quelques jours, fut faifi d'oppreffion, douleur à la poitrine, fievre vive; la langue n'étoit point chargée; je prefcrivis les boiffons pectorales & les applications émollientes..... Le 3, il n'étoit pas mieux, la fievre, la douleur au côté droit de la poitrine, langue chargée, naufées, me déciderent à lui donner l'ipécacuanha, il agit foiblement par le haut & par le bâs ; cependant la fievre fut moindre le foir, le point douloureux toujours le même ; je recomandai les mêmes moyens que la veille ... Le 4, la fievre toujours moindre, mais le point douloureux très-vif, les crachats fanglans & bilieux, la langue blanche ; je recomandai les applications émollientes, les béchiques & un véficatoire à la nuque (parce qu'on infpiroit aux habitans de ma paroiffe de l'averfion pour les exutoires aux jambes). Le lendemain il n'étoit pas mieux, je fis appliquer le véficatoire prefcrit la veille & donnai les bols camphrés & les fis continuer les 6, 7, 8 & 9, avec les béchiques & les autres fecours..... Le 10, le mieux étoit décidé, & le 15, le malade étoit prefque guéri, à une petite douleur près à la poitrine ; ce qui a lieu chez prefque tous les fujets pendant quelques temps : j'ai purgé celui ci-deffus deux fois avec la poudre purgative univerfele & donné la coraline.

XXVIII.ᶜ OBSERV. Le 3 Avril, on m'appela pour l'époufe du feue *Rouffeau*, demeurant à la Godrie, paroiffe d'Antigny, d'un tempérament foible & valétudinaire, ataquée, depuis fept à huit jours, de la maladie épidémique ; la fievre étoit forte ; il y avoit furdité, douleur à la poitrine, dévoîment depuis la veille ; on n'avoit point employé de traitement méthodique : j'ordonai les béchiques & un lok, aiguifé de kermès, mais il étoit trop tard, elle mourut le lendemain..... Une de fes parentes, de la paroiffe de la Tardiere, qui étoit venue lui donner fes foins, fut ataquée auffi-tôt fa mort, & enlevée en trois à quatre jours..... Plufieurs perfones n'ont pas voulu reconoître l'Épidémie dans cette paroiffe (ce qui a eu lieu auffi dans quelques-autres & paroît affez fingulier), où j'ai vu d'autres malades & où il en eft mort plufieurs. Ces deux obfervations prouvent que la maladie épidémique y étoit affez dangereufe.

XXIX.ᶜ OBSERV. Le 5 Avril, je fus demandé pour M. *Giron*, Vicaire de la paroiffe de Saint-Martin-Lars, âgé de trente-fix à trente-fept ans, qui, après quelques jours de mal-aife, fut ataqué, le 1.ᵉʳ courant, de la maladie épidémique (qui commençoit à fe montrer dans cette paroiffe, & à y faire des ravages), avec proftration de forces, bouche mauvaife, vomiffement depuis le 3, toux, oppreffion..... Il avoit pris de lui-même un minoratif ; je le trouvai avec fievre, chaleur, irritation confidérable ; j'ordonai les boiffons délayantes & les béchiques doux ; enfin, d'en venir aux véficatoires, s'il y avoit indication.......... Le 7, il étoit à peu près dans le même état, quoiqu'il eut pris un minoratif ce jour-là, qui avoit bien fait ; cependant toujours de la fièvre, de la toux, de l'oppreffion ; la langue chargée, point de douleur à la poitrine ; je prefcrivis les bols camphrés le foir, les boiffons ordinaires, &c. On ne me rapela que le 12, & on m'apprit que le 9, le malade avoit été très-mal, oppreffion, délire, &c. Le Chirurgien, M. *Violleau*, avoit appliqué les véficatoires aux jambes, donné les bols camphrés & une potion calmante, avec la liqueur d'Hoffmann ; j'approuvai le tout & recommandai le régime, la continuation des mêmes moyens & un minoratif le lendemain....... Le 15, il y avoit un mieux décidé, cependant la langue encore fale ; il y avoit des phlyctènes autour des véficatoires, une éruption milliaire générale ; je confeillai toujours les boiffons, les calmans ordinaires & les évacuans doux & répétés...... Le 19, il étoit prêt d'entrer en convalefcence ; il y avoit un prurit général, la langue n'étoit pas encore nete, c'eft pourquoi j'ordonai un minoratif ; les véficatoires fuppuroient encore abondamment, comme ils avoient toujours fait, & dis qu'on pouvoit en modérer la fuppuration fans l'arrêter, je permis quelques alimens légers, la fievre exiftant à peine & la poitrine dégagée ; le fomeil avoit peine à revenir..... Ce malade, homme d'efprit & très-éclairé, a été celui qui s'eft le plus exactement conformé au traitement & obfervé le régime dans fa convalef.ence, auffi il s'eft rétabli affez promptement, quoiqu'ayant été très-mal, pour n'avoir peut-être pas été traité dès l'invafion. La paroiffe de Saint-Martin-Lars a été très-maltraitée par l'Épidémie, les habitans ayant négligé de réclamer les fecours, & de mon côté, n'ayant pu en offrir que de paffagers, cette paroiffe n'étant pas de mon Département, où je ne pouvois même fuffire, comme il fera expofé dans la fuite.

XXX.ᵉ Observ. Le 6 Avril, *Nau*, le fils, de mon bourg, fe rendit la veille de chez fon oncle *Guefdon*, de la Tuilerie de la Roche, paroiffe de Mouilleron, où il demeuroit depuis quelque temps, & y avoit gâgné la maladie épidémique, en donnant fes foins à ceux qui en étoient ataqués ; il avoit les fymptômes ordinaires de naufées, oppreffion, fievre, &c. Je lui donnai, fur le champ, l'ipécacuanha qui agit bien ; il étoit mieux dès le foir...... Les 7 & 8, il étoit mieux encore ; il prenoit le firop de lierre terreftre, avec le kermès & les boiffons pectorales..... Le 9, il étoit moins bien ; la poitrine étoit plus douloureufe ; il fentit des vers s'agiter dans fon eftomac & monter vers l'œfophage : je lui fis prendre la coraline de Corfe.... Le 10, je le purgeai avec la poudre purgative univerfele, il rendit fept lombrils....... Le 11, il s'annonça des fueurs abondantes, qui fe foutinrent pendant quelques jours, & déciderent la convalefcence, qui s'établit le 17, & le malade fut promptement guéri.....

‘ On me dit le même jour, *6* Avril, qu'un autre Domeftique, de la même Tuilerie de la Roche, nommé *Audé*, de la paroiffe de Réaumur, fut ataqué auffi le 5, & fe rendit chez lui & y mourut le 8 ; il paroît qu'il porta la maladie dans cette paroiffe, où elle a fait de grands ravages, fans qu'on ait réclamé les fecours publics ; il y eft péri vingt-quatre fujets de l'Epidémie, dont cinq adultes dans une feule métairie ; l'Épidémie y a régné jufques en Juin : un homme y a été enlevé en vingt-quatre heures, & une femme en huit à dix heures. J'ai eu ces détails par le fieur *Chriftin*, Chirurgien, qui a été appelé pour quelques malades, qu'il a traités avec avantage par la méthode adoptée......

Le même jour, *6* Avril, j'appris que le fils de *Thibaud*, de cette paroiſſe de Saint-Maurice-le-Girard, qui avoit auſſi fréquenté la Tuilerie de la Roche, avoit été pris de la maldie épidémique en allant à la foire de Saint-Pierre-du-Chemin, & étoit reſté dans une maiſon de cette paroiſſe, où on le ſaigna; il fut très-mal, & les véſicatoires ſeuls purent décider ſa guériſon, qui eut lieu vers le 25, que je le vis chez ſon pere : ce jeune homme paroît auſſi avoir porté la maladie dans la paroiſſe de Saint-Pierre-du-Chemin, où elle a fait des ravages, quoiqu'on n'ait pas voulu l'y regarder comme épidé-mique.

XXXI.e Observ. Le *6* Avril, à la Métairie de la Grange-au-Prieur, paroiſſe de Mouilleron, je vis un jeune homme, âgé de dix-huit à vingt ans, ataqué de la veile; le Chirurgien, le ſieur *Chriſtin*, lui avoit fait une ſaignée dès l'invaſion, & une autre le jour même; le pouls étoit encore plein, grand, le viſage étoit rouge, la ſueur ſembloit s'annoncer; je con-ſeillai les boiſſons ordinaires & les béchiques légérement aiguiſés; enfin, de recourir aux véſicatoires, ſi les ſymptômes devenoient plus graves...... Le 8, il y avoit du mieux, les ſueurs s'étoient établies & déciderent la guériſon, qui eut lieu vers le 17, ſans qu'on eût eu recours aux véſicatoi-res...... C'eſt le ſeul cas où j'ai vu la ſaignée parfaitement indiquée, & avoir un ſuccès décidé ſans en venir aux exutoires..... Trois à quatre ma-lades ataqués, dans cette même maiſon, ſe ſont également rétablis.

XXXII.e Observ. Le 7 Avril, au village de la Pineliere, dans cette paroiſſe, la veuve *Pallardy*, âgée de vingt-cinq à vingt-ſix ans, nou-riſſant un enfant, fut ataquée de la veille, comme les autres de ce village, avec les ſymptômes fort graves & multipliés; je lui donnai l'ipécacuanha dans le même moment, il agit très-bien & fit rendre des vers..... Le 8, je fis prendre la coraline de Corſe, qui expulſa encore pluſieurs vers...... Le 9, le point douloureux étoit plus vif, les crachats ſanglans; je fis appli-quer les véſicatoires aux jambes..... Le 10, elle étoit mal; je donnai les bols camphrés ce jour, & les 11, 12, 13 & 14, outre les béchiques & la coraline de Corſe, qui chaſſa encore beaucoup de vers....... Le 15, il y avoit du mieux; un minoratif le 16 fit encore rendre des vers..... Le 18, la poitrine fut plus douloureuſe; je fis appliquer les cataplaſmes anodyns, & continuai le ſirop de lierre terreſtre avec le kermès, dont elle avoit tou-jours fait uſage. Les 19 & 20, il y eut du mieux, quoiqu'il parût encore du ſang dans les crachats..... Le 21, elle parut en convaleſcence, & le 27, elle étoit preſque rétablie : cette femme a rendu en tout 50 à 60 vers; aucun ſujet n'a été plus mal & auſſi mal gouverné (quoique je lui aye fourni tous les remedes, bouillons, &c. comme aux autres Pauvres de ma paroiſſe); mais elle étoit ſeule avec deux petits enfans, ſans perſone pour la ſoigner. Ces exemples ont été aſſez fréquens dans cette Épidémie, comme dans toutes, où le Peuple éprouve alors la miſere dans toute ſa force.

XXXIIIe Observ. Le 7 Avril, me trouvant dans la paroiſſe de Saint-Martin-Lars, on me demanda pour Me *Marſay*, du village de Champgillon, près Sainte-Hermine, je m'y rendis avec M. *Violleau;* cet homme, fort & vigoureux, âgé de trente-cinq à quarante ans, étoit ataqué du 5 : on lui avoit ſeulement donné des bols purgatifs; la fievre étoit vive; il y avoit un tremblement ſingulier, des horripilations, le hoquet, des ſincopes, le pouls petit, irrégulier..... Je fis appliquer les véſicatoires aux jambes, ordonai les bols camphrés de quatre heures en quatre heures, & de deux heures en deux heures une cuillerée d'une mixture béchique, à laquelle on ajouteroit la liqueur d'Hoffmann; d'ailleurs les boiſſons pectorales, les applications anodynes, &, s'il y avoit lieu le lendemain, l'eau de tamarins, aiguiſée avec un grain de tartre ſtibié..... Je donnai un triſte pronoſtic, & il ſe réaliſa dès le lendemain......

Le même jour, dans le même endroit, nous vîmes une femme, ataquée de la même maladie la veille; je lui fis donner, ſur le champ, l'ipécacuanha & recomandai les boiſſons béchiques avec le kermès & le traitement ordinaire; M. *Violleau* donna ſes ſoins à cette femme, & le 19 elle étoit rétablie.

Le même jour, nous vîmes, au *Vergne,* près le bourg de St-Martin-Lars, un jeune homme ataqué de la veille, avec des accidens graves, fievre vive, ſueur abondante, &c. On avoit fait prendre un remede très-en vogue (*a*), (qui étoit de la fiente de poule dans du lait); je preſcrivis les ſecours indiqués; on les négligea, & le malade périt au bout de deux jours..... Ce même jour on enterroit le nommé *Blanchet,* du village du Pouzac, mort en trois jours : on me fit même atendre, avec M. *Violleau,* juſques à la nuit, pour en faire faire l'ouverture, & les parens s'y oppoſerent, après y avoir conſenti.

XXXIVe Observ. Le 9 Avril, à la Métairie du Begnon, paroiſſe de Bazôges, je vis *Barbotin,* Laboureur, âgé de trente-cinq ans environ, qui avoit éprouvé la maladie épidémique dans le mois précédent, & s'en étoit rétabli, ayant été traité par ſon maître, mon ami, M. Loyau. Cet homme avoit été pris ce jour d'une douleur vive au côté gauche de la poitrine, avec mal de tête violent, un aſſoupiſſement comateux, un délire ſourd, le pouls mauvais, &c. je fis appliquer, ſur le champ, les véſicatoires aux jambes, par le Chirurgien de Mouilleron, que j'avois avec moi; les véſicatoires agirent ſi bien, en dégageant la poitrine & la tête, que cet homme fut rétabli ſous très-peu de jours.

XXXVe Observ. Le 10 Avril, je me rendis auprès de la veuve *Clopeau,* du village de la Corbiere, de cette paroiſſe, où l'Épidémie s'établiſ-

---

(*a*) Il eſt à obſerver que dans ce canton on a beaucoup mis en uſage différentes recettes merveilleuſes, des topiques & autres petits moyens inſuffiſans ou dangereux, qui ont empêché d'employer les traitemens convenables, ou en ont contrarié l'effet.

foit ; cette femme, âgée de cinquante ans environ, après avoir donné fes foins à quelques *épidémiés*, avoit été ataquée la veille, après s'être rendue du marché de la Châtaigneraye, à trois quarts de lieue de diftance; elle éprouvoit une douleur affez forte à l'omoplate droite, elle avoit d'ailleurs les fymptômes ordinaires qui annonçoient l'infarction bilieufe; je lui connai l'ipécacuanha. Le 11, il n'y avoit point de mieux, la douleur de l'omoplate étoit plus vive, il y avoit une efpece de tremblement univerfel; je connai les boiffons béchiques & propofai les véficatoires aux jambes; mais, comme je l'ai déja dit, des gens peu inftruits donnoient de l'averfion pour ce fecours, le plus énergique de tous (*a*). Le 12, l'état étoit plus alarmant, la douleur augmenta; & le 13, cette femme, mere de quatre enfans, fut enlevée à fa famille, à laquelle elle étoit précieufe..... Cette obfervation & celle le du premier fujet de l'obferv. xxxiii, offrent deux cas analogues à ceux obfervés par mon célebre ami, M. LINACIER, de Chinon, dans le canton de la Touraine confié à fes foins.

XXXVIe OBSERV. Le 12 Avril, je vifitai *Bichaud*, Voiturier, des Rochettes, paroiffe de Vouvant, ataqué, depuis plufieurs jours, de la maladie épidémique; il avoit été faigné par un Chirurgien d'une paroiffe voifine; il étoit dans un délire furieux & le plus violent que j'aye vu, la fievre vive, chaleur, agitation, &c. j'ordonai la prompte application des véficatoires aux jambes, les boiffons tempérantes & nitrées, & les bols camphrés. Le 22, je le trouvai tout-à-fait mieux, à l'aide des moyens prefcrits, furtout des véficatoires..... Le 2 Mai, il étoit prefque entiérement guéri. Son époufe, fa belle-fœur & une fervante, ont éprouvé la maladie, & fe font bien rétablies.

XXXVIIe OBSERV. Le même jour, 12 Avril, je vis, à Mouilleron, le fieur *Chriftin*, jeune Chirurgien, âgé de vingt-cinq à vingt-fix ans, qui donnoit fes foins aux *épidémiés*, & avoit fait deux ouvertures de cadavres les 3 & 4 du même mois; dès le 10 il ne fe trouva pas bien, & fit pris de la fievre dans la nuit, avec une douleur aux hypochondres, agitation, inquiétude, naufées, & même plufieurs vomiffemens bilieux, que je lui confeillai de favorifer avec le tartre ftibié en lavages, une potion calmante le foir & les boiffons acidulées...... Le 13, il prit un minoratif qui évacua beaucoup de matieres bilieufes. Il continua les boiffons laxatives & apéritives, & fous dix à douze jours il fut rétabli de cette fauffe ataque de la maladie régnante, dont il ne fut préfervé que par les vomiffemens bilieux fpontanés & le prompt ufage des évacuans.

XXXVIIIe OBSERV. Le même jour, 12 Avril, je vifitai, au village

---

(*a*) Quoiqu'il ne foit péri que treize malades fur quatre-vingt-fix, dans ma paroiffe, on en eût encore fauvé plufieurs, fi j'euffe pu leur adminiftrer à tous les mêmes fecours qu'au plus grand nombre ; de ces treize, deux à trois feulement ont été traités à temps, les autres ou fe font refufés aux remedes, ou ont été enlevés fi rapidement qu'on n'a pu leur donner aucun foulagement.

du

du Purdeau, paroiſſe de St-Sulpice, *Muſſaud,* Charpentier, âgé de cinquante à cinquante-cinq ans, ataqué, depuis trois jours, des ſymptômes de la maladie épidémique, je le mis aux boiſſons délayantes, & le 14, lui donnai l'ipécacuanha; il agit aſſez bien, & enſuite il parut une éruption milliaire & des ſueurs abondantes, que je favoriſai par les boiſſons diapnoïques & la poudre tempérante de nitre, ſel ſédatif & crême de tartre. Cet homme fut promptement mieux: je l'évacuai convenablement, & vers la fin du mois il fut rétabli.

XXXIX.ᵉ Oʙsᴇʀᴠ. Le 14 Avril, je trouvai M. *Violleau,* ataqué, depuis quelques jours, d'une affection catarrhale aſſez forte, avec fievre, douleur, &c. L'expectoration ſe faiſoit aſſez bien; il avoit employé les boiſſons convenables, que je lui recomandai, & d'avoir recours aux évacuans, la langue étant chargée: la fievre céda après qu'il eut été purgé, & au bout de quelques jours il reprit ſes travaux ordinaires, en conſervant cependant encore la toux, qui ne ſe diſſipa pas promptement.

XL.ᵉ Oʙsᴇʀᴠ. Le 15 Avril, on me demanda pour Madame de..... de la paroiſſe de Thouarſay, âgée de cinquante & quelques années, qui, la veille, après une quinte de toux, étant enrhumée depuis aſſez long-temps, fut ſaiſie ſubitement d'une douleur vive à la poitrine, avec fievre violente, ſomnolence, oppreſſion, expectoration difficile, &c. Je fis appliquer, ſur le champ, les emplâtres véſicatoires aux jambes, & ordonai un lok, aiguiſé avec le kermès & les boiſſons..... Le 17, Madame n'étoit pas mieux, la tête étoit priſe, la fievre plus alumée, l'expectoration ſupprimée, des mouvemens convulſifs, &c. Je recomandai d'animer la ſuppuration des véſicatoires, les bols camphrés..... Le 19, tous les accidens avoient pris de l'intenſité, mal-gré la ſuppuration abondante des véſicatoires; l'agonie s'annonça dès le ſoir, & le 20, à dix heures du matin, cette dame fut enlevée.....

Le mari de cette dame, également très-enrhumé depuis pluſieurs ſemaines, ayant paſſé deux nuits auprès de ſon épouſe, fut ataqué, comme elle, le 17, il s'étoit déja fait appliquer les véſicatoires aux jambes lorſque je le vis le 18, j'en recomandai la ſuppuration, les boiſſons béchiques & les bols camphrés, les boiſſons délayantes, &c. Le 19, ſon état empira; le 20, il étoit ſans eſpérance & mourut le 21, c'eſt-à-dire, environ vingt-quatre heures après ſon épouſe.....

Ces deux événemens ſiniſtres, qui regardoient des perſones diſtinguées par leur mérite & par leur naiſſance, jeterent l'alarme dans le canton. Un de leurs enfans fut ataqué le 19, mais évacué à temps, il ſe rétablit promptement, ainſi qu'une femme qui avoit donné ſes ſoins à M. & Madame de..... Ces deux obſervations prouvent la malignité des affections épidémiques, lorſqu'elles ataquent des ſujets qui ont déja la poitrine affectée: tous les remedes alors, même les plus énergiques, ſont abſolument inutiles....

J'ai vu huit à dix autres perſones ataquées dans la même paroiſſe, & qui fe font bien rétablies par le traitement ordinaire; même une femme enceinte qui a eu la petite vérole compliquée avec la maladie épidémique.

XLIe Observ. Le 21 Avril, je vis *Daguté*, Laboureur, des Combes, paroiffe de Mouilleron, pris, dans la nuit, d'une fievre affez vive, avec douleur à la poitrine & difpofition à la fueur, que je crus devoir favorifer par les boiffons légérement diapnoïques & la poudre sédative; la fievre diminua à proportion que les fueurs devinrent plus faciles & abondantes : un purgatif affura promptement la guérifon...... La femme de cet homme a éprouvé la même maladie dans le courant de Mai, avec des symptômes plus graves, & elle a été également guérie par les fueurs..... J'ai eu plufieurs malades dans les mêmes circonftances, & les ai traités de la même maniere, avec fuccès.

XLIIe Observ. Le 9 Mai, au village de Vildé, paroiffe de Saint-Philbert, je vis, avec M. *Violleau*, *Mandin*, Journalier, ataqué, depuis cinq à fix jours, de la maladie épidémique, qui étoit encore très-animée dans ce canton; il avoit pris l'ipécacuanha dès l'invafion, il avoit paru des vers : j'ordonai un minoratif & la coraline de Corfe, la langue étoit encore fale, la fievre continuoit; je recomandai d'ailleurs les boiffons ordinaires & le régime...... Le même jour, nous vîmes enfemble un grand nombre de malades, ataqués, de la même maniere, dans cette paroiffe & celle de la Jaudonniere, mais donnant efpoir de guérifon, les véficatoires aux jambes ayant été appliqués chez le plus grand nombre : je fus coucher à Chantonnay, où je vis, & le lendemain, avec le fieur *Delifle*, les malades qui s'y trouverent.

XLIIIe Observ. Le 10 Mai, en paffant dans le bourg de Saint-Martin-Lars, M. le Curé me pria de voir une pauvre fille, ataquée depuis quelques jours, & pour laquelle on avoit employé un cataplafme très-recomandé dans le canton, & préparé avec le *porreau*, la *fiente de pigeon* & la *graiffe*; je confeillai de préférer les applications émollientes, de donner les firops béchiques, aiguisés avec le kermès; enfin d'avoir recours à M. *Violleau* fi je ne pouvois la revoir : j'ai appris depuis que cette malade s'eft bien rétablie à l'aide des béchiques.

XLIVe Observ. Le 11 du même mois, me trouvant par hazard à l'Hermenaud, on me demanda pour le nommé *Boulet*, âgé de foixante ans environ, ataqué, depuis quelques jours, de la maladie épidémique, que fa femme avoit éprouvée & que j'avois vifitée plufieurs fois : cet homme avoit été faigné deux fois, le 8, par une des Sœurs de Charité de l'endroit; il avoit un hoquet confidérable, oppreffion, fievre affez vive; on avoit donné l'ipécacuanha qui avoit fait rendre des afcarides : je confeillai, de deux heures en deux heures, une cuillerée de la mixture calmante, préparée avec l'infufion de tilleul, un firop béchique & la liqueur d'Hoffmann, & alternativement le firop de lierre terreftre avec le kermès, pour folliciter l'expectoration; le lendemain la coraline de Corfe, & le jour fuivant un minoratif..... Le 14, il étoit un peu mieux, le minoratif avoit bien agi.... Le 20, tout-à-fait mieux..... Le 23, il fe plaignoit d'une douleur à une jambe..... Le 2 Juin, il éprouvoit une diarrhée depuis quelques jours, je lui confeillai l'eau de riz & un évacuant; il s'eft rétabli peu à peu.

Le même jour, 11 Mai, on me demanda pour la femme de *Chapron*, Fermier du Château de Saint-Cyr-des-Gâts, ataquée depuis quelques jours; je la traitai par la méthode ordinaire, c'eft-à-dire, l'ipécacuanha, les béchiques, les anthelminthiques & les véficatoires: elle étoit en pleine convalefcence au commencement de Juin, mal-gré plufieurs complications, & qu'elle jouif-foit, depuis long-temps, d'une affez mauvaife fanté.

XLV.ᵉ Observ. Le 17 Mai, le Sr *Saudaguet*, Chirurgien de la paroiffe de Saint-Hilaire-du-Bois, me fit demander: cet homme, âgé de quarante à cinquante ans, fatigué de travaux que lui avoit occafionés l'Épidémie, allant toujours à pied, étoit ataqué, depuis huit jours, de la maladie régnante, qui s'étoit annoncée par des vomiffemens bilieux & vermineux: il avoit pris fucceffivement l'ipécacuanha & l'émétique à plufieurs fois, & ce jour un purgatif, qui lui avoit fait rendre un lombril, & c'étoit le dix-feptieme; la langue étoit encore chargée, la fievre affez forte, la douleur conftante à la poitrine, l'expectoration peu abondante: je lui confeillai la coraline de Corfe, dont il n'avoit pas fait ufage, un minoratif pour le lendemain, compofé de deux onces de manne & d'un grain de kermès dans une verrée de décoction de coraline; enfin les boiffons indiquées, les bols camphrés & les véficatoires, s'il y avoit lieu..... Le 19, je le trouvai debout, il avoit encore rendu des vers par l'effet de la coraline & du minoratif; je l'engageai à y avoir encore recours, fans négliger les béchiques & les boiffons; il s'eft rétabli affez promptement, mal-gré fon peu d'attention dans le régime. C'eft le fixieme Chirurgien du Département, ou du moins de ceux employés, qui ait éprouvé l'Épidémie, dont deux ont fuccombés, ce qui prouve que les gens de l'Art font plus que les autres exposés au danger.

XLVI.ᵉ Observ. Le 19 Mai, au village du Begnon, paroiffe de la Jaudonniere, je vis le nommé *Jamin*, âgé de quarante ans environ, ataqué d'une angine très-grave, depuis quatre jours; il n'avoit rien fait, on n'aper-cevoit rien au fond de la gorge, mais il ne pouvoit rien avaler; le pouls étoit petit, déprimé: j'ordonai les gargarifmes émolliens & le collier véfi-catoire: le 20, il étoit un peu mieux..... Le 23, M. *Violleau* m'apprit que le véficatoire avoit tout-à-fait dégagé la gorge, & qu'il guériffoit; il retomba cependant vers les premiers jours de Juin, mais il s'eft rétabli enfuite.

XLVII.ᵉ Observ. Le 25 Mai, on me demanda pour *Largeau*, Ma-réchal, à St-Maurice-des-Nouës, âgé de trente-cinq ans environ, & ataqué, de la maladie épidémique, depuis quatre à cinq jours; on l'avoit faigné, on avoit appliqué les véficatoires fur le point douloureux & aux jambes;

il avoit eu, la veille, une syncope très-longue, il étoit mieux ce jour-là, il y avoit à peine de la fievre, mais la poitrine n'étoit pas libre, ni la langue nete : je recomandai les béchiques & les évacuans..... Le 31, il étoit bien & en convalescence......

La femme de cet homme avoit aussi essuié l'Épidémie depuis trois semaines, on l'avoit également saignée & appliqué quatre véficatoires; l'état alarmant de son mari avoit rapelé la fievre : je conseillai les béchiques & le régime...... Le 31 Mai, elle n'étoit pas encore très-bien, ayant pris ce jour même une médecine pendant la fievre, ce que je blâmai; la poitrine étoit encore douloureuse : elle s'est cependant rétablie peu à peu.

XLVIII.ᵉ Observ. Le même jour, 25 Mai, on me demanda pour les nommés *Gibaud* & sa femme, du Château de Pied-de-Serre, qui éprouvoient, l'un & l'autre, la maladie épidémique; je ne pus m'y rendre, mais je priai M. Vandé de me suppléer, comme il l'avoit déja fait dès le 15 du même mois, qu'on m'avoit fait appeler : cependant, le 31 Mai, je me rendis auprès de ces deux malades; ils avoient été traités, l'un & l'autre, dans le commencement, par un Chirurgien du canton, qui saignoit tous ses malades...... La femme donnoit un peu d'espoir; on lui avoit appliqué les véficatoires aux jambes & purgé ce jour; mais son mari étant comme à l'agonie, cette femme en étoit très-affectée & mal : pour le mari, je le trouvai sans pouls, sans mouvement & comme mort; on lui avoit appliqué les véficatoires la veille : je ne lui prescrivis rien que d'animer les véficatoires, s'il survenoit quelques signes de connoissance, & les béchiques à la femme & autres secours ordinaires..... Le 2 Juin, on m'annonça le mari mieux, & il s'est rétabli ainsi que sa femme; mais une tante, de la paroisse de Bazôges, qui les avoit gouvernés, à peine de retour chez elle, fut ataquée de l'Épidémie & périt en peu de jours.

XLIX.ᵉ Observ. Le 30 Mai, on m'appela, au bourg de la Caillere, pour le sieur *Germon*, âgé de quarante à quarante-cinq ans, ataqué de l'Épidémie, depuis le 24, avec les symptômes les plus éfrayans; M. *Violleau* n'avoit été demandé que le quatrieme jour, &, après avoir donné l'ipécacuanha, avoit appliqué de suite les véficatoires aux jambes & donné les boissons ordinaires : il y avoit un délire presque maniaque, une agitation extraordinaire, une espéce d'échimôse sur la cornée de l'œil droit : je prescrivis les bols camphrés de quatre heures en quatre heures, l'eau de tamarins pour boissons; le pansement des véficatoires avec le styrax, le régime le plus sévere & les bouillons acidulés comme les boissons...... Le 1.ᵉʳ Juin, il étoit un peu mieux, du moins le délire étoit cessé; mais il y avoit encore des mouvemens spasmodiques, fievre vive, bouche mauvaise : je recomandai les mêmes moyens, sur-tout beaucoup de prudence dans le régime; M. *Violleau* continua ses soins à ce malade, & il s'est rétabli assez promptement.

L.^e **Observ:** Je finirai mes Obfervations par celle d'un malade bien intéreffant pour moi, puifque c'eft mon pere; dès le 1.er Avril 1785, il s'étoit fenti de la fievre à la fuite d'un rhume affez long; âgé de foixante-neuf à foixante-dix ans, il étoit fujet, depuis plufieurs années, à des douleurs rhumatifmales, & éprouvoit fouvent une toux fatigante, caufée par la pituite; il eut donc la fievre dans la nuit du 1.er Avril, avec agitation, chaleur; le 3, il parut du fang dans les crachats; des fueurs habitueles pendant la nuit furent plus abondantes; l'expectoration s'établit bien à l'aide de quelques firops béchiques, cependant la toux étoit fouvent violente & revenoit par quinte, principalement la nuit; la fievre diminua cependant, & mon pere parut fe rétablir dans le courant de Mai: je lui propofai de fe purger, il s'y refufa, & mes abfences continueles empêcherent que je ne le preffaffe encore davantage là-deffus..... Ce fut le 2 Juin, qu'après une ouverture de cadâvre qui fe fit prefque fous fes ieux, dont il vit du moins tous les apprêts & les fuites, puifque le Médecin & le Chirurgien, que j'avois appelés, dinerent avec lui: ce jour-là donc mon pere fut faifi tout d'un coup de proftration de forces, dégoût, fievre affez vive, qui augmenta pendant la nuit, ainfi qu'une douleur à la région de l'eftomac; il fua à fon ordinaire..... J'étois abfent, ayant été obligé de partir auffi-tôt l'ouverture du cadâvre: on vint me chercher, le 3 Juin, à trois à quatre lieues d'ici, je n'arivai qu'à cinq heures du foir auprès de mon pere, où je trouvai mon confrere & ami, M. *Vandé*, qui m'apprit ce que je viens d'expofer, & que la fievre avoit redoublé vers midi, avec délire, chaleur, toux rare & difficile, crachats *biliofo-fanguins*; il n'avoit encore rien pris qu'un peu de poudre fédative & les boiffons délayantes; il mouilla trois chemifes au déclin du redoublement: les urines étoient rares, le ventre ferré, il ne put recevoir un lavement; les crachats étoient peu fréquens. Sur les neuf heures du foir il y eut un redoublement, le délire augmenta, ce qui dura jufques à deux à trois heures après minuit, où les fueurs parurent; il fortit quelques crachats épais, bilieux, vergetés de fang: la douleur toujours à la partie antérieure de la poitrine. Il y eut une felle de matiere folide, noirâtre, très-fétide, fur les dix heures du matin; le 4, la langue étoit feche, blanche; je donnois alternativement une tifane pectorale nitrée & l'infufion de fureau, quelques bouillons chicoracés, avec la crême de tartre, quelques cuillerées de firop de lierre terreftre, avec le kermès ou la poudre fédative: il y eut quelques naufées à la fuite du kermès, mais point de vomiffemens. Sur les onze heures, il furvint un redoublement, le pouls étoit grand, fréquent, & par fois intermittent, la chaleur & le délire conftant; mal-gré un pédiluve & la poudre fédative, il y eût quelques déjections bilieufes très-fétides; la nuit fut agitée..... Mon bon ami, M. **Landais** (avec lequel j'étois en confultation lorfqu'on vint me chercher), m'avoit fait l'amitié de venir coucher ici le 4, & nous décidâmes, lui, M. *Vandé* & moi, de faire paffer le 5, au matin, deux onces de manne & un grain de kermès dans une verrée de décoction de chicorée sauvage : ce remède produisit quelques selles bilieuses; il y eut une apparence de mieux, les crachats furent plus abondans, la poitrine plus libre, la langue ne se chargeoit point, les urines étoient d'un rouge bilieux, les boissons étoient toujours les mêmes, nous donnâmes un bol camphré le soir ; la chaleur augmenta vers dix à onze heures, & au déclin du redoublement les sueurs percerent..... Le 6, sur les trois à quatre heures du matin, il y eut une douleur *fugace* à un des côtés de la poitrine, de l'agitation, du délire & ensuite des sueurs ; je donnai le petit-lait, avec la poudre sédative ; le jour fut agité mal-gré les sueurs & les déjections bilieuses ; les crachats de même nature & toujours mêlés de sang, mais très-rares ; il y avoit soif, chaleur, le tout augmenta pendant la nuit..... Le 7, au matin, le pouls plus intermittent, les forces déprimées; nous fîmes passer une verrée d'eau de tamarins, avec un peu de tartre stibié & de nitre, qui évacua des matieres toujours bilieuses, les urines briquetées. A midi, mes amis & moi, décidâmes de faire appliquer les vésicatoires aux cuisses (par M. *Violleau*, qui a bien voulu aussi donner constament ses soins à mon pere), le malade ayant de la répugnance pour les jambes; la langue devint plus seche, la chaleur, la fievre, l'agitation augmenterent, mal-gré tous les moyens ordinaires, bols camphrés, poudre tempérante, boissons acidulées, lavemens, &c. Il y eut cependant un peu de tranquillité le soir, après deux lavemens d'oxycrat : sur les dix heures, on leva les vésicatoires, qui avoient bien agi; la tête parut un peu plus libre, mais la nuit fut également agitée; il y eut des ardeurs d'urine très-incommodes..... Le 8, les choses furent à peu près dans le même état, & on employa les mêmes secours, seulement deux fois l'esprit de *Mindererus*, & une petite cuillerée de vin d'Espagne très-vieux, vu l'extrême foiblesse & les évacuations abondantes produites par les lavemens; les vésicatoires suppuroient peu, la tête cependant moins embarassée; la nuit fut assez tranquille & les sueurs abondantes...... Le 9, la foiblesse paroissant augmenter, il fallut répéter une cuillerée de vin d'Espagne; on acidula les bouillons avec le suc de citron : le pouls étant toujours intermittent, les vésicatoires donnant peu, je fis animer le suppuratif avec la poudre de cantharides, sur les neuf heures du matin, ce qui rapela les ardeurs d'urine. Ce jour-là, mon ami, M. LOYAU, voulut bien venir m'aider de ses avis & remplacer M. *Landais* : nous décidâmes, avec M. *Vandé* (qui ne m'a point abandoné pendant la maladie de mon pere), de donner trois verrées de tamarins dans l'après-midi, qui firent rendre des matieres blanchâtres, ressemblant à des vers putréfiés ou à des portions de la tunique veloutée des intestins; la langue commençoit à se charger, & vers les trois heures après-midi, le malade fut plus mal, les ardeurs d'urine plus vives, on insista sur les boissons nitrées, les bols camphrés; on appliqua des fomentations émollientes sur le bâs-ventre; la nuit fut orageuse, il y eût chaleur, agitation suivie

de fomnolence, les fueurs toujours abondantes...... Le 10, au matin, il y
avoit *flerteur*, mouvemens convulfifs de la face, le pouls très-petit, intermittent, les fueurs toujours abondantes; il parut du mieux vers deux heures
après-midi, un lavement fit rendre encore des matieres folides, bilieufes;
les véficatoires fuppuroient bien, & il y avoit quelques efchares gangreneux,
fur-tout à la cuiffe gauche, ce qui détermina à panfer avec le ftyrax, & on
arofoit avec une décoction de quinquina; le foir le pouls étoit meilleur,
la langue plus humectée, les fueurs plus faciles & s'annonçant critiques; la
nuit affez tranquille jufques à une heure du matin le 11, qu'il y eut de
l'agitation, les véficatoires très-douloureux, enfuite affoupiffement, les fueurs
moins bonnes, le pouls intermittent, la langue feche, d'un *rouge-brun*, chargée; la foif confidérable, les urines claires, fréquentes, dépofant un fédiment
briqueté, les déjections toujours abondantes & bilieufes, à l'aide des lavemens : la nuit ne fut pas très-mauvaife, on continuoit toujours les boiffons
ordinaires & les bols camphrés....... Le 12, au matin, le pouls moins
intermittent, la tête un peu plus libre, d'ailleurs mêmes fymptômes; il y
eut un redoublement l'après-midi, fuivi de fueurs abondantes. Mon ami,
M. CLEMENCEAU, me fit l'amitié de venir vifiter mon cher malade, &
approuva notre traitement....... Le 13, les chofes furent à peu près dans
le même état, & quoique très-foible, le pouls étoit mieux réglé, les fueurs
continuoient, les véficatoires fourniffant la plus abondante fuppuration, le
régime fut plus analeptique, on donna deux fois du vin d'Efpagne.......
Le 14, à trois heures du matin, il y eut une chaleur déurente & un redoublement fuivi de fueurs confidérables & plus critiques, le pouls affez bon;
les urines commençant à dépofer un fédiment blanc, la fievre tomba prefque
entiérement le foir ; les forces étant très-accâblées, on donna quelques
cuillerées de vin, outre les moyens ordinaires. Ce jour-là, M. PERREAU,
Médecin de Fontenai, qui avoit été appelé à ma place pour une Dame de
Mouilleron (que mes amis, MM. *Landais* & *Loyau*, avoient vue avec lui),
voulut bien voir mon pere en paffant, & approuva nos moyens curatifs :
la nuit fut très-bonne, il y eut à peine de redoublement marqué, les fueurs,
les felles bilieufes, les urines, tout parut difpofé à une crife..... Et le 15,
qui étoit le quatorzieme, fut vraiment un jour critique, le pouls à peine
fébrile, mais mou & petit, les déjections purement bilieufes, & quatre à cinq
dans le jour, les fueurs pendant tout le jour; la fuppuration des véficatoires
confidérable, la langue toujours brune & chargée; toutes les évacuations
afoiblirent tellement, qu'il fallut nourir un peu plus le malade, auffi je donnai un peu de gelée d'amydon-pattatier & quelques cuillerées de vin : la nuit
fut comme la précédente, prefque fans fievre, mais les fueurs on ne peut
plus abondantes à leur déclin. Le 16, au matin, je fis paffer un minoratif,
ainfi que nous étions convenus, mes amis & moi, il étoit compofé avec
deux grôs de follicules, un grôs de rhubarbe & deux onces de manne, il

agit très-bien & fit rendre beaucoup de matieres bilieufes & muqueufes très-folides; le foir le pouls devint intermittent, il y eut de l'abatement, la langue plus chargée, cependant la nuit fut bonne..... Le 17, il parut fans fievre, mais à caufe de la grande foibleffe, mes amis, MM. *Landais* & *Vandé*, furent d'avis qu'on donnât quelques alimens & qu'on pansât les véficatoires avec la graiffe, le ftyrax devenant trop douloureux, les plaies étant belles & très-rouges, tous les efchares tombés....... Le 18, fans fievre, mais foible, abatu, la langue chargée; je donnai une verrée d'eau de tamarins, avec un peu de crême de tartre; il y eut fomeil pendant la journée, & le foir mon pere voulut fe faire faire la barbe, il n'en fut point incommodé, la nuit fut bonne, les fueurs moindres....... Le 19, toujours fans fievre, mais foible, les véficatoires fuppurant moins; je donnai deux verrées de tamarins qui ne firent rien; mais un lavement, le foir, expulfa des matieres folides..... Le 20, encore bien, mais la langue toujours brune & même noire; je donnai le même minoratif que le 16, qui agit promptement, tout d'ailleurs alloit très-bien....... Le 21, les véficatoires prefcue fecs, l'envie ou plutôt le befoin de manger prefque continuel; il y eut une felle bilieufe fpontanée très-abondante..... Les 22, 23, 24 & 25, toujours de mieux en mieux, le régime exact, mais de jour en jour plus nouriffant; je donnai des bouillons chicoracés avec la crême de tartre, la langue toujours noire fans être chargée..... Le 26, je fis prendre le minoratif ordinaire, y ajoutant le fel d'epfom, il agit bien....... Jufques au 30, tout alloit bien, & ce jour-là, mon pere commença à fortir, l'appétit fut mieux décidé, la langue moins noire...... Le 3 Juillet, je purgeai pour la derniere fois, le remede fit bien; la langue ne fut complétement nete que le 9.....
Depuis cette époque, mon pere s'eft rétabli peu à peu, n'éprouvant que les légeres incommodités auxquelles il étoit fujet, comme laffitudes, douleurs de rhumatifmes & pituite.

Je m'abftiens de toute réflexion fur cette obfervation, qui pouroit cependant en fournir plufieurs affez importantes : elle paroîtra peut être longue, mais j'ai cru qu'une maladie auffi grave, fuivie en quelque forte à la minure, n'étoit peut-être pas une chofe indifférente pour les Médecins vraiment Obfervateurs.

Je vais terminer mes Obfervations par les quatre ouvertures de cadâvres que j'ai eu occafion de faire pratiquer.

OUVERTURES DES CADÂVRES.

Outre les Obfervations précédentes, je vais en joindre quatre, où j'ai fait faire l'ouverture des cadâvres; j'euffe défiré en avoir davantage à raporter ici : mais les préjugés du Peuple, à cet égard, font bien difficiles à furmonter, & j'ai eu beaucoup de peine à obtenir celles ci-deffous. Il feroit

à

à défirer qu'il y eût un Réglement à cet égard, & qu'on autorisât les gens de l'Art, dans les temps d'Épidémie, à faire autant de ces opérations qu'ils les jugeroient néceffaires.

I. Le 31 Mars, la veuve *Allère*, du bourg de Mouilleron, âgée de foixante & quelques années, après avoir donné fes foins à un malade de ce bourg (le fujet de l'Obferv. xii), fut ataquée de la même maladie, fe renferma dans fa maifon qu'elle habitoit feule, & y fut vingt-quatre heures fans qu'on fût où elle étoit; au bout de ce temps, on força une fenêtre pour entrer chez elle, on la trouva dans le délire & avec les fymptômes les plus graves de l'Épidémie; il ne fut pas poffible de rien lui faire prendre, l'agonie s'annonça, & elle périt le 2, c'eft-à-dire, en moins de foixante-douze heures. Le 3 Avril, après-midi, environ vingt-quatre heures après fon décès, je fis faire l'ouverture de fon cadâvre par le fieur *Chriftin*, Chirurgien du lieu; nous obfervâmes ce qui fuit..... Les grôs inteftins diftendus par les vents; les grêles farcis de bile & de plufieurs lombrils vivans; l'eftomac vide, à l'exception d'une maffe de grôs lombrils auffi vivans...... Le foie volumineux & dans l'état naturel; la véficule du fiel pleine de bile; la rate auffi très-grôffe, avec des bandes noirâtres; les poumons noirs, adhérens à la plevre & pleins d'une humeur fanieufe; le cœur dur, fes vaiffeaux noirs & diftendus : les autres vifceres n'offroient rien de particulier. Le défaut de temps nous empêcha d'examiner le cerveau.

II. *Suzenet*, Maréchal, du même endroit, âgé de trente-cinq ans, très-ivrogne, fut ataqué, de l'Epidémie, le 27 Mars; je le vis le 28; les forces paroiffoient très-déprimées, douleur au côté gauche de la poitrine, des fueurs partieles, point d'expectoration : on lui avoit donné l'ipécacuanha le matin, qui n'avoit rien fait : j'ordonai les béchiques aiguifés de kermès, un emplâtre véficatoire fur le point douloureux & des bols camphrés, les boiffons & le régime ordinaires...... Le 29, il paroiffoit dans le même état : on avoit fait ce que j'avois prefcrit la veille..... Le 31, il ne fembloit pas plus mal; j'ordonai trois verrées de tamarins dans le jour, d'ailleurs les autres moyens indiqués, & fur-tout les bols camphrés...... Le 1.ᵉʳ Avril, rien n'annonçoit une terminaifon funefte, cependant il fut enlevé le 3, au matin, & le 4, le fieur *Chriftin* fit l'ouverture du cadâvre, en préfence de M. *Loyau* que j'avois prié de s'y rendre. On trouva à peu près les mêmes chofes que dans la femme ci-deffus : les vers étoient morts dans les inteftins, dont plufieurs portions étoient livides & comme fphacelées. On n'en vit point dans l'eftomac; les poumons étoient noirs & adhérens, pleins d'une humeur bilieufe, purulente : le refte dans l'état naturel.

III. Le nommé *Violleau*, du même bourg, âgé de cinquante-cinq à foixante ans, ataqué de l'Épidémie, le 8 Avril, & n'ayant rien pris qu'une potion huileufe, le 13, que lui donna un Chirurgien, fe leva le foir; on lui donna à manger, il but du vin & mourut le 14, au matin; m'étant trouvé, le foir, à Mouilleron, je fis faire l'ouverture de fon cadâvre par les fieurs *Dumont*, Chirurgien, à Pouzauges, & *Denefchaud*, Chirurgien, à Antigny, qui étoient dans ce bourg pour fuppléer au Chirurgien du lieu, ataqué de la maladie épidémique....... Nous trouvâmes l'eftomac plein du vin qu'il avoit bu la veille ; les inteftins étoient diftendus par les vents, & il y avoit des lombrils morts dans le duodenum, les vifceres du bâs-ventre dans l'état naturel ; les reins volumineux, & la veffie urinaire affez pleine....... Les poumons adhérens à la plevre, gorgés d'un fang noir, & il y en avoit d'épanché dans la poitrine : quoiqu'il y eût moins de temps que ce fujet fût mort que les deux ci-deffus, la fétidité étoit plus grande & moins fupportable.

I V. La nuit du 30 au 31 Mai, le nommé *Cherbonneau*, de mon bourg, âgé de foixante-dix ans environ, homme d'un tempérament fec, pauvre, vivant mal & travaillant beaucoup, fut ataqué d'un mal de gorge très-vf ; je le vis le 31, l'après-midi, & trouvai le pouls petit, la déglutition entiérement interceptée, le cou enflé : je prefcrivis les gargarifmes d'orge miélée, les cataplafmes émolliens, & le foir même ou le lendemain de bonne heure, un emplâtre véficatoire fur la gorge. Il ne fut appliqué que le lendemain, 1.er Juin, fur les neuf à dix heures du matin : le malade ne paroiffoit pas plus mal ; mais, fans éprouver d'agonie, on le trouva mort vers midi dans fa maifon, où il étoit feul..... Le lendemain, 2 Juin, vingt-quatre heures après la mort, je fis faire l'ouverture du cadâvre par M. *Geflin*, Chirurgien, à la Châtaigneraye, en préfence de M. *Vandé* ; nous trouvâmes le cerveau dans l'état naturel ainfi que la dure-mere, les veines de la pie-mere, du côté gauche, étoient gonflées & noires, ainfi que celles du cervelet & les finus du même côté........ La trachée-artere, les amygdales & les autres glandes n'offroient aucun figne d'inflámmation ou de fphacele, ni extérieurement ni intérieurement. Les poumons étoient mous, adhérens, pleins d'une humeur bilieufe ; le poumón droit étoit noir & comme échymôfé ; le péricarde jaûne, flafque, le cœur prefque vide..... Le foie volumineux, la véficule du fiel très-pleine, tous les inteftins voifins du foie colorés en jaûne & phlogofés ; l'épiploon fe fentant auffi de cette teinte bilieufe...... L'eftomac abfolument vide ; les inteftins diftendus par les vents, & il en fortit même pendant la fection qui répandoient l'odeur la plus fétide qu'il foit poffible d'imaginer ; la rate adhérente, noire, molle, comme fphacelée & n'offrant aucune organifation...... Les autres parties ne nous offrirent rien de particulier (*a*).

Ces quatre ouvertures de cadâvres prouvent affez la nature de la maladie épidémique *Catarrhale*, *Bilieufe*, *Putride* & *Vermineufe* ; il eut été, fans

---

(*a*) Cette ouverture de cadâvre a beaucoup de raport avec celles de M. *Pinfin*, décrite dans les Réflexions de la Société Royale de Médecine, *page* 5.

doute, avantageux d'avoir un plus grand nombre de ces ouvertures à comparer, mais j'ai déja parlé des difficultés à cet égard, & mes Confreres n'ont pas été plus heureux que moi...... De plus, il y a des Praticiens célebres qui croient qu'on ne retire pas de ces fortes d'opérations, autant de lumieres qu'on le penfe ordinairement : cela peut bien être, mais il me femble toujours utile d'en faire quelques-unes, fur-tout chez les fujets enlevés rapidement.

OBSERVATIONS DE M. LOYAU.

M'étant trouvé abfent du 4 au 24 Mars, époque où l'Épidémie fe propagea dans ma paroiffe & fur-tout dans celle de *Mouilleron*, M. MALLET chargea mon ami, M. LOYAU, Médecin, à Montfiregne, de vouloir bien me fuppléer, ce qu'il fit, & commença fes tournées à Mouilleron le 10 Mars; il en étoit déja péri plufieurs, dont la plupart avoient été faignés. Mon Confrere adopta le même traitement que moi, & en fauva...... Le 24, après m'être concerté avec M. *Loyau*, & avoir conféré fur ce qu'il avoit obfervé, je repris le foin de cette paroiffe & des voifines. Cependant, M. *Loyau* a continué de donner des fecours, à l'occafion, à celles de Bazôges (où il a une maifon qu'il habite quelquefois), du Tallud, de Sainte-Gemme, de Tillaye & de Chavagnes, qui font de ce Département & voifines de celle de Montfiregne, qui eft de la Subdélégation de Châtillon, où il a eu occafion d'y exercer fa bienfaifance & fes lumieres, l'Épidémie s'y étant manifeftée vers les mois d'Avril & de Mai, & y ayant fait de grands ravages, ainfi que dans quelques autres voifines, fur-tout celles du *Boupere*, très-grande paroiffe, limitrophe, où le fléau s'eft foutenu jufques en Septembre & Octobre, & a enlevé un nombre confidérable de fujets...... M. *Loyau* m'a dit avoir employé quelquefois les faignées dès l'invafion, & avec avantage, fur-tout dans fa paroiffe.

OBSERVATIONS DE M. VANDÉ.

Au commencement d'Avril, la maladie épidémique étant devenue prefque générale dans ce Département, comme dans la plus grande partie de la Province, il me devint impoffible de vifiter toutes les paroiffes, dont il y en avoit à fept à huit lieues de diftance l'une de l'autre, ce qui me détermina à propofer à M. MALLET, mon Confrere M. VANDÉ, jeune Médecin, qui venoit fe fixer à la Châtaigneraye, pour me fuppléer dans les paroiffes au Nord-eft de cette ville; en conféquence, il fut, le 28 Avril, dans la paroiffe des Moutiers-fous-Chantemerle, où il vit plufieurs malades, & apprit que la maladie avoit été apportée, le 20 Mars, de la paroiffe de Largeaffe, par un Fendeur, & qu'il étoit mort dix fujets, la plupart fans être traités, & très-rapidement, du deuxieme au troisieme ou quatrieme jour; dont quatre dans la même maison : on lui raporta que celui qui avoit été ataqué le premier, étoit mort en deux ou trois jours, & que sa femme avoit été ataquée le lendemain que son mari fut enterré, & morte du troisieme au quatrieme jour. Après la mort de son mari, cette femme se contenta de mettre dans le four les draps qui lui avoient servis, & coucha dans le même lit...... M. *Vandé* adopta entiérement ma méthode curative, me communiquoit exactement ses observations, dont je faisois part réguliérement, avec les mienes, à M. *Pallu;* ce Médecin a donné ses soins avec succès & assiduité, pendant la fin d'Avril, & les mois de Mai, Juin & Juillet, aux Pauvres malades de la paroisse ci-dessus, & successivement de celles de la Chapelle-Seguin, Scillé, le Buceau, Saint-Hilaire-de-Voust, Faye-Moreau & Puy-de-Serre, avec MM. *Petit*, Chirurgien, à l'Abscie, & *Châtelier*, Chirurgien, à Foussay, qui a aussi éprouvé la maladie épidémique (ce Chirurgien estimable m'a fait passer de bonnes observations sur les malades qu'il a traités seul d'après ma méthode). M. *Vandé* m'a aussi suppléé, à l'occasion, auprès des malades de la Châtaigneraye, le Breuil, la Tardiere & Antigny, avec M. *Geslin*, Chirurgien : j'ai quelquefois visité les malades avec eux & toujours conféré sur leurs observations. Enfin, je dois dire que M. *Vandé* s'est prêté avec toute l'honêteté & l'intelligence possibles à me seconder depuis la fin d'Avril, tant dans les paroisses ci-dessus que dans d'autres, pendant différentes indispositions que j'ai éprouvées, & pendant la maladie terrible de mon pere, dans le courant de Juin. Ce Médecin, en outre, a bien voulu m'aider dans les Extraits de la correspondance de M. *Pallu*, la rédaction des Tableaux & autres matériaux qui ont entrés dans la confection de ce Mémoire; je lui dois ici ce témoignage public de reconoissance & d'estime.

OBSERVATIONS DE M. CLEMENCEAU.

LA paroisse de Chantonnay (très-étendue & à quatre lieues de chez moi) fut ataquée de l'Épidémie dès la fin de Décembre 1784, & en éprouva des ravages marqués en Mars & Avril principalement; il ne m'étoit pas possible d'y donner mes soins, vu mon éloignement; mais elle n'avoit point été dépourvue de secours, ayant trois Chirurgiens, & plusieurs Médecins célebres ayant été appelés pendant l'hiver & le printemps chez différentes persones de considération du canton, avoient bien voulu, par occasion, donner leurs avis aux malheureux; cependant on réclama les secours publics à la fin d'Avril. Je priai M. *Mallet* d'engager mon ami, M. *Clemenceau*, Médecin à Mouchamps (avec lequel j'entretenois une correspondance suivie sur tout ce qui étoit relatif à l'Épidémie), de donner ses soins à la paroisse de Chantonnay, ce qu'il a fait avec exactitude & succès depuis le 5 Mai (j'y fis deux tournées les 9 & 10 du même mois). Voici l'extrait des Obser-

vations de ce Médecin, qu'il avoit bien voulu me communiquer réguliérement, & il en forma un Mémoire qu'il adreſſa, le 21 Juin, à M. *Pallu*.

M. *Clemenceau* dit que, dès la fin de Décembre 1784, il avoit vu dans
le bourg de Chantonnay, M. D..... âgé de ſoixante ans, enlevé le huitieme
jour, par une fievre catarrhale de même nature que celles qui régnoient à
Saint-Philbert...... Quinze jours après, mon confrere vit un autre malade
âgé de ſoixante-ſept ans, il étoit au ſixieme jour d'une affection catarrhale
qui le fit périr le lendemain. Dans le même temps, il vit un troiſieme
malade, âgé de ſoixante-ſix ans, qui périt le huitieme jour, avec tous les
accidens de la maladie épidémique. Depuis cette époque juſque vers la mi-
Mars, l'Épidémie fit peu de ravages. Dans les premiers jours d'Avril, elle ſe
propagea conſidérablement dans la paroiſſe de Chantonnay, ainſi que dans
celles de *Saint-Vincent-d'Eſterlange*, *Vandrennes*, *Roche-Trejou* & *Mouchamps*
(des Départemens de *CHATILLON* ou *MONTAIGU*). M. *Clemenceau*
en a traité dans ces quatre paroiſſes, de concert avec le ſieur *Prouſt*, Chirurgien de ſon bourg, quarante-ſept, ſur leſquels il n'en eſt péri que cinq;
dix-neuf ont été ſaignés, dont il n'en eſt mort qu'un. Voici la méthode de M.
Clemenceau, qui étoit très-analogue à celle que j'ai détaillée; car il dit : » La
» méthode curative que j'ai employée, eſt conforme à celle qui eſt indiquée
» dans le Mémoire de M. *Gallot*; ſi elle n'a pas eu conſtament le même
» ſuccès qu'elle eût l'an dernier entre ſes mains, & qu'elle a encore eu cette
» année en pluſieurs occaſions, tant dans ce pays qu'ailleurs, c'eſt moins à
» la méthode qu'il faut s'en prendre, qu'à la maniere dont les malheureux
» ſe gouvernent eux-mêmes : » Il employoit ſeulement les ſaignées plus ſouvent, parce qu'il ſemble que les maladies de ſon canton ayent eu plus généralement le caractere inflammatoire (ce qui vient peut-être de ce que l'Épidémie y a été en général moins dangereuſe que dans bien d'autres endroits);
mais M. *Clemenceau* débutoit auſſi ſouvent par les vomitifs, & mettoit ſucceſſivement en uſage les apozemes laxatifs, les anthelminthiques, les béchiques inciſifs, tels que l'oxymel ſcillitique & le kermès, enfin les véſicatoires;
il a auſſi vu des malades devoir leur guériſon aux ſueurs qu'il favoriſoit par
l'antimoine diaphorétique, les boiſſons diapnoïques...... M. *Clemenceau* dit
n'avoir pas vu un très-grand nombre de malades dans la paroiſſe de Chantonnay, où il a donné des ſoins aſſidus aux Pauvres, pendant les mois de
Mai & Juin. L'Épidémie a paru ſe calmer en ce dernier mois; il eſt péri
beaucoup de monde, & en grand nombre, dans les villages éloignés, faute
de ſecours donnés à temps; les ſaignées ont généralement eu moins de
ſuccès dans cette paroiſſe que dans les autres où M. *Clemenceau* a donné ſes
ſoins, la malignité & la putridité y étant portées à un très-haut point; quelques ſujets ont été emportés en quarante-huit heures, ſur-tout lorſqu'il y
avoit complication d'angine....... Le Chirurgien de l'Épidémie, le ſieur
Deliſle, a dit à M. *Clemenceau*, en avoir vu quatre-vingt-quatre, dont il eſt

péri vingt-deux, à peu près autant de ceux qui ont été faignés que de ceux qui ne l'ont pas été....... Le Mémoire de ce Médecin contient plufieurs Obfervations intéreffantes, parmi lefquelles je raporterai la fuivante :

» Le nommé..... du village de Liolliere, paroiffe de Chantonnay, âgé de trente-un ans, que l'on gardoit à mourir dans la nuit du cinq au fixieme jour de fa maladie, la veille de la Pentecôte, fe leva fubitement de fon lit, & donna un coup de pied à fon beau-frere qu'il n'aimoit pas ci-devant, & avec lequel il étoit prêt d'avoir des difcuffions d'intérêt ; il fe cacha enfuite fous fon lit ; fon beau-frere & les autres affiftans éfrayés, fortent précipitament de la maifon & abandonent le malade à lui-même. Celui-ci fe voyant feul court à la porte & la bâre fur lui : il fe faifit de la chandele, entre dans fon bûcher où il y avoit près de cinq cens fagots, & y met le feu ; de-là il va à une chambre haute, où il le met pareillement à divers effets ; defcend dans fa chambre, l'alume auffi à fon lit & à celui de fa fille, âgée de fix ans, qu'il a la précaution de porter dans le jardin, fur un mur où il l'a croit en fûreté contre les flammes qui commençoient déja à incendier fa maifon & fes meubles : ce malheureux fe fauva enfuite dans la campagne, où il erra en chemife pendant plus de fept heures : il s'y coucha & revint dans fon voifinage, y fut aperçu, pourfuivi, & enfin arrêté, après avoir franchi plufieurs buiffons ; on l'apporta devant fa maifon qui étoit déja prefque entiérement confumée, il parut infenfible à ce trifte fpectacle, & mourut après avoir parlé, en homme dérangé, avec les affiftans, qui l'accâbloient de reproches fur cette action qui occafionoit une perte de plus de 2000ᵗ ; il faut noter que celui qui fait le fujet de cette obfervation, jouiffoit, en fanté, d'une mauvaife renomée, qu'il avoit été décrété pour vol ; que cette frénéfie doit être attribuée à une converfation qu'on lui tint quelques temps avant fur l'appofition des fcélés fur fes effets ; la crainte, fans doute, qu'on ne connût, après fa mort, ce qu'il avoit dérobé pendant fa vie, lui monta l'imagination au point qu'il en perdit totalement la tête, & fe détermina, dans fon délire, aux excès fus-mentionés ; ce qui donne à croire qu'il n'étoit pas à lui, & que la fievre lui prétoit des forces momentanées, c'eft qu'un homme dont on atend le dernier foupir, n'eft pas, fans cette caufe, en état de faire pareil exercice. On pourroit comparer les actions de cet homme à celles des fomnambules qui font fouvent des tours au deffus de leurs forces & de leur adreffe natureles, & qui femblent prefque toujours agir avec un jugement réfléchi. »

M. *Clemenceau* a fréquemment obfervé des vers chez les malades qu'il a vifités, & a remarqué chez ceux qui étoient dangereufement ataqués, des urines rares & ardentes : le premier malade dont il a été queftion en rendit de femblables à du jus de prunes. Il a auffi obfervé que ceux chez lefquels le mal de côté ne s'annonçoit pas dès d'abord, & que ceux dont la douleur paffoit fubitement d'un côté à l'autre, & qui avoient eu pendant tout le cours de la maladie les pommetes d'un rouge flétri, en réchapoient plus difficilement que les autres. La plupart des malades, principalement ceux qui avoient la langue rouge, étoient plus tourmentés de la foif, la tête fe prenoit & quelques-uns mouroient dans le délire ; cependant plufieurs ont éprouvés, un jour ou deux auparavant, le *gargouillement* de la poitrine qui gênoit beaucoup la refpiration, fans caufer de douleur : ce fymptôme étoit l'avant-coureur de la gangrene, qui s'annonçoit par l'infenfibilité du côté, la froideur & la lividité des extrémités fupérieures....... M. *Clemenceau* affure qu'on eût fauvé, à Chantonnay, plus de la moitié de ceux qui font morts, fi on eût pu les voir à temps, & deux à trois fois par jour, faire prendre foi-même les remedes, &c. & il le prouve par l'exemple de ceux du bourg de fa paroiffe (tous les gens de l'Art doivent avoir fait la même obfervation) ; enfin, en finiffant, ce Médecin demande s'il n'y auroit point quelque analogie entre la difpofition à la gangrene qu'on a obfervée dans cette maladie & pareille difpofition qu'on obferva dans la dyffenterie de 1779. Je pourai, à la fin de ce Mémoire, propofer mes idées à ce fujet.

LE fieur PENAUD, Chirurgien à la Forêt-fur-Saivre, qui donna des preuves de fon intelligence & de fon zele dans l'Épidémie de 1784, ne s'eft pas moins bien comporté en 1785, & a donné fes foins avec fuccès au petit nombre de malades de fa paroiffe & des voifines qui ont été ataquées de la maladie épidémique : il a fuivi mon traitement & m'a fait part très-réguliérement de fes Obfervations.

Avant de terminer cette premiere Partie par quelques Réflexions, je crois avantageux de préfenter le Tableau de l'Épidémie dans le Département de la Châtaigneraye ; j'en ferai autant pour les autres, du moins pour ceux dont j'aurai les détails néceffaires.

ÉTAT des Paroiſſes du Département de la Châtaigneraye, dans leſquelles la Maladie Épidémique s'eſt manifeſtée en 1785.

NOMS DES PAROISSES.	Morts en 1785.	Morts pendant l'Épidémie.	Ataqués de l'Épidémie.	Morts de l'Épidémie.	Chefs de Famille.	Morts de la petite vérole.	Nombre des Habitans.	Invaſion de l'Épidémie.	Ceſſation.	NATURE du SOL.
La Jaudonniere	46		130	29	22		700	Nov. 1784.	Juin 1785.	Bocage, plaine & vignoble.
Chantonnay	154	100	200	63	30		1500	Déc. 1784.	Juillet.	id. id. id.
Saint-Hilaire-du-Bois	52	40		19	11	10	1400	Janv. 1785.	Juin.	id. id. id.
La Caillere	31	21	40	14	5	2	400	idem.	Août.	id. id.
Bazôges, en Pareds	67			15			1512	id.	Juillet.	id. id. id.
Le Tallud	14	13		8	6	2	150	id.	Mai.	id. id.
Le Breuil-Barret	24	17	50	6	5	9	700	id.	Août.	Bocage inégal.
Saint-Paul, en Gâtine	39	21		6		1	600	id.	Mai.	id. id.
Saint-Hilaire-de-Vouſt	53	38		23	10	4	800	id.	Août.	id. id.
Puy-de-Serre	17	14		4	3		200	id.	id.	id. convert. id.
Saint-Maurice-des-Noües	26	23		10	3	4	700	id.	Juin.	id. id. plat.
La Châtaigneraye	38	24		10	5		1285	Février.	Juillet.	id. élevé.
Mouilleron	71	70	140	40	20	17	1400	id.	Juin.	id. id. couvert.
Le Bouildroux	25	21		13	10	1	350	id.	id.	id. & plaine.
Sainte-Gemme-des-Bruyeres	5			5			402	id.	id.	id. couvert plat.
Scillé, en Gâtine	32	24		12		5	400	id.	Juillet.	id. élevé.
Saint-Maurice-le-Girard	37	30	86	13	9	6	600	Mars.	Août.	id. couvert plat.
Saint-Jacques, en Tillaye	22	14		10	4	2	400	id.	Juillet.	id. id. id.
Vouvant	28			19	12		700	id.	Août.	id. id. inégal.
Saint-Germain-l'Aiguillier	12	12	33	6	6	5	300	id.	Juillet.	id. id. id.
Saint-Marsault	24	22		4		12	600	id.	Juin.	id. id id.
La Tardiere	44			10			900	id.	id.	id. inégal.
La Chapelle-Seguin	21	14		2		8	400	id.	Mai.	id. couvert, bâs.
Les Moutiers-ſous-Chantemerle	61	49		26	17	17	450	id.	Juillet.	id. id. id.
Loge-Fougereuſe	23	20		14	6	4	610	id.	Juin.	id. id. élevé.
Antigny	51	23		10		2	1000	id.	id.	id. id. inégal.
Saint-Pierre-du-Chemin	71	58		18		23	1500	Avril.	id.	id. id. id.
Thouarſay	27			4			614	id.	id.	id. & plaine.
Chavagnes & les Redours	12	15		6	2	1	400	id.	Juillet.	id. inégal.
Cheffois	44	38	56	9	5	9	900	id.	Juin.	id id.
Reaumur	55	51		24	22	10	500	id.	Juillet.	id. id.
Montournois	67	52		16	11	16	1300	id.	Mai.	id. id. élevé.
Menomblet	37	31		4	3	7	1000	id.	Juillet.	id. couvert, bâs.
La Forêt-ſur-Saivre	26	18		5		8	503	id.	Juin.	id. id. inégal.
Faye-Moreau	6	4		2	1	1	250	Juin.	Juillet.	id. élevé.
Le Buceau	42	28		3	2		1300	Juillet.	Août.	id. id.
Saint-Sulpice	13	9					600			id. plat.
Cezey	18	11				1	300			id. & plaine.
Marillet	7	4					194			id. élevé.
La Chapelle-Saint-Étienne	26	23				20	600			id. & couvert.
La Chapelle-au-Lis	36						450			id. élevé.
La Chapelle-Tireuil	27						500			id. & couvert.
	1531	952	735	482	220	207	29370			

Il y a eu en tout pendant l'Épidémie, dans 35 paroiſſes, 952 morts, du nombre deſquels 805 dans 31 paroiſſes & 400 ſeulement morts de l'Épidémie ; & ſur 735 d'ataqués dans 8 paroiſſes, 180 morts & 302 dans les 29 autres paroiſſes, ce qui fait en tout 482 morts dans les 37 paroiſſes où a régné l'Épidémie, dont 220 peres de famille dans 25 paroiſſes ſur 391. . . . . 207 morts de la petite vérole dans 28 paroiſſes. . . . La mortalité des 43 paroiſſes de ce Département a été, en 1785, de 1531, d'après un état qu'on m'a envoyé de l'Intendance, ce qui fait un peu plus d'un mort ſur 19, d'après l'état de population, dont je ne garantis pas l'exactitude.

RÉFLEXIONS PARTICULIERES.

J'EUSSE défiré d'offrir un Tableau plus complet que celui-ci, mais il ne m'a pas été poffible, mal-gré toutes les peines que je me fuis données pour avoir, dans chaque paroiffe, les éclairciffemens néceffaires; au refte, celui-ci, tout imparfait qu'il eft, fervira pour donner une idée non feulement des effets de l'Épidémie catarrhale dans ce Département, mais même de ceux des maladies intermittentes, fur-tout de la petite vérole, & poura être comparé à ceux des autres Départemens; par-là on verra que la mortalité a été moindre dans celui de la Châtaigneraye (*a*): peut-être que le caractere de l'Épidémie étoit moins grave que dans d'autres cantons; peut-être auffi que la vigilance de M. MALLET à faire fecourir les malheureux, & celle des perfones charitables à leur fournir les fecours, ont contribués, dans quelques paroiffes, à rendre les foins des gens de l'Art plus efficaces. Je dois citer, fur-tout ici, M. HABERT, Curé de la Jaudonniere, comme un exemple de charité, de bienfaifance & d'exactitude; il eft au deffus de tous mes éloges; auffi fa paroiffe, une des premieres affectées de l'Épidémie, qui s'y eft renouvelée trois à quatre fois, a été une des moins maltraitée, par fon attention à recourir promptement aux fecours de l'Art & à faire foigner les malades, comme je l'ai déja dit dans mes Obfervations particulieres.

On a vu par ce que je viens d'expofer, la nature & la durée de l'Épidémie, & mes Obfervations particulieres ont fait connoître fes effets dans chaque paroiffe; prefque toutes celles de ce Département ont éprouvé ce fléau plus ou moins deftructeur; il n'y en a que fix où on n'a pas eu de morts enlevés par l'Épidémie, quoique dans celles-là même il y ait eu quelques fujets ataqués. Mes Obfervations particulieres paroîtront minutieufes à quelques perfones, mais les Praticiens obfervateurs daigneront peut-être leur donner quelque attention, connoiffant l'avantage qui réfulte de l'hiftoire des Maladies tracées au lit des malades, fouvent différentes de celles qui fe trouvent dans les livres. Si je n'avois pas donné tant d'étendue à ces objets, je me propofois de raffembler des Réflexions affez nombreufes que fuggerent les faits que j'ai raportés : mais je renvoie à la fin de ce Mémoire le petit nombre de celles que je me permettrai, & je renverrai fur-tout aux favantes Réflexions publiées par la Société Royale de Médecine, fur la derniere

---

(*a*) Il eft mort environ un quart des fujets ataqués, au lieu qu'on verra dans la fuite qu'il eft péri, dans la plupart des endroits, un tiers & même une moitié & plus.

G

Épidémie, où j'ai vu avec fatisfaction que mon traitement a été le plus généralement employé avec fuccès.

Avant de terminer cette premiere Partie, on me permettra les détails fuivans, qui me font *perfonels* & néceffités par les *circonftances*........ Depuis le 28 Novembre 1784, que je commençai mes tournées à Saint-Philbert, la Jaudonniere, &c. jufques au 4 Mars, j'en fis vingt-une, dont j'ai rendu compte à M. *Pallu*, dans fept Mémoires contenant cent vingt-trois Obfervations détaillées : enfuite depuis le 14 Mars jufques au 2 Juin, je ne les interrompis pas un feul jour (la correfpondance qui eft entre les mains de M. *Pallu* juftifie ce dont il s'agit), quoique ayant éprouvé plufieurs légeres ataques de la maladie régnante, dont les effets fe font dévelopés fort tard, & m'ont mis, pendant les mois d'Août, de Septembre & d'Octobre, dans une fituation dont j'ai eu affez de peine à me rétablir. Depuis le 2 Juin jufques à la fin de ce mois, je fus obligé d'abandoner les foins de l'Épidémie, pour ne m'occuper que de celui de mon pere, comme je l'ai déja dit dans mes Obfervations particulieres.

Il eft temps de paffer à la feconde Partie de cette Collection, en commençant par les Départemens du bâs Poitou : favoir, *Luçon*, les *Sâbles*, *Montaigu* & *Breffuire*, comme étant plus voifins de celui-ci, après quoi j'expoferai les Obfervations faites dans le haut Poitou.

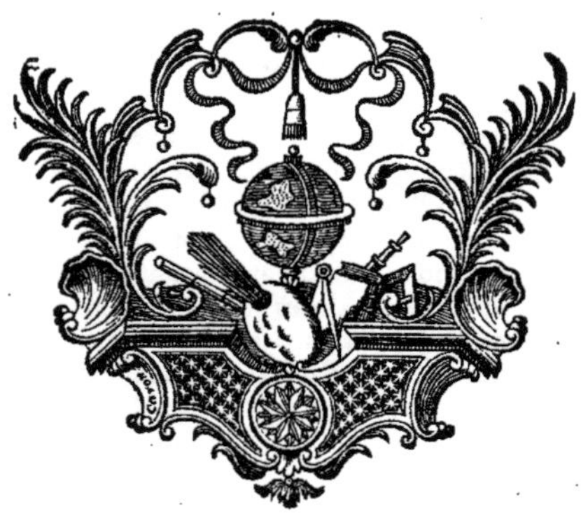

MÉMOIRE
SUR L'ÉPIDÉMIE
Qui a régné dans la Province du Poitou.

SECONDE PARTIE.

CORRESPONDANCE DE DIFFÉRENS DÉPARTEMENS.

DÉPARTEMENT DE LUÇON.

CORRESPONDANCE DE M. BOUQUET.

LE DÉPARTEMENT DE LUÇON a été aussi généralement désolé, par l'Épidémie, que celui de la Châtaigneraye, & même la mortalité a été bien plus grande dans quelques paroisses, comme on le verra par le Tableau de celles qui ont été en proie à ce fléau, qui s'est manifesté, dès Octobre 1784, à Saint-Philbert-du-Pont-Charrault, & presque en même temps dans les paroisses du Bourg, Thorigné, Bellenouë, Château-Guibert, &c. Vers Mareuil, & sur-tout en Janvier & Février, à Saint-Hermand, Sainte-Hermine, la Réorthe, &c.

M. BOUQUET, Médecin des Épidémies de ce Département, m'écrivit à ce sujet, dès le 5 Mars, & me marqua avoir remis, dès le mois de Février, des Instructions (concertées avec M. *Pallu*, auquel il avoit donné avis de l'Épidémie dès les premiers jours du mois de Janvier) aux Chirurgiens de Sainte-Hermine & de Mareuil; & le 19 Mars, il adressa à ce Médecin en chef, une lettre où il lui rendit compte de l'état de l'Épidémie dans les

différentes paroiſſes, & de ſes tournées du 11 Mars à Saint-Hermand &
Sainte-Hermine; le 12, aux Moutiers-ſur-le-Lays; le 23, à Mareuil. .... Le
17, il retourna aux Moutiers & vit toutes les autres paroiſſes ci-deſſus, en
outre celles de Sainte-Gemme, Saint-Jean-de-Beugné, le Simon, &c. M.
Bouquet s'exprime ainſi ſur la nature de l'Épidémie :

» Je ne ſaurois, mon cher Confrere, mieux vous repréſenter cette Épidémie, que ne le fit, l'an dernier, M. GALLOT, notre Confrere & ami
commun; la cauſe, les ſymptômes, la terminaiſon, tout eſt, je penſe, égal;
&, d'après ce que vous m'avez fait l'honeur de me marquer, je me ſuis
fait une loi de ne point m'en écarter. J'ai ſuivi à peu près les traces que
vous & M. *Gallot* m'aviez ſi ſagement & ſi judicieuſement enſeignées.
MM. ELLER, COLOMBIER & LÉPECQ DE LA CLÔTURE m'ont auſſi
ſervi; & c'eſt avec bien du plaiſir & de la reconoiſſance que je vous rends
hommage des ſuccès que j'ai pu recueillir dans cette Épidémie. J'ai fait part,
comme j'ai eu l'honeur de vous le dire plus haut, à MM. les Chirurgiens,
de votre traitement & du Mémoire de M. *Gallot;* je leur ai à tous remis
entre les mains, en les priant & leur enjoignant de s'y conformer. »

Dans une autre lettre, du 9 Avril, M. *Bouquet* rend compte, en détail,
des malades qu'il vit le 11 Mars, avec ſon neveu M. *Clemenceau,* au nombre de onze à Sainte-Hermand; ſept à Sainte-Hermine; le lendemain, aux
Moutiers-ſur-le-Lays, dix; le 13, trois à Saint-André-ſur-Mareuil, &c. &c.
M. *Bouquet* donne l'hiſtoire détaillée de chaque malade, & la topographie
médicale de Saint-Hermand, Saint-Hermine & les Moutiers-ſur-le-Lays,
ayant ci-devant adreſſé celles de Mareuil & des environs; je ſuis très-mor-
tifié de ne pouvoir raporter le tout, mais les bornes de ce Mémoire ne me
le permettent pas; je me contenterai de citer quelques Obſervations les plus
intéreſſantes de ce Praticien auſſi honête qu'éclairé..... Il ſe plaint, à la fin
de cette lettre, de l'abus des remedes donnés à l'inſu des Médecins, & ſur-
tout des Poudres d'Ailhaud : Voici comme il s'exprime......

» J'ai tout lieu de croire que ſi on eut ſuivi par-tout le traitement qu'il
en ſeroit bien moins péri. Les Poudres d'Ailhaud, la ſaignée & le peu de
docilité des malades, la crainte de la dépenſe d'abord chez les riches ou
aiſés, l'idée qu'ils n'en reviendroient point, l'alarme qu'on avoit jetée chez
les pauvres miſérables n'ont pas peu contribué à la deſtruction; ajoutons à
tout cela la miſere, les froids rigoureux....La nuit du 12 au 13 Mars & les
14 & 15, enleverent bien du monde dans les trois paroiſſes de Sainte-
Hermine, Saint-Hermand & les Moutiers-ſur-le-Lays. »

Dans une autre lettre, du 1.ᵉʳ Mai, M. *Bouquet* annonce la diminution
de l'Épidémie dans les paroiſſes de Beſſay, Mareuil, les Moutiers, Sainte-
Pezenne, la Vineuſe, la Réorthe; il parle d'un épiſpaſtique fort vanté;
ſavoir, le poivre, le ſéné & les blancs d'œufs, en diſant......

» On l'applique, il calme la douleur & on néglige les autres remedes; le

mal fait des progrès & des victimes; pas un feul de ma connoiffance guéri
avec ce feul remede; & on a cependant fait paffer à M. AVRON cinq livres
de féné pour la confection de cet épifpaftique, qui ne peut qu'être très-bon,
conjointement avec les remedes ordinaires, & placé à temps & à propos....
L'Épidémie n'a point fait encore grand ravage dans le Marais....... M.
BRIZARD, notre confrere, à Saint-Michel, a bien voulu fe charger de cette
paroiffe; il a adopté le traitement convenu qui réuffit très-bien...... Mardi
dernier, M. MERLAND DE CHAILLÉ, notre confrere, fe tranfporta à
Bournezeau, où l'Épidémie regne depuis quelques temps; j'y avois fait
paffer aux Chirurgiens le traitement; il alla encore à Saint-Florent & autres
lieux, & en vit tous les malades : la maladie y a fait bien des victimes, &,
felon lui, la mifere y contribue beaucoup..... Vendredi dernier, 29 Avril,
j'avois ajourné, à Sainte-Hermine, plufieurs de nos Confreres, pour conférer
enfemble & procéder même à quelque ouverture de cadâvre, s'il s'en trouvoit. J'en avois informé M. *Gallot*, qui, fans doute, n'a pas reçu ma
lettre, ou n'a pu y venir (*a*). MM. BRISSON, PERREAU & DUPUY,
de Fontenai, s'y rendirent, ainfi que M. *Brizard*. Nous nous fîmes part de
nos obfervations & de notre traitement, qui fe réduifit à peu de chofe près
au même. MM. de Fontenai ont quelquefois faigné avec fuccès; mais ne
fe le font permis que dans les cas où la maladie étoit plus inflammatoire
qu'humorale; d'ailleurs le traitement eft le même..... On ne put faire d'ouverture de cadâvre. »

Dans fa lettre du 15 Mai, M. *Bouquet* dit que l'Épidémie regne toujours
à Luçon, mais fait peu de victimes; la paroiffe des Magnils-Regnier, à une
lieue au N.-E. de cette ville, eft, de toutes celles des environs, la plus
moleftée dans ce moment.

Dans fes deux lettres, des 5 & 25 Juin, M. *Bouquet* continue à rendre
compte à M. *Pallu* de fes tournées & de fes obfervations; la derniere, du
16 Juillet, contient des réflexions très-judicieufes fur l'Épidémie; il adopte
l'opinion de M. RAYMOND, de Marfeille (*b*), fur le genre *mou* & le genre
dur dans les conftitutions, & trace un Tableau intéreffant de la marche de
l'Épidémie qu'il dit avoir obfervée dès Octobre 1784. Voici comment il
s'explique relativement à la contagion.

» Je n'entreprendrai point de décider fi l'Épidémie qui a régné a été
contagieufe ou non, je raporterai feulement quelques faits. Plufieurs individus ont très-fouvent été ataqués fous le même toit; à Beffay, M. le Curé,
Madame fa mere & une fervante ont été victimes de l'Épidémie; à Saint-
Jean-de-Beugné, M. le Curé, fa fœur, fa belle-fœur & une domeftique,
font morts. Enfin, il n'eft pas, je crois, de paroiffe où l'Épidémie s'eft

---

(*a*) Cette lettre, du 23 Avril, ne me parvint que le 7 Mai.
(*b*) Voyez les Réflexions publiées par la Société Royale de Médecine de Paris, *p*ag. 3.

manifeſtée, où on ne puiſſe avoir été à même d'obſerver la même choſe : peut-on conclure de-là que la maladie ait été contagieuſe ? je ne le crois pas. La même cauſe, le même miaſme qui a troublé l'économie de l'un, ne peut-il pas de même avoir agi chez l'autre ? Si on a vu pluſieurs morts dans une maiſon, n'a-t-on pas vû dans une autre, des maris & des femmes, & d'autres, que l'indigence forçoit de coucher enſemble, le ſain & le malade, le premier ne rien contracter abſolument & le malade périr ; j'en ai pluſieurs fois été témoin. Combien d'autres perſones ont donné tous leurs ſoins à des malades ſans rien contracter ? les exemples n'en ſont pas rares. »

» Je raporterai, ſans entreprendre de les expliquer, deux faits qui me paroiſſent aſſez rares. Deux femmes de la paroiſſe des Moutiers-ſur-le-Lays, étant venues le matin au bourg, étoient obligées, pour ſe rendre chez elles, de paſſer ſur le pont de l'endroit, qui eſt très-long & des plus expoſé aux vents de Nord à Nord-eſt, qui, ce jour-là (15 Mars), ſouſloit & étoit d'autant plus froid que la terre étoit couverte de neige : ces deux femmes furent ſaiſies tout-à-coup d'une telle défaillance & de douleurs ſi conſidérables dans toute l'habitude du corps, qu'on fut obligé de les porter chez elles : elles eſſuyerent la maladie épidémique, dont elles réchaperent. .... M. le Curé de la Réorthe, très-digne & reſpectable Paſteur, que je crois incapable d'altérer la vérité en la moindre choſe, m'a raporté qu'un ſoir, environ ſoleil couché, au mois d'Avril, une femme, ſon mari & quelques enfans avec eux, étoient à leur porte, que tous, dans le même moment, ſentirent une odeur infecte qui les affecta tous. La femme fut priſe la nuit d'un violent mal de gorge, & le mari légérement ataqué de l'Épidémie ; ce même ſoir, environ la même heure, des Maçons, ſe rendant de leur journée, ſentirent une pareille odeur & n'en furent point affectés non plus que les enfans des premiers. »

» Que conclure de ces deux obſervations ? que des miaſmes répandus dans l'air ont affectés les uns, & que les autres n'en ont rien reſſenti, parce que, comme il eſt très-vraiſemblable, ces miaſmes inviſibles & déléteres ne purent troubler la parfaite harmonie qui régnoit chez ces derniers, & que le principe de la maladie que j'admets n'a pu en être troublé. »

M. *Bouquet* a joint à ſa correſpondance, un petit Mémoire de M. PRO-VOST, Médecin à Luçon, & ſon Coopérateur, qui donne les obſervations de quelques malades qu'il a vus à Sainte-Hermine & Thiré, principalement celle de M. *Bouquié*, ſon oncle, Chirurgien très-appelé, à Sainte-Hermine, & employé dans cette Épidémie, dont il a été la victime. ..... Outre cela deux lettres, des 26 Mai & 12 Juin, de M. *Merlet*, jeune Chirurgien, à Saint-Hermand, qui remplaça M. *Bouquié* dans le traitement de l'Épidémie ; il rend compte des effets de ce fléau dans les différentes paroiſſes ; enfin un état de M. *Surville*, Chirurgien de l'Épidémie, à Mareuil (dont M. Bouquet fait beaucoup d'éloges) ; par lequel il paroît que ſur cent treize malades qu'il a traités dans douze paroiffes, il n'en étoit péri que treize, & fix depuis des fuites de la maladie.

CORRESPONDANCE DE MM. MERLAND ET PARENTEAU.

M. Merland de Chaillé, Médecin à Luçon & Coopérateur de M. *Bouquet*, a adrefsé, le 4 Juin, une lettre à M. *Pallu*, dans laquelle il lui fait part de fes tournées dans les paroiffes de Bournezeau, Thorigné, Saint-Florent, Saint-Cyr, Saint-Sornin, le Givre, Angle, Saint-Benoît, &c. où il a traité beaucoup de malades avec fuccès par la méthode adoptée.

M. Parenteau, Chirurgien eftimé à Luçon, & chargé de donner fes foins aux malades ataqués de l'Épidémie, a adrefsé, le 1.er Avril 1785, un Mémoire à M. *Pallu*, contenant fix à fept obfervations détaillées (que je regrete de ne pouvoir raporter ici), à la fuite defquelles il donne fon opinion fur les caufes & la nature de l'Épidémie; il annonce un homme inftruit & bon praticien; il avoue avoir eu de mauvais effets de la faignée, & en conféquence a employé la méthode la plus généralement adoptée : il finit ainfi fon Mémoire.

» Il feroit à fouhaiter que tous les gens de l'Art fuiviffent une méthode curative uniforme dans cette maladie. Les uns s'opiniâtrent à faigner & réuffiffent mal; les autres dans les points de côté & crachement de fang, craignent à tort l'effet des émétiques que l'on peut mitiger. Le Mémoire de M. *Gallot*, que j'ai lu depuis peu de jours, n'a pas été rendu affez public; chacun des Médecins & Chirurgiens nommés pour les Épidémies auroit dû l'avoir reçu, ainfi que MM. les Curés de campagne. »

Outre les gens de l'Art du Département de Luçon qui ont donnés leurs foins aux paroiffes ataquées de l'Épidémie dans cet arondiffement, M. Perreau, Médecin à Fontenai-le-Comte, a auffi vu les malades de Sainte-Hermine & des paroiffes voifines, comme il paroît par fa correfpondance avec M. *Pallu*, dont je vais donner des extraits; la premiere lettre eft du 14 Mars, & commence ainfi :

CORRESPONDANCE DE M. PERREAU.

» Quoique je n'aie *aucune commiffion* pour ce qui regarde les Épidémies, j'ai cependant pris la liberté d'informer M. l'Intendant, de celle qui regne depuis environ cinq femaines, tant dans les paroiffes de Sainte-Hermine, Saint-Hermand, que celle de Puimau-Fay & voifines, laquelle fait beaucoup de ravages, & en fi peu de temps, qu'elle enleve les malades en deux, trois, quatre ou cinq jours au plus. Je fuis certain que de trente, ou environ, qui en ont été atteints, il n'en eft pas échapé un feul, & que la plupart n'ont pas pafsé le cinquieme jour, à l'exception de deux ou trois qui ne font morts que le feptieme ou le huitieme jour. »

» D'après cela vous voyez, Monfieur & cher Confrere, combien il éft intéreffant de s'oppofer promptement aux progrès de ce terrible fléau, qu'aucun moyen de ceux qu'on a tentés jufqu'ici n'ont pu réprimer ; j'en joins ici un expofé fidele & circonftancié, pour vous mettre dans le cas de trouver, dans votre fageffe & vos lumieres, des fecours plus efficaces & plus propres à fauver quelques-unes de ces malheureufes victimes, & rétablir le calme dans les efprits confternés ; j'ai été requis deux fois, il y a huit jours, pour en voir deux dans la paroiffe de Sainte-Hermine ; le premier de ces malades que je trouvai prefque fans reffources, expira le lendemain ; le deuxieme prévint ma vifite, de maniere que je ne pus lui porter aucun fecours. » Après cela M. *Perreau* entre dans des détails fur la nature de l'Épidémie, fon invafion, fes caufes, & décrit ainfi les principaux fymptômes.

» Cette brufque & funefte maladie s'annonce fubitement, comme un coup de foudre, par des friffons irréguliers, fuivis peu après d'un grand abatement, d'une fievre aiguë continue, avec redoublemens, mal de tête, douleur aux environs de la poitrine, le plus fouvent fixe à l'un des côtés, toux fatigante & incommode ; expectoration d'une humeur muqueufe, rare, fluide, rouillée, & par fois fanguinolente, fans aucun foulagement ; naufées, & chez quelques-uns cours de ventre, langue épaiffe & humide, dégoût général, foibleffe, moiteur imparfaite, découragement, délire, affoupiffement, pouls très-vîte, petit, ferré & déprimé dans l'invafion, fe relevant un peu dans les redoublemens, & devenant fur la fin de la maladie ondoyant, inégal & intermittent ; refpiration courte, difficile, laborieufe & entre-coupée ; enfin la mort au bout de trois, quatre ou cinquieme jour de l'invafion. »

M. *Perreau*, après avoir donné quelques explications des fymptômes ci-deffus, en vient à fa méthode curative, qu'il détaille de la maniere fuivante :

» D'après ces principes, je crus, dit-il, que le genre de cette maladie devoit fe raporter à celui des fievres *Catarrhales, malignes, putrides* & combinées d'une prompte difpofition à la *gangrene* ; en conféquence, dans ma premiere vifite, que je fis avec le Chirurgien du lieu, je fus d'avis d'en commencer le traitement par un lavement émollient, fuivi, après fon effet, d'une petite *faignée* du bras du côté affecté, pratiquée dès le premier jour chez les perfones fanguines feulement ; d'un léger vomitif deux ou trois heures après, compofé de 15 à 18 grains d'ipécacuanha bien délayé dans une petite tâffe d'infufion de fleur de camomille, & réitéré le lendemain, fuivant le befoin & fes effets, pour bien vider & déterger l'eftomac & les

premieres

premieres voies des mauvais fucs dont l'envie de vomir les fait foupçoner farcies, & s'oppofer par ce moyen, autant que poffible, aidé d'une once ou deux de manne dans une décoction de bourrache ou de chicorée fauvage, à un nouvel afflux de la matiere morbifique dans le torrent de la circulation. Je prefcrivis enfuite l'ufage fréquent & modéré d'une émulfion convenable ou de quelques tifanes béchiques, comme l'infufion de bourrache, &c. &c. données avec un peu d'oxymel fimple ; un lavement émollient chaque jour ; un parégorique le foir à l'heure du fomeil ; un léger bouillon gras ou à l'œuf, de quatre heures en quatre heures pour toute nouriture. Voici à peu près les remedes qui me parurent les plus convenables, auxquels je joignis l'embrocation de l'onguent d'althéa fur les parties douloureufes de la poitrine, & un minoratif le lendemain ou furlendemain du vomitif..... Deux ou trois jours après, ayant été rapelé pour un autre malade fi prefsé qu'il ne me donna pas le temps de le voir vivant, je fus chez le Chirurgien de Sainte-Hermine, m'informer de l'effet de ces différens fecours ; il me répondit qu'il n'avoit encore faigné aucuns malades, à caufe de la petiteffe de leurs pouls, & que tout ce qu'il avoit mis en ufage jufqu'alors, n'avoit eu aucun fuccès.... Je vifitai, de concert avec ledit Chirurgien, dix à douze de fes malades que j'examinai férieufement, & trouvai dans un état pitoyable, prefque tous fans reffources ; & après un raport exact & unanime des fymptômes dont ils fe plaignoient, je m'aperçus ou crus reconoître que cette efpece de maladie avoit beaucoup de raport avec les pleuréfies ou péripneumonies épidémiques & malignes, fi bien décrites par SYDENHAM ; en conféquence j'en changeai entiérement le traitement, & j'infiftai pour qu'on les commençât par une *faignée du bras* du côté affecté, réitérée le lendemain, fuivant les effets & la qualité du fang : 2.°, qu'on appliquât immédiatement après fur la nuque ou fur la partie foufrante, un large épifpaftique ou véficatoire : 3.°, qu'on donnât un lavement émollient tous les jours, de petites tâffes d'émulfion ou d'eau chaude coupée avec une fixieme partie de lait, des tifanes béchiques convenables, & fouvent répétées, pour boiffon ordinaire ; un julep le foir & un minoratif fur la fin, c'eft-à-dire, au bout de quelques jours de ce traitement..... Faire lever les malades quelques inftans dans le jour & leur faire boire, s'ils le préféroient, de la petite biere, avec un tiers ou un demi d'eau. »

» Au moment que j'écris, je reçois une lettre du Chirurgien, qui m'apprend qu'il a commencé d'en faigner quelques-uns, & que les fymptômes paroiffent en être diminués ; il m'affure qu'il fe conformera à ma Confultation & qu'il m'en donnera connoiffance. Je lui réponds d'être fort circonfpect à l'égard de la *faignée*, & de ne la répéter qu'au cas que le fang fût couenneux, le pouls plus fort, meilleur ; le malade en un mot fenfiblement foulagé ; parce qu'il feroit à craindre qu'en tirant trop de fang, on afoiblît trop l'ofcillation des vaiffeaux, & on ne s'oppofât par-là à la réfolution de l'humeur qui paroît

H

farcir & engorger les véficules bronchiales & pulmonaires, où par fon séjour elle fe corrompt, les enflamme & les *gangrene* en peu de temps, car il ne s'eft guere vu de maladie épidémique, fi l'on n'en excepte la pefte, plus traître & plus brufque, &c. &c. Voici, Monfieur & cher Confrere, le réful-tat de mes Réflexions, tant fur l'Épidémie régnante que fur celles qui l'ont précédées, dont je fais que vous avez été plus amplement inftruit par M. *Gallot*, mon confrere & *ami*, il feroit donc inutile de m'étendre davantage fur cet objet, &c. &c. »

» La feconde lettre de M. *Perreau* eft du 7 Avril, & en réponfe à une de M. *Pallu*, qui avoit adreffé à ce Médecin une Confultation (à peu près femblable à celle inférée dans mon Mémoire fur l'Épidémie de la Forêt-fur-Saivre, en 1784, & la même qu'il avoit ci-devant fait paffer aux différens Médecins de la Province, & fur-tout à M. *Bouquet*, de Luçon, qui, comme il a été dit, l'avoit mife entre les mains de tous les Chirurgiens de fon Département), par laquelle il n'étoit pas d'avis de la faignée d'après fon expérience & les obfervations de MONTANUS, LE ROI, M. COLOM-BIER, &c. &c...... La lettre de M. *Perreau* commençoit ainfi : »

» J'ai reçu dans fon temps la lettre & la confultation que vous m'avez fait l'honeur de m'adreffer le 21 du paffé, au fujet de la *brufque* Épidémie qui regne à Saint-Hermand, Sainte-Hermine, Puy-Maufray & maintes autres paroiffes de cette bâffe Province, comme Saint-Juire, Saint-Martin-Lars, la Réorthe, la Jaudonniere, Saint-Hilaire-du-Bois, Chantonnay, la Caillere, Bazôges, Mouilleron, où dans plufieurs defquelles j'ai eu occafion de voir beaucoup de malades, & d'en fuivre le traitement, du moins d'une grande partie, fur-tout en celles de la Réorthe, Pouillé, Saint-Hermand, Sainte-Hermine, Saint-Martin-Lars, *Saint-Hilaire-du-Bois* & *la Caillere*; mais dans huit à dix voyages que j'y ai faits, fort près les uns des autres, & à la diftance de fix à fept lieues de ma réfidence, dont la plupart *bono duntaxat animo & caritate pleno*, j'ai eu la fatisfaction de voir & d'obferver que la maladie, quoique exactement du même genre, faifoit moins de ravage par-tout ailleurs que dans les premieres paroiffes ci-deffus, où cependant elle commence à fe civilifer un peu; j'ai cependant appris que dans celles de *Chantonnay*, *Puy-Belliard* & *Mouilleron*, elle étoit très-meurtriere, & que dans cette derniere on avoit fait deux ouvertures de cadâvres; mais j'ignore la teneur du procès verbal, que le confrere M. *Gallot* vous a fans doute adreffé. »

Enfuite M. *Perreau* remercie M. *Pallu* de fa Confultation, dit l'avoir mife entre les mains des Chirurgiens chargés du traitement des maladies, & finit en difant : » Vous avez parfaitement bien faifi, Monfieur & cher Con-frere, le vrai caractere de cette affection épidémique, qui eft en effet une fièvre *Catarrhale*, *maligne*, *bilieufe*, *putride*, chez quelques-uns, *putride-vermineufe*, chez d'autres, ou fi l'on veut, une *fauffe péripneumonie maligne*, *bilieufe*, *putride*, avec *difpofition gangreneufe* chez certains fujets, fur-tout chez les fcorbutiques. Ces deux maladies qui ont beaucoup de raport entr'elles & dont le traitement differe peu, fe trouvent fouvent combinées enfemble chez la plupart des malades, ce qui ne fait qu'en augmenter l'in-tenfité & le danger. »

La troifieme lettre de M. *Perreau* eft du 2 Juin; il rend compte d'une ouverture de cadâvre qu'il avoit fait faire à la Réorthe (par le fieur *Nouhaud*, le fils, Chirurgien que M. *Bouquet* avoit placé dans cette paroiffe) fur celui d'un jeune homme de trente ans, mort en moins de deux jours, de la mala-die épidémique; M. *Perreau* dit que » Les poumons étoient parfemés de points très-noirs & gangreneux, reduits en fonte & pleins d'une matiere ichoreufe & purulente, fon cœur étoit livide, d'un jaûne fale & foncé, fes ventricules farcis d'un fang diffous & auffi ncir que de l'encre; il fortit de l'eftomac & des inteftins, une grande quantité d'air gazeux fi fétide & fi méphitique, qu'il ne nous fut pas poffible d'examiner leurs parois intérieures & les autres vifceres du bâs-ventre, de pouffer en un mot nos recherches plus loin. » M. *Perreau* termine fa lettre en rapelant fes *tournées*, fes *tra-vaux*, fon *traitement*, & en faifant obferver qu'il eft péri du tiers au quart des malades ataqués; enfin, dans fa derniere lettre, du 12 Juin, ce Médecin annonce la diminution & prefque la ceffation de l'Épidémie dans les diffé-rentes paroiffes qu'il vifite.

M. *Perreau* n'eft pas le feul Médecin étranger au Département de Luçon, qui y ait donné fes foins aux pauvres malades; on doit compter mon ami M. *Clemenceau*, qui y a fait quelques tournées avec M. *Bouquet*, fon oncle, & mon refpectable ami, M. DESTRAPPIERES, Doyen du Collége de Médecine de la Rochelle, qui, pendant fon féjour à fa terre de la *Serrie*, près Mareuil, dans le courant du mois de Mai, a bien voulu donner fes avis aux pauvres *épidémiés* de ce canton; il a daigné me faire part de fes obfervations les 3 & 7 Juin; fon traitement étoit conforme à celui le plus généralement adopté..... Enfin, je pourois me compter moi-même dans le nombre des Médecins employés dans l'arondiffement de Luçon, ayant vifité dès le mois de Novembre 1784, la paroiffe de Saint-Philbert, & ayant con-tinué jufqu'à la ceffation de l'Épidémie. Je ne l'ai point fait fans *miffion*, fans en prévenir mon digne ami M. *Bouquet*, Médecin des Épidémies de ce Départe-ment & fans l'agrément de M. l'Intendant; M. AVRON, fon Subdélégué, à Luçon, m'écrivit même de fa part, le 3 Mars 1785, pour avoir des renfei-gnemens fur l'Épidémie, & pour me charger de continuer à voir les pauvres malades & leur faire fournir tout ce dont ils auroient befoin; M. *Avron* m'a encore adreffé une autre lettre à ce fujet, le 15 Mai.

OBSERVATIONS DE M. TILLIER.

DEPUIS la ceſſation de l'Épidémie, j'ai reçu de M. *Tillier*, Chirurgien à Chaillé-les-Marais, trois Mémoires intéreſſans ſur l'Épidémie, qu'il a adreſsés à la Société Royale de Médecine, qui en a fait mention dans ſes Réflexions, ainſi que des Obſervations de M. *Perreau.* La trop grande abondance des matieres m'empêche de citer longuement les Mémoires de M. *Tillier :* le premier eſt du 3 Mai : ce Chirurgien dit avoir employé, depuis le 1.er Février, la ſaignée avec ſuccès ; dans le deuxieme Mémoire, du 10 Juin, M. *Tillier* annonce un changement ſubit dans les ſymptômes de la maladie & des ſignes certains de putridité ; il renonça alors à la ſaignée pour adopter les émétiques, les véſicatoires, les béchiques, &c. enfin, le troiſieme Mémoire eſt du 27 Août, par lequel il apprend la ceſſation preſque totale du fléau, qui, depuis la mi-Juillet, avoit encore changé de caractere & s'étoit montré avec les mêmes ſymptômes que dans le commencement : cependant il n'avoit oſé revenir à la ſaignée, vu l'extrême petiteſſe du pouls, mais il avoit atendu de la nature une criſe qu'elle ſe préparoit par des éruptions milliaires, & il employa l'émétique & autres ſecours indiqués.

QUOIQUE je n'aye pas reçu des renſeignemens de toutes les paroiſſes de ce Département, je crois cependant devoir joindre ici le Tableau de ceux qui m'ont été remis de l'Intendance......

Les détails ſur les effets de l'Épidémie dans le Département de Fontenai-le-Comte devroient être placés ici ; mais je n'ai rien reçu de l'Intendance à ce ſujet, quoique je ſache que l'Épidémie y ait exercé ſes ravages, & que M. de SAYVRE, Médecin des Épidémies, n'ayant pu ſeul viſiter toutes les paroiſſes, MM. *Perreau* & *Dupuy* l'ont ſupplée dans pluſieurs ; ce dernier Médecin m'a même dit avoir employé, avec ſuccès, les ſinapiſmes à la plante des pieds...... Le Subdélégué de ce Département, mon ami M. MAJOU, m'a écrit même à cette occaſion, les 1.er Février & 23 Avril ; & je ſais qu'il a fait donner avec ſoin les ſecours acordés aux malheureux dans les paroiſſes qui les ont réclamés ou celles qu'il a ſu en proie à la maladie épidémique : j'ai raporté dans mes Obſervations particulieres pluſieurs faits obſervés dans différentes paroiſſes de ce Département.

ÉTAT des Paroisses du Département de Luçon, dans lesquelles la Maladie Épidémique s'est manifestée en 1785.

Noms des Paroisses.	Morts pendant l'Epidém.	Ataqués de l'Epidém.	Morts de l'Epidém.	Chefs de Famille.	Morts de la petite vérole.	Nombre des Habitans.	Invasion de l'Epidémie	Cessation.	Nature du Sol.
Saint-Aubin, ...		9	4	2		156			Plaine.
Le Simon.		30	23	12		300	Février.		id. & bocage.
Sainte - Hermine. . . .		36	28	12		480			Plaine.
Saint-Mars-des-Prés. . .		40	22	7		300			id. & bocage.
Les Pineaux.		15	9	7		220			Bocage.
La Réorthe.		200	56	30		1100	Janvier.	Juillet.	id. & plaine.
Thorigné.	49	150	41	27			Déc. 1784		Bocage.
Saint-André-sur-Mareuil. .		20	14	8		240			idem.
Le Peault.		4	3	0		400			Plaine.
La Couture.		21	9	4		200			Marais.
Les Moutiers-sur-le-Lays. .		116	47	15			Déc. 1784	Juillet.	Bocage.
Les Magnils-Regnier. . .		34	32	16	2	300	Mars.	Juillet.	Plaine.
La Chaise - le - Vicomte. .		50	25	6		600			Bocage.
Bellenouë.	36	46	33	11		150	Nov. 1784		idem.
Saint - Sornin.	23	40	18	3		320			idem.
Bessay.		26	15	9		250			Pl. & vignobl.
Château - Guibert. . . .		42	16	9		260	Déc. 1784		Bocage.
La Bretonnière.	27	80	25	16		300			Pl. & marais.
Triaize.		88	39	10		1000			Marais.
Chasnay.		30	15	6		250			idem.
Saint-Nicolas-de-la-Chaise.		100	32	8		700			Bocage.
St-Philbert-du-Pont-Charrault.	58	140	40	20	6	1000	Oct. 1784	Juillet.	id. & plaine.
Le Bourg-sous-la-Roche. .			80			1250			Bocage.
Le Givre.			2	2	2	230			idem.
Puy-Maufray.			20	13		400			idem.
Sainte-Gemme-de-Luçon. .	34		20	6		700			Plaine.
Château-Fromage. . . .			27	8					Bocage.
Saint-Denys-du-Pairé. . .			11	6		300			Marais.
	227	1317	706	322	10	11406			

Il y a eu dans ce Département, d'après l'État ci-dessus (qui n'est pas complet, car il manque plusieurs paroisses très-maltraitées, sur-tout celle de *Saint-Hermand*, où on a compté de quatre-vingt à cent victimes de l'Épidémie), 706 morts dans vingt-huit paroisses, dont 1317 d'ataqués dans vingt-deux paroisses, & 546 morts ; 322 chefs de famille dans vingt-six paroisses.

DÉPARTEMENT DES SÂBLES D'OLONE.

CORRESPONDANCE DE M. LYNIER.

LA premiere lettre de M. LYNIER est du 17 Avril, & est acompagnée d'un Mémoire sur la maladie épidémique, régnante à Saint-Hilaire-la-Forêt, Longeville, Talmont, Saint-Hilaire-de-Talmont, Poiroux, qu'il avoit laissé entre les mains de M. *Chabanon*, Chirurgien..... (*a*) M. *Lynier* donne les détails des symptômes de cette maladie, qu'il nomme fievre *Catarrhale*, *bilieuse*, *putride* & *maligne*, où il y a souvent complication d'angine; alors les malades sont enlevés de trente-six à quarante-huit heures, comme cela a eu lieu chez six hommes robustes. Une femme se plaignoit de douleur dans le ventre, & fut morte à deux heures du matin; une autre ressentit une douleur à un doigt; la douleur gâgna la poitrine & la fit périr en douze heures; les symptômes sont les mêmes que ceux observés par tous les Médecins: M. *Lynier* distingue les différens degrés ou les différentes affections épidémiques de la maniere suivante:

» La fievre catarrhale, bilieuse, putride, qui n'est point compliquée de mal de gorge, ni de douleur à un des côtés de la poitrine, & dont les symptômes ne sont pas bien-graves, ne demande que les boissons adoucissantes, savoneuses, acidules, &c.... Comme les premieres voies sont toujours farcies de saburre bilieuse, on fera bien de les en débarasser par un émético-cathartique, composé d'une once de manne & quatre grains d'émétique pour trois à quatre verrées, de demi-heure en demi-heure, ensuite les boissons chicoracées..... Si la douleur de tête est considérable, qu'elle agite le malade pendant la nuit, alors, on appliquera, à la plante des pieds, des sinapismes; on purgera de temps en temps avec la manne, les tamarins & les sels neutres. »

» La fievre catarrhale, *bilieuse putride*, dont le venin ne s'est point encore fixé sur aucune partie, mais dont les symptômes sont alarmans dès le commencement, tels que la prostration des forces, frissons, nausées & vomissemens bilieux, délire, assoupissement, pouls petit, mou, fréquent, douleur précordiale, &c. &c. je conseille de larges emplâtres vésicatoires aux jambes, ensuite vingt-quatre grains d'ipécacuanha avec un grain d'émétique,

---

(*a*) M. *Lynier* dit qu'il étoit mort, à cette époque, plus de quarante persones à Talmont, & qu'il a chargé M. Roi, fils, Chirurgien, d'aller à Poiroux, après lui avoir communiqué le traitement convenable.

& le foir, un grôs de thériaque; fi la langue v.ent feche, aride, qu'il y ait affoupiffement, délire, &c. la mixture fuivante: prenez rhubarbe concafsée, un grôs, faites bouillir en fix onces d'eau réduites à quatre; paffez, ajoutez un grôs de fel d'abfynthe & deux grôs de firop de limon; on en donnera deux cuillerées de deux heures en deux heures; on purgera de temps en temps avec les minoratifs; à la fin, la décoction de quinquina avec le fel polychrefte & du vin rouge vieux. »

» La fievre catharrale, *bilieufe putride*, avec un léger mal de gorge, douleur vive à l'un des côtés de la poitrine, acompagnée de toux, crachats bilieux, rouillés, fanguinolens, exige, à la fin du premier accès, l'émétique en grand lavage, & non un émético-cathartique; le foir un lavement, enfuite les minoratifs : fi-tôt l'effet du vomitif, on appliquera un véficatoire fur le côté douloureux, & un autre à la nuque, y entretenir long-temps la fuppuration; les boiffons acidulées avec le vinaigre & l'oxymel fcillitique, le lok avec le kermès. »

» La fievre catarrhale avec gonflement confidérable des amygdales, de la luete & du pharynx, de maniere que le malade refpire avec peine, alors, s'il n'y a pas d'indication pour la faignée, on fera des fcarifications à ces parties; on tâchera d'attirer au dehors l'humeur morbifique, par des emplâtres fortes à la nuque & fous le menton, prenant depuis une oreille jufqu'à l'autre; fi le malade peut avaler, on fera vomir; on donnera le petit lait, les gargarifmes miélés, & avec le quinquina, la myrrhe & le fel ammoniac, s'il y a apparence de gangrene, &c. »

» Lorfque le levain morbifique s'eft jeté avec fureur fur toute la gorge, de maniere que les parties externes & internes font tellement gonflées, que le malade eft prêt d'être fuffoqué, les malades périffent rapidement; on pouroit cependant pratiquer aux côtés du cou, des fcarifications profondes ou les ventoufes, des finapifmes, enfin la bronchotomie, outre cela un large féton à la nuque..... Si le dévoîment arive dans le courant des différentes efpeces de fievres catarrhales décrites, après avoir fait vomir par de légere; dôfes d'ipécacuanha, de fept à huit grains, répétées deux à trois fois, on donnera un bol de deux grains d'ipécacuanha & de cinq à fix grains de rhubarbe torréfiée, le tout incorporé avec un peu de thériaque. »

Par une autre lettre, du 2 Juillet, M. *Lynier* fait part, à M. *Pallu*, de la maladie épidémique qu'il a éprouvé lui-même à Talmont, où il a été retenu trente jours, dont vingt très-mal & dix dans le délire; MM. *Bardin & Daniau*, fes amis, lui ont donné leurs foins : ce Médecin a eu beaucoup de peine à fe rétablir, & même je crois qu'il ne l'eft pas encore, la poitrine étant reftée gravement affectée.

CORRESPONDANCE DE M. MENANTEAU.

M. Menanteau de la Guilloniere, Médecin à Olone, fut
chargé par M. Dupleix, Subdélégué aux Sâbles, le 12 Mai, de se rendre
dans la paroisse de *Vairé*, à deux lieues de chez lui, mais il tomba malade
lui-même le 18, & ne put y retourner, comme il le marque dans une
seconde lettre, du 11 Juillet; il fut suppléé, dans cette paroisse, par M.
Guyonnet, Chirurgien des Sâbles, très-intelligent : dans sa premiere, du
2 Juin, M. *Menanteau* rend compte de ce qu'il a vu, & il décrit la même
maladie observée dans tous les autres endroits; il raporte trois Observations,
& une quatrieme faite sur lui-même ; la matiere morbifique se fixa sur une
jambe où il avoit eu une légere blessure précédemment..... » Pour ce qui
regarde le traitement, dit-il, c'est à vous & à M. *Gallot* à qui j'en dois la
plus grande partie; les remedes qui ont eu tant de succès entre vos mains,
m'ont été d'un grand secours à *Vairé* : les vomitifs répétés selon les circonstances, les purgatifs, les boissons acides, les vésicatoires, les loks aiguisés
avec le kermès, l'ipécacuanha, l'oxymel scillitique, étoient des remedes
héroïques, &c. »

MÉMOIRE DE M. GUYONNET.

M. Guyonnet commence son Mémoire, en date du 19 Juin, à
l'époque où M. *Menanteau* laissa l'Épidémie à Vairé, c'est-à-dire, au commencement de Juin, il s'y étoit rendu le 23 Mai; il décrit quelque symptômes à peu près les mêmes que ceux observés chez tous les malades, les
vers très-communs avec des vomissemens bilieux ; ces vers sont très-grôs
respectivement à leur longueur, ayant la tête noire ; ils ont été plus fréquens
après la pluie, principalement chez les enfans.....
    » Quant au traitement, dit M. *Guyonnet*, j'ai suivi de mon mieux celui
que vous avez indiqué dans votre réponse au Mémoire présenté par M.
Lynier; si j'ai eu quelque réussite, c'est à vous, Monsieur, que l'humanité
en est redevable ». M. *Guyonnet* parle de deux malades chez lesquels
l'humeur catarrhale s'est fixée aux extrémités, l'un ne pouvant se servir d'un
bras, l'autre d'une cuisse; il avoit employé la teinture de cantharides pour le
premier, & la décoction aromatique pour le second. Il en cite un troisieme
chez lequel il se forma un anthrax qui vint à maturité, qu'il ouvrit, & qui
suppura convenablement...... Ce Chirurgien dit avoir été réservé sur la
saignée, & l'avoir cependant employée avec succès sur trois malades, chez
lesquels il a aperçu des signes décidés d'inflammation. La situation de Vairé
est très-élevée, entouré de rivieres bordées de prairies; l'Épidémie affligeoit
d'avantage les maisons qui en étoient voisines, & sur dix persones qui habi-
toient ensemble, à peine en est-il une ou deux qui en ayent été exemptes.
                                                            N'ayant

N'AYANT reçu de renseignement que de quatre paroisses pour les effets de l'Épidémie, je ne puis offrir des résultats complets pour ce Département.

ÉTAT de quelques Paroisses du Département des Sâbles, où l'Épidémie s'est manifestée en 1785.

NOMS DES PAROISSES.	Attaqués de l'Épidém.	Morts de l'Épidém.	Hommes.	Femmes.	Chefs de Famille.	Nombre des Habitans.	NATURE du SOL.
Poiroux.	60	30			18	560	Bocage.
Sainte-Radégonde-de-Jard. .	105	49	32	17	40	550	Côte.
Saint-Nicolas-de-Brem. . .	29	10	7	3	7	120	id.
Saint-Martin-de-Brem. . .	200	52	26	26	19	616	id.
	394	141	65	46	84	1846	

Les Observations de MM. les gens de l'Art de ce Département, prouvent que ces quatre paroisses ne sont pas les seules qui ont été affligées par l'Épidémie, ni les plus maltraitées.

DÉPARTEMENT DE MONTAIGU.

CORRESPONDANCE DE M. RICHARD.

M. RICHARD, pere, Praticien très-célebre de Montaigu, & Médecin pour les Épidémies de ce Département, a adressé, le 9 Juin, à M. *Pallu*, une lettre en forme de Mémoire; il seroit intéressant de la raporter en entier, mais je suis obligé de me borner aux extraits.

La maladie qui régnoit alors dans les paroisses du Marquisat de Montaigu, telles que St-Hilaire-de-Charlay, Treize-Septiers, la Boissiere, &c. &c. ainsi qu'à Rocheserviere & ès environs, depuis plus d'un mois & demi, étoit, selon M. *Richard*, une fievre catarrhale, avec fausse *péripneumonie bilieuse, putride, vermineuse :* » Dans quelques-unes, dit-il, le mal de tête est violent d'abord, avec des rêveries & même délire; dans d'autres, il prend des tremblemens dans les muscles & le genre nerveux. Nous avons observé qu'elle est com-

I

pliquée d'inflammation ; il n'a pas fallu être auffi réfervé fur la faignée que dans l'Épidémie de l'an pafsé, où elle ne convenoit pas. Dans quelques malades, lorfque nous fommes appelés le premier ou le fecond jour que la fievre eft forte, le vifage rouge, le mal de tête violent, le pouls élevé, affez plein, une faignée & quelquefois deux, foit du bras ou du pied, ont procuré du foulagement fur le champ; dans d'autres les fang-fues fur le côté douloureux ou au fiége. On a donné quelques heures après, avec plus d'avantage, un léger vomitif, lorfque les naufées & l'état de la langue & de l'eftomac l'ont exigé ; dans bien des cas, nous avons préféré l'ipécacuanha à la dôfe de dix-huit à vingt grains en deux dôfes, ou deux à trois grains de tartre émétique en lavage. » M. *Richard* confeille enfuite les évacuans légers, les anthel-minthiques, les boiffons diapnoïques, béchiques, les véficatoires fur le côté douloureux, aux jambes ou à la nuque..... L'Épidémie ne s'eft pas tant répandue dans les paroiffes qui avoient beaucoup foufert l'année derniere aux environs de Montaigu; mais les plus éloignées, comme la Grolle, ont été maltraitées. La nuit du 20 au 21 Mars, il en périt quatre au village de la Vacherie, où il y eut deux ouvertures de cadâvres de perfones enlevées le feptieme jour. Ces opérations furent faites par MM. *Sue* & *Fayau* fils, Chirurgiens, en préfence de MM. Pineau du Pavillon, Musset, Gouraud & Fayau fils aîné, Médecins, & MM. *Fayau* pere & *Baudry*, Chirurgiens. Voici les détails raportés par M. *Richard*.

» Dans le premier cadâvre d'une femme âgée d'environ quarante ans, on a trouvé un épanchement affez confidérable de matieres purulentes qui rempliffoit la cavité gauche de la poitrine, entre la plevre & le poumon; il s'eft trouvé, en outre, entre la plevre & les côtés, dans le tiffu cellulaire, une matiere graiffeufe, gélatineufe, en fuppuration très-épaiffe ; dans ce même cadâvre, on a trouvé du pus dans le bâs-ventre, de la même qualité que celui qui étoit entre les côtés & la plevre ; le canal inteftinal contenant plufieurs paquets de vers ; on n'a rien trouvé dans le cerveau qui a paru dans l'état naturel. »

» Dans le fecond cadâvre d'un homme d'environ cinquante ans, il y avoit, dans le côté droit de la poitrine, un épanchement purulent, mais moins confidérable que dans celui de la femme ; de la fubftance des poumons, fur-tout du côté gauche, il fuintoit, à chaque coup de fcalpel, des matieres purulentes femblables au pus épanché, de maniere que les poumons étoient totalement en fuppuration ; il s'eft trouvé auffi, dans le petit baffin, deux bonnes cuillerées de pus, & la veffie remplie d'urine qui y avoit féjourné vrai-femblablement par la preffion du cou de la veffie, & par l'inflammation dont les parties voifines étoient atteintes. Il y avoit pareillement dans le canal inteftinal des paquets de vers; la membrane interne de l'eftomac dudit cadâvre, vers la partie fupérieure où porte le foie, étoit d'un rouge pâle, à peu près de la couleur du foie, qui indiquoit une phlogôfe ou inflammation;

& réélement par l'ouverture de l'eſtomac, il s'y eſt trouvé, en dedans, une verrée de pûs, d'environ cinq à ſix onces, pareil à celui de l'intérieur de la poitrine : tous les inteſtins étoient bourſouflés, ſuite de l'inflammation & des météoriſmes, ce qui avoit diſtendu les inteſtins. »

CORRESPONDANCE DE M. FAYAU.

Enſuite M. *Richard* donne des détails ſur la maladie régnante à la Grolle, Saint-Etienne-de-Corcoué & les environs de Rocheſerviere, d'après les renſeignemens fournis par M. *Fayau*, fils aîné, D. M. M. & *Sue*, Chirurgien à Rocheſerviere..... Je vais joindre ici l'extrait de quelques lettres que M. *Fayau* m'a adreſſées directement au ſujet de l'Épidémie dans ſon canton; il m'apprenoit, par ſa premiere du 23 Juin 1785, que la maladie s'étoit concentrée dans ſes environs, vers la mi-Mars, peu dangereuſe d'abord; mais ayant fait enſuite les plus grands ravages juſqu'à la fin de Mai, pluſieurs ſont retombés dans le courant de Juin & ont ſuccombés..... Dans une ſeconde lettre, du 20 Juillet, ce Médecin, après m'avoir obſervé que la même maladie épidémique avoit régné en Février 1784, avec un accâblement plus conſidérable, la tête plus affectée, dit que celle de 1785 a offert à peu près les mêmes ſymptômes détaillés dans les Réflexions de la Société Royale de Médecine...... » Le début ordinaire, dit-il, étoit un friſſon que l'on voyoit rarement revenir dans les redoublemens ſuivans; preſque tous les malades ſe ſont plaints, dès le premier accès, ou du moins peu de temps après, de douleur dans l'un ou l'autre côté de la poitrine, & d'embaras dans la région épigaſtrique, ſpécialement du côté droit; il y a eu des nauſées, des vomiſſemens, dès l'invaſion; quelques-uns ont éprouvés des cours de ventre; la langue qui n'étoit d'abord que légérement blanche, s'eſt, peu après, recouverte d'une croûte plus épaiſſe & plus noire; il eſt peu de ſujets affectés de l'Épidémie qui n'ayent rendu des vers; quelques-uns ont eu de la toux, avec des crachats bilieux le plus ſouvent, & quelquefois mêlés d'une certaine quantité de ſang; la foibleſſe, en général, étoit conſidérable, & les malades ſe plaignoient de douleurs aſſez vives dans les grâs de jambes & autres parties muſculeuſes; les ſueurs qui ont été aſſez abondantes & ont paru ſans remedes pour les exciter, ont ſoulagés beaucoup les malades; la mort avoit lieu ordinairement du cinq au huitième jour, quelquefois le troiſieme; le malade ſe trouvoit ordinairement beaucoup mieux le jour qui précédoit immédiatement le terme fatal; on avoit tout lieu de craindre, lorſque les crachats ſe ſupprimoient entiérement, la reſpiration devenoit plus difficile, & que le malade ne pouvoit reſter couché que ſur le dôs, & la tête très-relevée; j'ai vu un malade qui, peu d'heures avant ſa mort, fut promptement couvert de taches pourprées en tirant ſur le brun. »

M. *Fayau* donne enſuite l'hiſtoire des deux ouvertures de cadâvres dont

M. *Richard* avoit rendu compte à M. *Pallu*, expose ainsi sa méthode curative.....» Un émétique ou un émético-cathartique, précédé quelquefois de
la saignée, que nous avons cru devoir réitérer rarement, & les véficatoires
appliqués le plus souvent sur le siége du mal, ont été nos remedes ordinaires; quelquefois nous avons insisté sur l'émétique, mais le plus souvent
de maniere à passer par le bâs; les apozemes avec les végétaux antiputrides
& favoneux, auxquels j'ajoutois quelques sels neutres, m'ont paru très-
avantageux; on a aussi donné des loks qu'on a aiguisés avec l'oxymel & par
fois avec le kermès minéral; chez quelques sujets, je me suis bien trouvé
des vermifuges associés aux purgatifs & répétés plusieurs jours. »

Dans une troisieme lettre, du 16 Août, M. *Fayau* me donnoit des détails
sur la marche de l'Épidémie, la topographie des lieux, le nombre des
persones ataquées & celui des morts. » Les paroisses de Bouai & la Grolle,
dit-il, ont été les plus maltraitées, cette derniere sur-tout; une métairie de
cette paroisse, que l'Épidémie de l'année derniere avoit presqu'enti'rement
rendue déserte, la *Maisonneuve*, qui avoit perdu neuf de ses sujets, a encore
fourni cette année les premieres victimes, deux de ses nouveaux habitans
en sont morts; cette métairie est située au milieu d'une campagne assez plate,
couverte d'arbres; dans le village de la *Vacherie*, sur quarante-cinq habitans,
vingt-sept ou vingt-huit ont été affectés, & douze sont morts; le premier
ataqué arivoit de Sainte-Pazanne, paroisse de Bretagne, où régnoit alors
l'Épidémie; de retour chez lui, il se trouva très-mal : cependant, après
quelques remedes, il guérit; son pere, son beau-frere, sa mere & trois
oncles paternels, deux de ceux-ci demeurans dans une autre maison du
village, le troisieme dans un village éloigné, furent successivement ataqués;
les trois oncles furent traités par différens Chirurgiens, & je vis les trois
autres malades avec deux de mes confreres que je fis appeler, tous périrent.
Le mal n'étoit-il point ici contagieux ? j'ai de la peine à le croire; j'ai vu
plusieurs autres cas où il ne me l'a pas moins paru. Plusieurs autres villages
de la même paroisse ont été infectés en même temps, & même depuis; mais
il n'en est aucun qui ait été si molesté. Sur soixante à soixante-dix mala'es
ataqués dans cette paroisse, d'environ six cens habitans, il en est mort vingt-
deux à vingt-quatre; le défaut de secours doit sûrement en avoir augmenté
le nombre; jamais je n'ai vu tant de misere; la crainte du péril éloignoit de
ces malheureux tous ceux que la charité eut pu y conduire dans d'autres
circonstances; j'en ai vu qui n'avoient pas même de feu dans leurs maisons,
pas une seule persone pour leur donner un verre de tisane ou de bouillon. »

Il n'y a aucun Médecin de campagne qui ne soit souvent témoin de spé-
tacle aussi déchirant, & sur-tout dans les circonstances calamiteuses où nous
sommes actuélement.

MÉMOIRE DE M. LANDAIS.

Mon intime & digne ami M. *Landais* (a), réfidant aux Effars en bâs
Poitou, jouiffant de l'eftime la plus générale & la plus juftement acquife,
m'avoit fucceffivement fait part, de vive voix & par écrit, de fes Obfervations fur l'Épidémie régnante, & le 8 Août, il m'adreffa un Mémoire, en
forme de lettre, fur cet objet; je regrete bien de ne pouvoir l'inférer ici en
entier; je vais du moins en citer les endroits les plus effentiels : il commence
ainfi. » Je vous ai promis, cher Confrere, de vous efquiffer le tableau des
maladies que j'ai eu lieu d'obferver aux Effars, & dans les paroiffes voifines,
pendant le printemps de cette année..... Par-tout j'ai vu la fievre *catarrhale,*
bilieufe, putride, ou la fauffe péripneumonie des auteurs; chez tous les fujets,
la poitrine a été plus ou moins affectée, & la bile a toujours paru dominer.
Vous favez que l'hiver & le printemps de l'année derniere furent également
remarquables par une conftitution analogue à celle de cette année, & qu'il
y a un très-grand raport entre l'Épidémie qui régna alors & celle qui vient
de nous affliger. Ces deux Épidémies me paroiffent abfolument femblables
au fonds; leur marche, leur invafion, leurs fymptômes, &c. tout annonce
qu'elle eft une : en général, les paroiffes qui furent, l'année derniere, le
théâtre de l'Épidémie, ont été, cette année, exemptes de ce fléau; ainfi
Saint-Martin-des-Noyers, Sainte-Florence, Sainte-Cécile, les Effars,
Chauché, &c. qui firent de grandes pertes l'année derniere, ont eu peu
de malades cette année; & l'Épidémie s'eft déplacée, & a étendu fes ravages
fur les paroiffes de la Chaife-le-Vicomte, Lériere, Dompierre fur-Yon, la
Merlatiere, Saint-Denys-la-Chevaffe qu'elle épargna en 1784. »

Mon ami *Landais* donne quelques détails fur les fymptômes de l'Épidémie
de 1784, & ajoute que tous les malades qu'il traita alors, il le fit par la
même méthode que celle détaillée dans mon Mémoire fur l'Épidémie de la
Forêt-fur-Saivre; mais que cette année l'Épidémie a eu un caractere tout
différent..... » Il m'a paru, dit-il, être effentiélement inflammatoire, & la
bile n'y a joué que le fecond rôle; fur douze à quinze malades que nous
avons eu aux Effars, & fur le plus grand nombre de ceux que j'ai pu voir
& fuivre dans les autres paroiffes, le pouls étoit dur, plein, les crachats
plus fanguinolens & moins jaûnes, la douleur de côté moins vague & plus
pongitive, le vifage alumé, la peau feche, la langue moins fale, l'altération
plus forte, &c. Je les ai tous fait faigner, quelques-uns jufqu'à quatre fois,
& je les ai fauvés; le fang a toujours été denfe, ferme, fec & très-couenneux;
ce n'a été qu'après avoir lavé & opéré une détente, que j'ai eu recours à un
émético-cathartique qui a produit alors une abondante évacuation bilieufe,

____

(a) Affez connu par les Prix qu'il a remportés à la Faculté & à la Société Royale de Médecine
de Paris fur l'alaitement maternel.

falutaire. Les délayans, les expectorans légérement aiguisés avec l'oxymel ou le kermès & les doux évacuans ont remplis, après le traitement antiphlo-giftique, toutes les indications; cette méthode, je l'ai employée fur des femmes, fur des vieillards, & elle m'a paru néceffaire, quoique dans plufieurs cas infructueufe..... Ce caractere dominant, inflammatoire, n'a point été exclufivement le feul qui fe foit montré; j'ai rencontré plus d'une fois chez des fujets âgés, natuélement foibles, & chez ceux dont la poitrine étoit précédemment affectée, des fymptômes marqués d'afaiffement, de congeftion humorale à la poitrine, de putridité décidée & même de malignité, & vous penfez bien qu'alors la faignée ne convenoit plus, & qu'il falloit varier le traitement; je n'ai aperçu le caractere gangreneux que deux à trois fois, & alors le foyer du mal n'étoit pas à la poitrine, il étoit à la gorge & conftituoit une angine promptement mortele: j'ai cependant vu à Chantonnay un malade bien intéreffant, & qui m'étoit bien cher, dont l'état s'annonça d'abord avec tous les fignes de la plévro-péripneumonie la plus inflammatoire, & qui dégénéra rapidement en gangrene; mais je le répete, les cas ont été rares cette année, & ils étoient les plus communs l'année derniere. Je ne vous parle point des complications de vers, des éruptions pourprées & pétéchiales, & d'autres accidens qui, ne paroiffant que comme fymptômes, ne changeoient rien au fonds & au fort de la maladie.... Plus le caractere de l'inflamma-tion paroiffoit fimple & décidé, & moins il y avoit de danger; aux Effars fur-tout la maladie a été d'autant plus inflammatoire, que la féchereffe a été plus grande & les vents au Nord-Eft.... En général, la crife la plus ordi-naire s'eft faite par les crachats; chez quelques fujets, la maladie a été jugée par une évacuation bilieufe, & j'ai remarqué plus d'une fois des faignemens de nez avantageux; je n'ai pas vu dans nos cantons de fueurs critiques.... Vous avez vu trop de malades, & vous les avez vu trop bien, pour ne vous être pas aperçu de la mobilité de l'humeur qui conftituoit la maladie, avec quelle facilité elle fe déplaçoit, & comme elle étoit, en quelque forte, erratique, affectant quelquefois, chez le même fujet, tantôt la tête, la gorge, la poitrine, les inteftins, &c. & donnant lieu à des métaftafes fingu-lieres. Vous avez encore obfervé comme moi, qu'en général l'Épidémie a été plus étendue chez le peuple, & plus meurtriere; & dans toutes les clâffes, les buveurs, les intempérans, comme ceux qui péchoient déja de la poitrine, ont été les premiers moiffonés & des victimes affurées..... Je vous ai déja dit que je ne croyois point de foi l'Épidémie contagieufe, &c. »

M. *Clemenceau* peut auffi être compté au rang des Médecins qui ont donné leurs foins aux malades du Département de Montaigu, comme il a paru par fa correfpondance que j'ai citée dans la premiere Partie.

DÉPARTEMENT DE CHÂTILLON.

Le Département de Chatillon étant contigu à celui-ci, il seroit convenable de raporter ici les Observations qui peuvent y avoir été faites pendant l'Épidémie qui y a régné dans plusieurs paroisses, comme je l'ai déja dit en rendant compte des Observations de MM. *Loyau* & *Clemenceau*, mais il ne m'a rien été adresé de Poitiers; j'ai cependant été informé que les secours gratuits y ont été donnés comme ailleurs, dans les paroisses qui les ont réclamés..... J'ai seulement eu, par lettres, quelques détails de M. Rousse, Médecin à Mortagne, & M. Durand, Médecin à la Pommeraye-sur-Saivre, m'a dit avoir vu beaucoup de malades ataqués de l'Épidémie; il m'a fait part aussi, le 14 courant, qu'il paroissoit dans la paroisse de Saint-Laurent-sur-Saivre, des affections catarrhales qui avoient déja enlevé plusieurs sujets : Dans cette même paroisse, au mois d'Octobre dernier, MM. *Durand* & *Rousse* traiterent une fievre maligne du plus mauvais caractere, & craignirent qu'elle ne devint épidémique, les vents de Nord la firent cesser.

Pour donner une idée du genre des maladies qui ont eu lieu dans ce canton, je crois devoir raporter ici la lettre que M. *Rousse* m'écrivoit, le 9 Août, à ce sujet.

LETTRE DE M. ROUSSE.

L'Épidémie qui a régné dans nos cantons s'est si fort raprochée de la vôtre, par les symptômes, que je n'y ai trouvé de différence que dans le plus ou le moins d'intensité; je l'ai regardée comme une fievre *catarrhale*, quelquefois simple, le plus souvent maligne, l'humeur se jetant tantôt sur une partie tantôt sur l'autre, le plus souvent cependant sur la poitrine ou la gorge : j'ai toujours estimé l'inflammation locale & dirigé mon traitement en conséquence : je faisois appliquer plusieurs sang-sues sur la partie, que je faisois même réitérer au besoin; l'effet des sang-sues fini, un cataplasme résolutif. Je gorgeois le malade de boissons délayantes, si je voyois disposition à la sueur, ce qui arivoit souvent, je les rendois sudorifiques; beaucoup de lavemens; si le pouls paroissoit s'afciblir, je faisois appliquer un emplâtre vésicatoire sur la partie : je faisois donner de cinq heures en cinq heures un bol camphré, auquel j'ajoutois un demi-grain de kermès minéral; je n'employois jamais les purgatifs qu'à la fin, lorsque la matiete étoit tombée en coction. Je plaçois quelquefois un vomitif lorsque je voyois une indication abfolument urgente. Cette méthode, mon cher Confrere, m'a toujours réuffi ; je n'ai prefque vu perfone fuccomber, il en eft cependant mort beaucoup dans notre canton, particuliérement dans les paroiffes de Treize-vents & de la Romagne, mais j'ai attribué leur mort à un traitement mal entendu...... Les faignées qui ne paroiffoient pas convenir, parce que réélement elles afoibliffoient, m'ont cependant quelquefois réuffi, particuliérement chez les femmes enceintes, elles s'en trouvoient toujours foulagées ; l'éryfipele s'eft manifeftée chez plufieurs, & a toujours eu un caractere de malignité ; un vomitif dès l'invafion facilitoit l'éruption en diminuant la gravité ; le vomitif placé, jufqu'au déclin plus de purgatifs ; des délayans, & lorfque l'inflammation étoit violente, les fang-fues ; je les ai beaucoup employées & toujours avec fuccès..... J'ai fi bien réuffi que je peux affurer n'avoir vu mourir perfone de ceux dont le traitement a été confié dès d'abord à mes foins.

Voici le Tableau qu'on m'a adreffé, de l'Intendance, pour le Département de Montaigu, j'y ai feulement ajouté la paroiffe de la Grolle, dont M. FAYAU m'a fourni les détails.

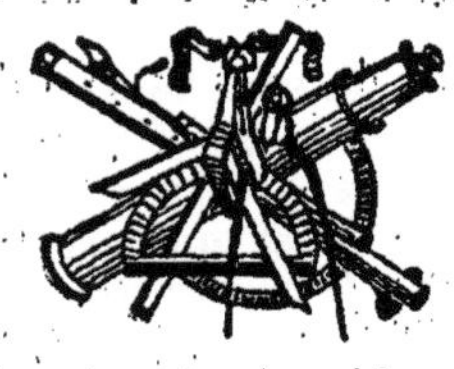

ÉTAT

ÉTAT des perſones qui ont été ataquées & celles qui ſont mortes de l'Épidémie en 1785, dans le Département de Montaigu.

NOMS DES PAROISSES.	Nombre des ataqués.	Nombre des morts outre les chefs.	Chefs de Famille.	Population.	OBSERVATIONS.
Ville de Montaigu. . .	12	3	3	800	De l'un & l'autre ſexe, de 35 à 60 ans; tous traités.
La Merlatiere.		16	10		Freſque tous ceux qui ont été ataqués ont péri ſans être traités; de tout ſexe & tout âge. La paroiſſe eſt petite.
Bouai.	40	11	7	1650	De tout ſexe & âge, depuis 50 ans juſqu'à 80; ils ont preſque tous été traités.
Notre-D. de St-Sauveur de Rocheſerviere. . . } . .	8	3	1	550	Ce ſont deux hommes & deux femmes de 34 à 40 ans; tous traités.
Dompierre & ſon Enclave.		50	30		De tout ſexe & âge : on ignore s'ils ont été traités. La paroiſſe eſt de moyene grandeur.
Le Puy-Belliard. . . .		1		.	C'eſt un garçon de 28 ans; pluſieurs ont été ataqués & traités avec ſuccès (par M. Clemenceau).
St-Denys-de-la-Chevaſſe. .	82	33	17	1300	De tout ſexe & âge, depuis 3 ans juſqu'à 70, ils ont tous été médicamentés, à l'exception d'un ſeul, & celui-là eſt guéri.
La Grolle.	70	24 en tout		600	Traités en grande partie par M. Fayau, fils aîné, Médecin.
	212	141 68 ——— 209	68	4100	

Il n'eſt pas facile de déduire les circonſtances topographiques qui ont pu occaſioner la maladie. Les Curés de Saint-Denys & la Merlatiere ont cru en voir la cauſe dans les eaux qui croupiſſent dans leurs bourgs; mais ce qui donne lieu d'en douter, c'eſt qu'elle s'eſt également manifeſtée dans la campagne : d'ailleurs elle s'eſt fait ſentir à Montaigu & Rocheſerviere, où l'air eſt très-bon. Il faut donc en chercher l'origine ailleurs que dans les cloaques, qu'il ſeroit toutefois bien à propos de faire diſparoître : cette recherche eſt du reſſort des Médecins, à qui on obſerve que la maladie a principalement ataqué les ivrognes, & que très-peu de ceux-ci s'en ſont retirés.

Les huit paroiſſes ci-deſſus ne ſont pas les ſeules qui ont été en proie à l'Épidémie, comme il a paru par les Obſervations des Médecins employés dans ce Département. K

DÉPARTEMENT DE BRESSUIRE.

CORRESPONDANCE DE M. BERTHELOT.

L A correspondance de M. BERTHELOT commence au 26 Avril 1785 :
voici le commencement de sa premiere lettre.

» La cruele maladie qui affligea, il y a quinze mois, plusieurs paroisses
de mon voisinage, commence, depuis trois semaines, à s'y reproduire :
cette fievre que je désigne sous le nom de fievre *Catarrhale, maligne, sans
exanthêmes*, s'annonce d'abord par un mal être général, une espece d'en-
gourdissement dans tous les membres ; la fievre ne tarde pas à se déclarer,
soit par un léger froid, soit & le plus souvent sans aucun frisson ; la toux,
le mal de côté, la prostration générale des forces musculaires ; le pouls est
vif, élevé, mais sans consistance, puisqu'il s'évanouit à la moindre pression
de l'artere ; la langue les premiers jours est chargée d'un limon blanchâtre,
& elle est assez humectée ; elle devient ensuite de jour en jour plus rouge,
& enfin d'un rouge foncé & aussi seche qu'une râpe ; les malades sont très-
altérés & refusent de boire, parce qu'ils répugnent toute boisson ; les urines
sont crues, troubles, sans sédiment ; le point de côté qui d'abord étoit très-
vif, diminue peu à peu & disparoît presque entiérement vers la fin de la
maladie ; mais à cette douleur succede souvent une oppression horrible & un
redoublement au déclin duquel le malade périt ; il a le visage, toute l'habitude du corps pâle & livide, à l'exception des joues qu'il a fort rouges ;
l'expectoration se fait assez bien les premiers jours, mais presque toujours
sans aucun soulagement marqué ; les crachats sont d'un jaûne tirant sur le
rouge, au point qu'au premier aspect ils paroissent sanguinolens, quoique
je n'aye pu y découvrir nulles stries de sang. Quand ils blanchissent, c'est
de bonne augure ; quelquefois l'humeur catarrhale se porte dès l'abord
sur le cerveau ; pour lors l'afaissement est plus grand ; les sens, tant internes
qu'externes, sont abolis, le malade est dans un état d'hébêtement inexpri-
mable, on a peine à le faire parler ; il a les ieux hagards & terribles ; le
pouls est petit, misérable : j'en ai vu mourir deux ataqués de ces symptômes le quatrieme jour, mal-gré tous les remedes possibles. »

» Le traitement qui m'a paru être le plus convenable, continue **M.**
Berthelot, & qui m'a réussi lorsque j'ai été appelé à temps, est celui-ci. Je
fais vomir le malade avec l'ipécacuanha dans la dissolution d'une once &
demie de manne ; j'en aide l'effet avec l'eau tiede d'abord, & ensuite beaucoup de petit lait ; le lendemain je prescris un lok préparé avec l'oxymel

fcillitique une once, kermès minéral cinq grains, huile d'amandes douces
une demie once, firop de lierre terreftre une once & demie dans quatre
onces de décoction de bourrache; je donne de ce lok les quatre premieres cuillerées d'heure en heure, & enfuite de deux heures en deux heures; par ce
moyen l'expectoration devient plus facile, les pores de la peau s'ouvrent,
& fouvent le malade rend des felles copieufes d'une bile crue, jaûne ou
noirâtre très-fétide; le lendemain je purge le malade avec la crême de tartre
dans du petit lait; je donne de temps en temps des potions falines avec
le fel d'abfinte & le vinaigre, au défaut du fuc de citron ou de petits bols
avec le nitre & le camphre; j'entretiens le ventre libre pendant tout le cours
de la maladie avec des lavemens ou le petit lait très-légérement émétisé;
j'ai employé les véficatoires; mais j'avoue que je n'en ai pas eu de grands
effets...... Les paroiffes qui m'ont paru être les plus ataquées de ces maladies font Clazais, Terves, la Chapelle-Gaudin, & fur-tout Argenton-
Château & Boiffe: je m'y fuis déja tranfporté plufieurs fois....."

Dans fa feconde lettre, du 5 Mai, M. *Berthelot* dit que l'Épidémie ne
s'eft pas beaucoup propagée dans la paroiffe de la Chapelle-Gaudin; elle
s'eft montrée dans celle de Villeneuve, où la Fermiere, âgée de cinquante-
cinq ans, d'un tempérament délicat, a été la premiere atteinte, & a fuccombé le quatrieme jour, fans avoir voulu rien prendre; deux fervantes
qui la foignoient ont été ataquées dans l'inftant de fa mort, & ont été très-
mal, mais avec les fe ours indiqués, elles font dans un état qui donne
efpoir de guérifon. M. *Berthelot* a vu chez un grand nombre de malades,
dans les paroiffes d'Argenton-Château, Courlay, Clazais, Terves & Chanteloup, les mêmes fymptômes détaillés précédemment, & employé le même
traitement: il a vu chez un malade tout l'épiderme de la langue fe lever
peu à peu en entier, & cela a été de bon augure; il a eu du fuccès des
véficatoires entre les épaules dès les premiers jours après l'émético-cathartique, en obfervant qu'il ne les avoit pas employés avec avantage dans les
commencemens, parce qu'il y avoit eu recours trop tard.

Dans fa troifieme lettre, du 10 Mai, M. *Berthelot* rend compte à M.
Pallu, des malades vifités avec M. *Jarnigand* (Chirurgien très-inftruit &
très-eftimable, demeurant à Courlay), dans les paroiffes de Clazais, Terves,
Courlay & Chanteloup, depuis le 20 Avril jufques au 8 Mai, fur quarante
malades, il y en avoit dix-huit mieux, douze douteux, huit morts & deux
paralytiques à la fuite de l'Épidémie de 1784; ce Médecin annonce la
propagation de l'Épidémie dans la paroiffe de Moutiers, & y aller le lendemain avec M. *Berenger*, Chirurgien à Breffuire.

La quatrieme lettre, du 17 Mai, contient le tableau des malades vifités
les 11 & 16 Mai, dans la paroiffe de Moutiers; fur vingt-huit, il y en avoit
trois morts, quatre très-mal, fix douteux & les autres mieux; huit étoient
morts avant la premiere tournée de ce Médecin, qui fait obferver qu'il a

trouvé dans cette paroiffe que l'humeur s'étoit portée fur les premieres voies & avoit produit un *choléra-morbus* ; chez plufieurs autres la douleur de tête a été infupportable pendant deux à trois jours, & s'eft enfuite diffipée avec la fievre, par une fueur rarement abondante, mais toujours critique : les naufées & les vomiflemens mêmes s'obfervoient, & un léger émétique a paru foulager beaucoup & hâter la fueur ; d'autres malades fe plaignoient de mal de gorge, mais fans grande difficulté d'avaler & de refpirer, le cou paroiffant enflé ainfi que le front & tout un côté de la tête ; la couleur de la peau d'un blanc tirant fur le jaûne, d'une fenfibilité exquife ; la toux & la douleur de côté plus rares..... Le traitement le même que ci-devant, excepté les véficatoires & les loks pectoraux ; les boiffons acidulées, légére-ment diapnoïques : à la fin de cette lettre M. *Berthelot* raporte des exemples des mauvais effets de la faignée & de l'abus que l'on en fait ; il cite entr'autres une jeune femme de trente ans, forte & vigoureufe, enlevée par un mal de gorge au moment d'une troifieme faignée qu'on venoit de lui faire.

La cinquieme lettre de M. *Berthelot*, du 27 Mai, annonce que » la paroiffe de Moutiers eft toujours la plus moleftée, mais que le traitement a du fuccès ; cependant de quatre qui ont eu le *choléra-morbus*, trois ont péris....... Plufieurs convalefcens ont les pieds œdématiés ; les apozemes apéritifs, avec la terre foliée de tartre, feroient utiles....... La maladie s'apaife dans les paroiffes de Terves, Clazais & Courlay ; elle a paru à Saint-Jouin-de-Milly & Noirterre ; cinq perfones ont auffi été ataquées à Breffuire. »

Par la fixieme lettre, du 17 Juin, M. *Berthelot* apprend qu'il eft rétabli d'une maladie qu'il a effuyée : » Dans fa derniere tournée à Moutiers, il a trouvé, dit-il, prefque tous les malades mieux, deux font cependant morts de rechutes en trente-fix heures ; fept à huit perfones font mortes dans la paroiffe de Noirterre ; elle fe montre à Breffuire & un peu à Saint-Porchaire, & fe calme dans les paroiffes de Clazais, Terves, Courlay & Chanteloup, les fymptômes à peu près toujours les mêmes & demandant le même trai-tement qui a conftamment du fuccès. »

Dans fa feptieme lettre, du courant de Juillet, M. *Berthelot* fait part à M. *Pallu* du retour de l'Épidémie dans la paroiffe de Moutiers, elle s'y montre avec des fymptômes plus éfrayans, quoique la poitrine paroiffe moins affectée en apparence......

La huitieme lettre, du 28 Juillet, annonce la continuation du fléau à Moutiers, l'humeur catarrhale fe porte particuliérement fur la gorge & caufe les accidens les plus terribles, en vingt-quatre heures les malades font fuffo-qués : M. *Berthelot* a employé, avec un grand avantage, un emplâtre véfi-catoire fur la gorge.

Enfin, la neuvieme & derniere lettre du Médecin de Breffuire, apprend la ceffation totale de l'Épidémie dans la paroiffe de Moutiers ; il entre dans quelques détails topographiques fur cette paroiffe très-fujete aux Épidémies,

tar en 1779 la dyſſenterie y fit des ravages, & les affections catarrhales en
1784 & 1785.

On m'a envoyé, de l'Intendance, dans le mois de Janvier, une note de
M. le Curé de Moutiers, datée du 9 Octobre 1785, qui porte que ſur
ſept çens cinquante habitans, un quart a été ataqué de l'Épidémie en 1785,
vingt-cinq en ſont morts : ſavoir, onze hommes depuis ſeize juſqu'à ſoixante-dix ans; & quatorze femmes, de trente à cinquante-cinq, dont vingt
chefs de famille; quatre perſones enlevées de maladies ordinaires & ſeize
enfans par la petite vérole...... En 1784, la même Épidémie fut plus meurtriere, car elle enleva environ ſoixante individus au deſſus de vingt ans.

Je regrete de n'avoir pas eu d'autres détails de ce Département pour en
former un Tableau; mon honète confrere, M. *Berthelot,* paroît y avoir
donné des ſecours les plus aſſidus & les plus efficaces.

DÉPARTEMENT DE THOUARS.

CORRESPONDANCE DE M. LIMOUZINEAU.

M. LIMOUZINEAU, Médecin à Airvault, a adreſſé, le 30 Mai 1785,
une lettre à M. *Pallu,* par laquelle il lui apprend qu'il a été chargé par
M. le Subdélégué de Thouars, de donner ſes ſoins aux malades de la paroiſſe
de Teſſonniere; & que dans ſa premiere viſite avec M. *Bardouts,* Chirurgien, ils trouverent neuf malades; à la ſeconde, onze; à la troiſieme, treize,
& à la derniere, ſeize : dix à douze étoient morts auparavant. » Les ſymptômes, dit-il, ſont douleurs de tête, de gorge & de côté; fievre violente,
pouls ſerré, miſérable, langue extrêmement chargée; envies de vomir &
même dans la plupart vomiſſemens ſpontanés, bilieux; le trois ou quatre,
l'humeur ſe porte à la poitrine, ſi l'expectoration ne s'établit pas, ils périſſent
le ſept; ſi au contraire l'expectoration s'établit bien, il ſurvient, du ſept au
huit, une criſe aſſez ordinairement par les ſueurs, chez quelques-uns par les
ſelles.... » M. *Limouzineau* appele la maladie *Péripneumonie bilieuſe maligne,*
& décrit ainſi ſon traitement : » Ceux chez qui le pouls ſe ſoutient, ce qui
ſe rencontre rarement, je les fais ſaigner une ou deux fois; enſuite je fais
donner l'ipécacuanha ou deux grains de tartre ſtibié dans deux verres d'eau,
à quoi je fais ajouter une once de ſirop adouciſſant ou de manne....
L'eau de veau, une tiſane pectorale, une potion avec quatre onces d'eau de
bourrache, une once de ſirop capillaire ou guimauve & cinq grains de kermès

par cuillerée d'heure en heure, des lavemens fi le ventre eft ferré; après le neuvieme jour les purgatifs......"

DÉPARTEMENT DE POITIERS.

Outre beaucoup de détails que M. *Pallu* a daigné m'adreffer fucceffivement, fur l'Épidémie de ce Département, dans le cours d'une correfpondance bien fuivie, puifque depuis le commencement de Novembre 1784 jufques à la fin de 1785, fes lettres montent à plus de foixante....... ce Médecin éclairé m'a fait parvenir, au commencement d'Août, un Mémoire fort intéreffant de feu M. Nicolas, dont je vais donner des extraits qui fuffiront pour faire connoître la nature de l'Épidémie dans ce Département, parce qu'elle a été à peu près par-tout la même, & on a employé par-tout le traitement adopté & prefcrit par M. le Médecin en chef.

MÉMOIRE DE M. NICOLAS.

Le 15 Avril 1785, M. *Nicolas* commença à vifiter, avec le fieur *Nollin*, Chirurgien à Jaulnay, les paroiffes de Saint-Georges, Diffay & Jaulnay, où la maladie exerçoit fes ravages..... " Cette maladie, dit-il, s'annonce quelquefois tout-à-coup, mais plus fouvent après un *méfaife*, une langueur de quelques jours; dans l'un & l'autre cas, un vomiffement abondant de matieres bilieufes, mêlées de vers, ou de fortes naufées précédées ou fuivies de friffon. La bouche mauvaife & pâteufe, la langue épaiffe, brune ou chargée d'un limon jaunâtre; le mal de tête, une forte douleur à l'eftomac : le pouls lent, petit, concentré, prefque naturel, le ventre refferré, rarement la diarrhée, une légere toux ouvrent la fcêne, & après avoir duré à peu près vingt-quatre heures, font bientôt aggravés par des douleurs dans tous les membres, fur-tout dans la poitrine, ou par le mal de gorge; la refpiration devient en peu de temps laborieufe, les crachats font écumeux, vifqueux, fanguinolens, ou ne viennent point du tout : on entend un fifflement défagréable dans la poitrne; le point de côté, qui fouvent change de place ou fe propage, & que j'ai vu fe porter au fommet de l'épaule, devient extrêmement douloureux; l'oppreffion augmente, le pouls fe concentre de plus en plus, devient inégal, intermittent ou fe dévelope quoique rarement, & alume une fièvre des plus vives; l'infomnie, une agitation extrême, des mouvemens convulfifs, l'affoupiffement, la proftration des forces fe mettent de la partie; la langue eft noire, aride, fans foif; la peau feche ou arofée d'une petite fueur froide : les malades répandent une odeur infecte, le ventre fe météorife, les urines fe fuppriment, les déjections coulent involontairement, quelquefois avec la diarrhée ; la tête se perd, les extrémités se glacent, la respiration est suffocante, le râle s'établit, ils tombent dans un afaissement total, & meurent au plus tard le septieme jour : des hommes forts & robustes ont succombés à la violence de ces symptô- mes dans dix-huit & vingt-quatre heures ; mais lorsque la nature, secondée de l'Art, doit triompher de son ennemi, on voit le calme succéder aux premieres évacuations, soit spontanées soit sollicitées par les remedes, dès le deuxieme ou le troisieme jour ; le pouls prend de la consistance & de la force, sans trop de fréquence ; les crachats s'épaississent & sont chasés par un seul éfort de la toux ; enfin, il s'établit une légere sueur ou une diarrhée modérée qui termine la cure ; mais souvent il s'excite un orage terrible du troisieme au cinquieme jour ; attentif à saisir la voie de la nature, je vis avec inquiétude mes premiers malades assoupis, rouges, les ieux étincelans, soufrant une vive douleur dans l'oreille, ou une pesanteur de tête accâblante, & la fievre baissoit cependant & la poitrine se dégageoit. Je ne fus pas long-temps en suspens ; au septieme jour, & même plutôt, la matiere morbifique formoit des dépôts sur les bras, à la gorge, des érysipeles, des parotides, plus souvent des abscès dans la tête, qui dégor- geoient une humeur séreuse, jaunâtre ou de vrai pus, qui a aussi été repompé & évacué par les selles. J'ai aussi vu des vomiques dont la ter- minaison étoit presque toujours malheureuse. Tous n'ont pas été si heureux, plusieurs n'ont été jugés que le quatorze ou le vingt-unieme jour, ceux sur-tout qui ont sué sans évacuations précédentes, ou dont la maladie n'a cédé qu'aux évacuans sans dépôt critique. »

» Deux cadâvres, que je fis ouvrir par M. *Nollin*, nous présenterent les mêmes désordres, si ce n'est qu'il y avoit de plus, dans l'estomac du premier, une multitude de vers. Le poumon remplissoit exactement toute la capacité de la poitrine, & faisoit éfort pour chasser les cartilages à mesure qu'on les coupoit ; la surface étoit livide & vergetée ; portion de la plevre & du tissu cellaire étoit corrompue, sur-tout dans le côté droit ; il n'y avoit point d'épanchement dans la poitrine, dont il ne sortit que quelques cuillerées d'une eau rousse & séreuse ; le poumon étoit gonflé, livide, violet, & le lobe droit gangrené, il craquoit, sous le bistouri, comme du parchemin, & les dernieres ramifications des bronches laissoient échaper de petites bulles d'air ; ayant fait prolonger l'incision, il en coula un peu de sang noirâtre mêlé de sérosité ; le péricarde & le cœur étoient sains ; le ventricule droit & les oreilletes con- tenoient un peu de sang diffous, le gauche étoit livide : l'estomac contenoit plus d'une pinte d'eau bourbeuse, ichoreuse, semblable aux déjections fon- dues ; les intestins étoient bourfouflés, enduits d'un mucus visqueux qui ne permettoit pas de distinguer la tunique villeuse, & remplis de la même matiere que l'estomac ; le foie étoit sain, & sa vésicule gorgée d'une bile jaûne & épaisse ; ayant fait donner un coup de bistouri à l'insertion de la

veine porte , elle donna une quantité de fang rouge-noir , qui inonda le
bâs-ventre ; la rate étoit volumineufe & dure. »

M. *Nicolas* paffe enfuite à des réflexions fur la température précédente
& actuele, & fur les autres caufes de l'Épidémie, fur la topographie des lieux,
fur le diagnoftic de la maladie, qu'il appele *Fievre putride gangreneufe* ; il
donne enfuite quelques obfervations fur le pronoftic ; il compte au nombre
des fignes mortels, lorfque les crachats ou les déjections étoient fondues ,
tachant le linge, la douleur changeant fubitement de place, le pouls petit,
mou, intermittent, le ventre météorifé ; la fuppreffion des urines ainfi que
l'hémorrhagie du nez étoient de mauvais augure , quoique quelques-uns,
dit-il, prétendent qu'elle a été favorable. Il compte au nombre des fymptômes d'un heureux préfage, le mal d'oreille qui ne l'a jamais trompé, & fur
plus de quatre-vingt malades, il annonçoit un rétabliffement prompt & parfait ;
enfuite M. *Nicolas* trace ainfi fon plan curatif.

» Tirant mes indications de la nature même de la maladie, je crus devoir
évacuer cette faburre énorme, la délayer, l'atténuer, réfoudre le fpafme &
les engorgemens ; ces vues s'étant trouvées conformes au fentiment de M.
Pallu, Médecin en chef des Épidémies, auquel j'ai eu l'honeur de faire part
de ce que j'obfervois, je m'y fuis tenu conftament & avec fuccès..... En conféquence, j'ai toujours débuté par donner le tartre ftibié, en lavage, diffous
dans l'huile, le firop ou uni à de petites dôfes d'ipécacuanha, auquel je le
préférois, parce que ce dernier refferroit trop le ventre , excepté lorfqu'il y
avoit diarrhée..... Mais, au mois de Mai, l'Épidémie ayant affecté plus
particuliérement le bâs-ventre & les reins, je m'aperçus que le tartre ftibié
occafionoit une métaftafe beaucoup plus prompte à la poitrine, j'en réduifis,
pour lors, la dôfe à un grain fur une pinte d'eau donnée par verrée de deux
heures en deux heures ; le lendemain un minoratif, avec la coraline de Corfe,
le kermès & les fels neutres ; je fupprimai ces deux derniers qui irritoient
trop fortement, & je purgeai, autant qu'il m'étoit poffible, en deux ou trois
verrées, fouvent plufieurs jours de fuite. ... Si les fymptômes étoient urgens,
je ne balançois pas à pofer un véficatoire fur le point douloureux, quelquefois aux jambes, lorfqu'il y avoit délire, affoupiffement ; ou à la nuque,
en cas d'efquinancie ; le moment de leur application étoit le premier ou le
fecond jour, plus tard, leur effet n'étoit pas affuré. ... Les boiffons aqueufes,
abondantes, les pédiluves, les demi-bains, les lavemens répétés ; outre les
remedes, j'ai employé, à l'occafion, le camphre, le nitre, l'alkali volatil
concret, les firops adouciffans, les acides, le quinquina, la ferpentaire de
Virginie, le fureau, les huiles, l'oxymel fimple ou fcillitique ; & le kermès
uni à la mouffe de Corfe, lorfque les vers faifoient complication, m'a le
plus réuffi, fur-tout chez les enfans. .... Le régime fimple, végétal acidulé,
&c. mais mal obfervé. .... Je n'ai pas parlé de la faignée, parce que je ne l'ai
pas employée ; mais je fais que des Chirurgiens ont verfé des flots de fang,

&

& se sont vantés que leurs succès étoient à la pointe de leurs lancetes; quelques autres, au contraire, m'ont avoué ingénûment qu'elle leur avoit fort mal réussi. Je la regarde comme pernicieuse dans les Épidémies, sans l'y croire toujours mortele; car il est certain que des malades ont résisté ou succombé indifféremment à l'un & l'autre traitement. A Poitiers, des Praticiens éclairés ont tiré du sang; moi-même, j'ai fait saigner, mais avec précaution; & ils se sont aperçus que la troisieme saignée augmentoit l'engorgement de la poitrine, bien loin de le diminuer..... Dans le commencement, l'Épidémie enlevoit environ un cinquieme des sujets; depuis l'emploi des secours dus à l'humanité de M. l'Intendant, elle n'a pas enlevé le douzieme...... Poitiers, 3 Juillet 1785..... remis à M. *Pallu*, Médecin en chef des Épidémies; le 1.er Août 1785, signé, *Nicolas*, Médecin. »

OUTRE ce Mémoire intéressant rédigé par un jeune Médecin qui a emporté les regrets de ses Confreres & de ses amis, M. *Pallu* m'a envoyé un petit Mémoire à consulter, de M. *Darot*, Chirurgien à Gençay, daté du 30 Avril 1785..... Ce Chirurgien y expose que, depuis le 1.er Février, il a régné & regne encore dans les paroisses de Gençay, Saint-Maurice & Briou, des fievres catarrhales, putrides, qui, la plupart, se sont portées sur la poitrine; il détaille les symptômes qui sont ceux observés par-tout; les vers fréquens. Ce Chirurgien dit avoir traité cent malades, & n'en avoir perdu que quatorze; son traitement a été, le plus généralement, l'émétique dès l'invasion, ensuite le kermès, la saignée quelquefois, les véficatoires avec succès, & le plus souvent aux jambes.....

Je désirerois que l'étendue & la nature de ce Mémoire me permît de placer ici les excellentes observations qui m'ont été communiquées par M. *Ayrault*, Médecin à Mirebeau (a) & M. *Linacier*, Médecin à Chinon, qui ont donné leurs soins aux malades des environs de Mirebeau & Richelieu, qui sont de la Généralité de Tours.

On m'a envoyé, de l'Intendance, un État très-détaillé & bien fait, sur l'Épidémie de ce Département, que je joins ici.

DÉPARTEMENT DE CHÂTELLERAUD.

CORRESPONDANCE DE M. MARTINEAU.

M. MARTINEAU, Médecin des Épidémies de ce Département, par sa première lettre, du 13 Avril 1785, informe M. *Pallu* qu'il a été le 10 du même mois à *Ouzilly*, où il a appris que la maladie épidémique a commencé dans les premiers jours de Février, qu'il y a eu environ quarante persones ataquées & vingt-quatre morts, dont plusieurs dans la même maison; des femmes qui avoient enśevelis les morts, ont été subitement ataquées & sont péries en trois à quatre jours. Après avoir donné une notice topographique des lieux, M. *Martineau* décrit ainsi les symptômes.

» La maladie dont les habitans d'Ouzilly sont actuélement affligés, s'annonce par une vive douleur de tête, qui se fixe à la partie antérieure, par un point de côté le plus souvent lancinant, par une fievre aiguë, une toux fréquente chez le plus grand nombre, par des crachats qui sont presque toujours sanguinolens & bilieux; le ventre est resserré; leur pouls est plein, fréquent & serré; la langue est blanche, & cependant assez humectée; ordinairement le deuxieme ou le troisieme jour l'oppression commence, dans ce temps-là l'expectoration est difficile & les autres excrétions se font aussi très-difficilement : ces accidens se réunissent avec les premiers symptômes & continuent jusques au cinquieme ou au septieme, que les malades périssent; quelques-uns vont jusques au neuf...... Les malades, jusqu'ici, mal traités & mal soignés...... Je pense que ces maladies ont beaucoup d'affinité avec celles qui régnerent l'année derniere, au printemps, dans les paroisses d'Orches, Savigny & Clairvault, & que les causes éloignées & prochaines sont à peu près les mêmes, si ce n'est que celles qui regnent actuélement sont plus graves...... Voici le traitement que j'ai cru convenir à ces maladies; j'ai prescrit, 1.º, pour les premiers jours de la maladie, le tartre stibié, dont les malades doivent prendre un grain de demi-heure en demi-heure, jusqu'à vomissement; 2.º, des tisanes préparées avec la racine de guimauve, les feuilles de bourrache & de chicorée sauvage, en y ajoutant, lorsque l'expectoration sera difficile, l'oxymel scillitique; 3.º, le lok blanc du codex aiguisé avec le kermès; 4.º, des lavemens simples pendant tout le temps de la maladie; 5.º, un vésicatoire sur le point douloureux; 6.º, enfin, un ou deux purgatifs minoratifs après le septieme jour. »

M. *Martineau* dit ensuite que depuis un mois & demi, il y a aussi dans la ville, des péripneumonies; mais moins graves qu'à Ouzilly; les malades ont prefque tous éprouvé une diarrhée bilieufe le troifiéme ou quatrieme jour; le traitement à peu près le même que celui ci-deffus indiqué, & à bien réuffi.

Dans une feconde lettre, du 22 Avril, M. *Martineau* annonce la propagation de l'Épidémie dans les paroiffes voifines d'Ouzilly, fur-tout dans celles de Saint-Genêt & Colombiers, où les maladies font précifément les mêmes : » Le nombre des malades a augmenté à Ouzilly, & celui des morts a diminué, car dans les commencemens il en périffoit les trois cinquiemes..... Les fymptômes font moins violens depuis qu'on débute par un vomitif...... Quelques malades ont rendu des vers & on a employé la coraline de Corfe..... Il y a lieu de croire que les maladies de ceux qui ont fuccombés, fe font terminées par la gangrene au poumon & à la plevre; il n'a paru encore de maux de gorge que chez un feul malade. »

La troifieme lettre, du 27 Avril, rend compte des malades de la paroiffe de Nintré, où régnoit, depuis trois mois, une maladie très-analogue à celle d'Ouzilly; fur foixante malades, il en eft péri cinquante, dans le nombre defquels dix de maladies différentes; depuis un mois beaucoup plus de malades & de morts que dans le commencement, les fymptômes font les mêmes que dans celles d'Ouzilly, Saint-Genêt, &c. feulement il y a plus de naufées, diarrhée bilieufe, vers, délire chez quelques-uns; le même traitement a été prefcrit, en infiftant davantage fur l'ipécacuanha, le camphre & le nitre; les bouillons maigres, &c.

Dans la quatrieme lettre, du 8 Mai, M. *Martineau* fait part de la diminution de l'Epidémie à Ouzilly; mais qu'elle s'eft propagée à Cernay, à Ingrande, & recomencé à Nintré, après avoir paru y ceffer pendant huit jours; il y avoit auffi des malades dans les paroiffes de Colombiers & Marigny-Brizay.

La cinquieme lettre, du 18 Mai, commence ainfi. » J'ai été plufieurs fois à Nintré, Ingrande & Colombiers, où la maladie eft toujours régnante; je n'ai pas retourné à Ouzilly, Marigny, Cernay & Saint-Genêt, depuis le 8; je penfe que la maladie y eft ceffée, n'en ayant point eu de nouvelles. Les maladies fe font répandues dans prefque toutes les paroiffes de l'Élection; il y en a plus ou moins dans chacune; élles ataquent également les différentes claffes de Citoyens, les riches, les pauvres, les vieillards, les jeunes gens, les forts & les foibles, &c. &c...... J'ai toujours fait mettre en ufage le traitement dont nous fommes convenus; je l'ai cependant varié quelquefois, fuivant les circonftances, fans en changer le fonds. Dans les fievres putrides, j'ai infifté davantage fur les purgatifs, après le feptieme jour; d'abord le tartre ftibié, enfuite les boiffons acidulées; les véficatoires ont bien réuffis, &c. &c...... ». M. *Martineau* parle enfuite de la faignée pratiquée par des gens de l'Art de fon canton; quelques-uns guériffent, d'autres fuccombent; ce qui lui fait dire que ce moyen ne feroit pas préjudiciable aux individus aisés, pléthoriques, forts, jeunes, à ceux qui n'ont pas éprouvés les intempéries de l'air, chez qui les liqueurs ne font pas apauvries.

La fixieme lettre eft du 1.er Juin, M. *Martineau* y dit que les maladies regnent toujours; le nombre des malades eft moins grand, mais les maladies font graves & toujours à peu près les mêmes, éminemment bilieufes. . . . Il y a auffi quelques efquinancies fouvent funeftes; fur quatre, M. *Martineau* en a cependant guéri trois, & fait faigner un; c'eft le premier fujet chez lequel il ait employé ce moyen, n'en ayant jamais trouvé l'indication. . . . . Les maladies ne font pas totalement ceffées à Ouzilly, Marigny, Colombiers & Nintré, fur-tout dans ces deux dernieres paroiffes, & principalement l'Nintré.

La feptieme & derniere lettre eft du 12 Juin, & apprend la ceffation de l'Épidémie dans le plus grand nombre des paroiffes, excepté celles de Chenevelles & Thuré; il eft péri, dans cette premiere, quinze perfones, depuis les premiers jours d'Avril, tous chefs de famille; il y a eu vingt-neuf ataqués; le plus grand nombre n'a été ni fecouru, ni foigné; fur les quinze morts, fept n'ont point été traités, & des huit autres, quatre ont été faignés; dans les quatorze convalefcens, huit n'ont point été vus par les gens de l'Art, trois ont été purgés & trois faignés. La paroiffe de Thuré eft ataquée depuis un mois & demi, & il y eft péri vingt-cinq à trente individus; le nombre des morts a furpafsé celui des convalefcens. La maladie ataque indifféremment tous les fujets, fans diftinction d'âge, de fexe, de condition, &c. M. *Martineau* a prefcrit le même traitement que dans les autres paroiffes.

É T A T des Paroiffes du Département de Châtelleraud, qui ont été ataquées de l'Épidémie en 1785.

NOMS DES PAROISSES.	Nombre des Ataqués.	Mois de l'Épidém.	Hommes.	Femmes.	Chefs de Famille.	Morts de la petite vérole.	Population.
Colombiers.		15	8	7	10		320
Thuré.		21			21		
Cernay.		29	17	12	22		244
Nintré.	100	77	40	37	48		900
Marigny-Brizay.	28	20	9	11	5		530
Ouzilly.	80	46	25	21	16	3	900
Saint - Genêt.	42	37	28	9	18	8	2000
	250	245	127	97	140		

On a vu, par les Obfervations de M. *Martineau*, que les fept paroiffes ci-deffus n'ont pas été les feules affectées par l'Épidémie qui a fait bien des ravages dans ce Département, puifque fur deux cens cinquante ataqués dans quatre paroiffes, il en eft mort cent quatre-vingt.

DÉPARTEMENT DE MONTMORILLON.

CORRESPONDANCE DE M. LE PELLETIER.

LA premiere lettre de M. LE PELLETIER, Médecin à l'Ile-Jourdáin, eſt du 18 Mars, & commence de la maniere ſuivante...... » Si j'ai tant différé de répondre à la lettre que vous m'avez fait l'honeur de m'écrire au ſujet des Épidémies, c'eſt une maladie grave que je viens d'éprouver, qui m'en a empêché : je ne ſerois certainement pas à vous remercier de la miſſion que vous avez bien voulu me confier. Il regne, depuis quinze jours, une maladie épidémique à Queaux ; je m'y ſuis tranſporté, & ai chargé M. *Joubert*, Chirurgien, du ſoin des malheureux ; la maladie me paroît une péripneumonie plutôt catarrhale qu'inflammatoire, avec des ſymptômes de putridité : les malades reſſentent une douleur de côté, ſont oppreſsés, crachent du ſang par fois, touſſent beaucoup ; ils ont le ventre météorisé, la langue chargée, rendent, le plus ſouvent, des vers par le haut ; ils éprouvent auſſi, dans le principe, des nauſées ; le pouls eſt toujours petit & fréquent : on a mis en uſage les ſaignées ſans ſuccès. J'ai laiſsé à M. *Joubert* un plan général de traitement ; j'ai ordoné l'émétique, au commencement, le lendemain, une potion purgative vermifuge ; pour faciliter l'expectoration, j'ai conſeillé le lok blanc, aiguisé avec le kermès, de temps en temps de l'huile d'amandes douces, avec le ſuc de citron, des lavemens émolliens chaque jour ; une emplâtre véſicatoire ſur le côté affecté, au cas que la douleur perſiſte, pour boiſſon ordinaire, de l'eau de veau alterée avec la bourrache & la chicorée....... »

» A Luchapt, il y a eu une maladie épidémique dans le courant de Février ; j'en ai été averti ſur la fin : à en juger ſur le raport qui m'en a été fait, il paroît que c'eſt une fievre putride vermineuſe. »

Par une ſeconde lettre de Juillet, M. *le Pelletier* apprend à M. *Pallu*, la ceſſation de l'Épidémie à Queaux ; & que la même maladie s'étoit montrée à l'Ile, Milhac, le Vigean, Gençay & Saint-Maurice, toujours la même & exigeant le même traitement.

On m'a adreſsé, de l'Intendance, une lettre de M. BERNARDEAU, Subdélégué à Montmorillon, contenant les détails ſuivans ſur l'Épidémie de Queaux ; ſoixante-ſeize ont été ataqués, trente-ſix ſont péris, & il y a neuf cens habitans.

DÉPARTEMENT DE CHAUVIGNY.

MÉMOIRE DE M. PIORRY.

M. Piorry, Médecin à Chauvigny, a adreſsé, le 8 Mai, un Mémoire à conſulter, à M. *Pallu*, ſur la maladie épidémique qui régnoit, depuis près de deux mois, à Bonneuil-Matours, & où il s'étoit tranſporté, le 1.ᵉʳ Mai, avec M. *Cazanault*, Chirurgien.... M. *Piorry* dit » que la maladie lui a paru être une *plévro-péripneumonie*, parmi le plus grand nombre des affectés, & parmi les autres, une péripneumonie humorale, qu'on peut caractériſer de fievre putride vermineuſe, l'une & l'autre vraiment épidémiques & meurtieres..... » Ce Médecin donne les détails des ſymptômes de ces deux eſpeces, qui ſont les mêmes que ceux déjà expoſés tant de fois, par les différens Praticiens dont j'ai raporté les Obſervations ; la premiere eſpece lui ſemble décidément inflammatoire, il l'appele *Plévro-péripneumonie ſanguine* ; car il conſeille les ſaignées répétées ſix à ſept fois, & même neuf fois, enſuite les boiſſons délayantes nitrées, inciſives, édulcorées avec le ſirop de capillaire, le lok de jaûnes d'œufs, d'huile d'olives & de ſirop de violete; les lavemens, les fomentations émollientes, les ſommités de buis dans la tiſane pour faciliter les ſueurs ; ſi quelquefois, après trois à quatre ſaignées, la diarrhée ſurvenoit, le malade rendoit des vers, il falloit recourir aux cathartiques à dôſes briſées ; par exemple, l'émétique à un ou deux grains dans trois chopines d'eau ; mal-gré cela, il falloit quelquefois revenir à la ſaignée...... M. *Piorry*, pour confir-mer les avantages de la ſaignée, cite l'exemple d'un jeune homme, à peine de dix-huit ans, ſaigné ſept fois en ſix jours, & chez lequel, du ſix au ſept, il ſe prépara une criſe, par une hémorrhagie, qui fit ceſſer tous les accidens..... Enfin M. *Piorry* indique un autre traitement pour la péripneumonie humo-rale, qui conſiſte dans les émétiques; il a préféré l'émétique à dôſes briſées, ou le kermès à celle d'un grain, de trois heures en trois heures, enſuite les béchiques adouciſſans & inciſifs, les boiſſons acidulées, nitrées; les bouillons de pain auſſi acidulés, le lok ci-deſſus indiqué, les lavemens, les fomen-tations ; & par ces ſecours, M. *Cazanault*, qui a dirigé tous les malades, n'en a perdu qu'un......

On m'a adreſſé, de l'Intendance, une notice ſur l'Épidémie de Bonneuil-Matours, où l'on porte le nombre des perſones ataquées à cent, quarante ont ſuccombés; tous ceux qui ont été traités par le Sr *Cazanault* ont échapés, excepté un ſeul : il y a dans la paroiſſe huit cens habitans.

DÉPARTEMENT DE CIVRAI.

CORRESPONDANCE DE M. JOZEAU.

M. Jozeau, Médecin à Civrai, commence fa premiere lettre, datée de Sommieres, le 10 Mai, par les détails de quelques obfervations faites dans ce bourg, où il s'étoit tranfporté ce jour même; on lui apprit que, le 22 Avril, le nommé *Braud*, du village de Valenfé, étoit mort le neuvieme jour; fa femme, le 26, le cinquieme jour; & le fils, âgé de vingt-fix ans, mort le troifieme jour; » Le pere & la mere, dit-il, fe font plaints d'un mal de gorge, qu'ils regardoient de fi peu de conféquence, qu'ils ne demanderent point de fecours; le fils, fe croyant à peine malade, ne fe plaignit que d'un accâblement général, & ce n'eft que cinq à fix heures avant fa mort, que, fe plaignant d'une vive douleur à la partie moyenne de l'un des bras, on y aperçut de grandes taches livides & pourprées : ces trois malades n'ont rien fait. Au village de Châtillon, une femme de vingt-cinq à vingt-fix ans, belle-fille de celle morte à Valenfé, & qui l'avoit foignée, eft morte, le fixieme, de la maladie; fon petit garçon, âgé de quatre ans, eft mort, n'ayant chez lui aucuns fymptômes, fi ce n'eft un vomiffement qui lui a pris un quart d'heure après qu'il eût avalé un refte de bouillon qui avoit été préfenté à diverfes fois à fa mere, que la difficulté d'avaler faifoit, à chaque fois, refouler dans l'écuele, qu'on faifoit rentrer dans la bouche de la malade. Cette obfervation prouve la malignité de la caufe morbifique de la mere; puifque, m'a-t-on affuré, l'enfant fe portoit bien avant qu'on lui eût fait prendre ce bouillon, & qu'un quart d'heure après, il n'a cefsé de vomir avec éfort, jufqu'au moment de fa mort. Dans le même village, une femme, âgée de trente ans, belle-fœur de cette derniere, eft morte le cinquieme de fa maladie; elle a eu deux faignées de bras, & eft morte, en fix heures, après la feconde; dans la même maifon, un enfant de huit ans mort le feptieme : dans le même village, une femme de quarante-quatre ans morte le quatrieme jour...... Dans le bourg, la femme du Sacriftain, âgée de trente-un ans, morte le cinquieme jour, eft la feule que j'aye vue; je la trouvai agonifante, & ne pus lui être utile. MM. le *Curé* & *Daniau*, Chirurgien, qui en ont vus quelques-uns, m'ont dit que tous ces malades fe font plaints, dès le principe, d'un mal de gorge, avec difficulté d'avaler; chez les uns, le mal de gorge a cefsé, & a été remplacé par une douleur, foit du côté ganche, foit du droit; la fievre ne paroiffoit pas violente, mais ils éprouvoient beaucoup d'anxiétés; on ne leur a exactement rien fait, excepté trois ou quatre, qui ont appelé trop tard. »

Enfuite M. *Jozeau* rend compte de trois malades qu'il a vu, dans le bourg, & un autre, dans un village, auxquels il donna l'émétique à petites dôfes & les purgatifs; & ajoute : » Il y à quinze ans, il régna, en Angoumois, une maladie, dans trois paroiffes, qui s'annonçoit avec les mêmes fymptômes que celle qui regne ici; on employa les faignées dès l'invafion, mais toujours fans fuccès. Je fus envoyé, par ordre de M. de l'Intendant de Limoges, & je combatis la maladie, avec avantage, par l'ufage répété des émétiques, la décoction de quinquina avec un peu de camphre, dont je faifois prendre trois à quatre verrées par jour, felon l'état de la maladie; je n'ai pas la même certitude, que j'avois pour lors, fur la caufe de cette maladie; parce qu'ayant été à même d'examiner le gofier de quelques malades qui avoient été victimes, je l'avois trouvé gangrené. ».

La deuxieme lettre de M. *Jozeau*, du 29 Mai, contient une defcription détaillée de la maladie régnante dans la paroiffe de Sommieres, où il a réfidé, du 10 au 25 Mai; voici comme il s'exprime. » Dès l'invafion, les malades fe plaignent d'une grande lâffitude & d'un abatement général; les ieux font triftes, pâles & quelquefois larmoyans, le vifage pâle & le plus fouvent boufi; la région de l'eftomac conftament élevée, avec une douleur gravative, dont fe plaignent les malades; la langue couverte d'un limon vifqueux, & le plus fouvent jaunâtre; les urines crues dans les premiers jours, enfuite devenant femblables à du petit lait troublé; la peau eft toujours feche, fans être brûlante; le pouls petit, ferré & inégal, peu fréquent les deux ou trois premiers jours, il s'accélere enfuite, mais refte toujours inégal jufqu'au déclin de la maladie; les naufées & les vomiffemens s'annoncent chez la plupart, dès les premiers jours de la maladie, & fouvent avant que les malades foient alités : il n'y a eu que deux malades qui ayent rendus des vers par l'action du vomiffement. La douleur de gorge dont fe plaignent la majeure partie des malades, dès les premiers jours de la maladie, a toujours diminué immédiatement après l'effet de l'émétique, & le plus fouvent entiérement cédé; il n'en a pas été ainfi de la douleur aiguë de l'un ou l'autre côté de la poitrine; ce fymptôme, qui a prefque toujours acompagné la maladie, n'a éprouvé que peu de diminution par l'effet de l'émétique, & quelquefois point du tout; fouvent la douleur a changé de place, fe portant tantôt à droite, tantôt à gauche, & a perfifté, mal-gré l'application des véficatoires, chez la plupart des malades, jufqu'au déclin de la maladie, qui s'eft fait, le plus fouvent, le cinquieme, fixieme & feptieme jour; il n'y a eu que trois malades où les accidens fe font foutenus jufqu'au douzieme jour..... Sur, au moins, cinquante malades que j'ai vu, tant dans le bourg de Sommieres, que dans quatre villages circonvoifins, il n'y en a eu que douze chez qui la maladie a été la plus grave; de ce nombre, deux, quoique forts & robuftes, ont fuccombés, n'ayant voulu recevoir d'autres fecours que de leurs parens, qui leur donnoient du vin à difcrétion; ils font les feuls

malades

ÉTAT des Paroisses de la Subdélégation de Poitiers, dans lesquelles la Maladie Épidémique s'est manifestée en 1785.

Noms des Paroisses.	Nombre des malades par l'Épidémie.	Nombre des morts, En Hommes.	Femmes.	Leur âge.	Ont-ils été traités ou non?	Nombre de Chefs de famille.	Nombre des morts pendant l'Épidémie. par maladie ordinair.	par la petite vérole.	Nombre des Habitans.	OBSERVATIONS Sur les circonstances topographiques du lieu qui peuvent avoir contribué aux progrès du mal ou les avoir retardé.
Ayron.	50	16	9	De 21 à 75 ans.	Tous ont été traités par M. Rousseau & le sieur de Ribery.	14	13	7	700	On a observé que dans tous les endroits où la neige fondue avoit séjourné & où il y avoit des ruisseaux dont l'eau étoit trop dormante, la maladie épidémique y avoit fait les plus grands ravages; il y a dans cette paroisse une petite riviere dont le cours est très-vif, ce qui fait, à ce que l'on présume, que la maladie n'y a pas autant régné que dans les paroisses circonvoisines, quoiqu'elle ait porté le deuil dans bien des maisons.
Séneché & Chabournay.	100	34	22	De 28 à 72 ans.	Tous ont été traités par M. Mereau & le Chirurgien du lieu.	50	néant.	2	304	Le bourg de Séneché est dans un pays marécageux & boueux.
Dissay.	180	27	18	De tout âge.	Tous ont été traités par M. Nicolas & les sieurs Nollin & Picquet.	30	13	néant.	650	La situation du lieu n'est point contraire à la santé; elle est au pied d'un coteau & sur le bord du Clain. L'exploitation est dispendieuse & fatigante, &c.
Gençay.	60	9	11	De 21 à 60 ans.	Tous ont été traités par MM. le Pelletier & la Martiniere & le sieur Darot.	14	néant.	17	445	Gençay est situé dans l'angle de deux rivieres du côté du Nord, qui se joignent ensemble, ce qui paroit former une presqu'ile; la rive opposée au bourg est bordée par des coteaux qui dominent le bourg; du côté du Midi, c'est une plaine assez vaste; l'Épidémie vient-elle de l'air qui y est en partie marécageux, ou du grand sec & froid que l'on a éprouvé? on auroit plus de raison de le croire, en ce que les pays de plaine ont éprouvés les mêmes maladies & les mêmes accidens.
Jaulnay.	130	37	26	De differens âges.	Ont été visités & traités par M. Nicolas & le sieur Nollin.	45	13	néant.	1500	Cette paroisse est située à mi-côte, on y respire un air assez pur & assez salubre; les maladies n'ont été occasionées que par la rigueur de l'hiver, la sécheresse, & sur-tout la misere.
La Clouere.	60	10	7	De 15 à 20 & 68 ans.	Quarante-cinq ont été traités par MM. le Pelletier, la Martiniere & le sieur Darot.	8	6	1	800	L'Épidémie a donné indistinctement dans les différentes parties de cette paroisse; la cause paroit ne devoir être attribuée qu'à la sécheresse & à l'air froid qui a supprimé la transpiration.
Latillé.	58	13	17	De 12 à 90 ans.	Tous ont été traités par M. Rousseau & le sieur Poupin.	9 hom. 10 fem.	néant.	plusieurs.	600	
Ligugé.	33	5	5	De 10 à 50 ans.	Neuf ont été traités par le sieur Tribert, Chirurgien à Andillé.	5	5	5	190	Cet endroit est marécageux, les habitans y sont très-pauvres & vivent d'alimens de difficile digestion.
Neuville.	300	45	32	De tout âge.	Tous traités par M. Mereau & le sieur Descombes.	21	néant.	néant.	2200	Les Sieurs Mereau, Médecin, & Descombes, Chirurgien, estiment que l'Épidémie a été causée par la sécheresse.
Saint-Georges. . .	180	18	19	De 14 à 60 ans.	Tous traités par M. Nicolas & le sieur Nollin.	34	9	néant.	750	Cette paroisse est pays de plaine, bornée au Levant par la forêt de Moliere, au Couchant par la riviere du Clain. Le village d'Aillé, où a siégé la maladie épidémique, est près de la riviere & celui de Fontaine également; il n'est pas resté le tiers des habitans dans le premier, & dans le second il n'y a pas eu un seul malade.
Vouillé.	184	16	11	De 20 à 75 ans.	Vingt-cinq traités par M. Rousseau & le sieur de Ribery.	24	36	4	2400	Ce pays, en général, est très-sain, on croit pouvoir attribuer la maladie de 1785, à quelques coups de vent qui l'ont apportée de Mirebeau, où elle a commencé.
Les villages de la Rondelle, Rochereau & Piniers, faisant la majeure partie de la Barge ou Communauté de Frozes, dépendante, pour le spirituel, de la paroisse de Vouillé.	45	9	10	néant.	Trente-deux traités par MM. Mereau & Rousseau & le Sr Ayrault.	3	néant.	40	900 dans les 3 villages.	Ces renseignemens ont été donnés par M. le Curé de Champigny, paroisse de l'Anjou, plus à portée de ces villages que M. le Curé de Vouillé. M. le Curé de Champigny est dans l'usage d'y faire les fonctions curiales, de concert avec celui de Vouillé.
	1380	239 187 426	187			267	95	76	11439	

malades, de tous ceux que j'ai vu, qui ont été indociles à mes avis ; tous les autres, alarmés par la crainte de la mort dès les premiers inſtans, ont exactement fait ce que j'ai preſcrit..... Voilà la maniere dont j'ai combatu cette maladie : dès ma premiere viſite à chaque malade, j'ai donné le tartre ſtibié à dôſes fracturées ; j'en ai fait répéter l'uſage le lendemain, quand il n'y avoit point de diminution aux accidens de la maladie. Je n'ai point regardé comme contre-indication de l'émétique, ni la douleur de gorge, ni celle de l'un ou l'autre côté de la poitrine, quoique le plus ſouvent elles fuſſent aiguës. Ce ſymptôme pouvoit d'autant moins m'en impoſer, que j'ai conſtamment obſervé qu'il étoit toujours acompagné d'un pouls petit, irrégulier ; de proſtration de forces, de pâleur, ſouvent de boufiſſures du viſage. La douleur de gorge, quoique très-vive chez quelques malades, & au point de gêner beaucoup la déglutition, a conſtament cédé à l'effet de l'émétique ; il n'y a eu que deux malades, quoique également émétiſés, chez qui la douleur de gorge a perſiſté ; je leur ai fait, alors, appliquer un véſicatoire en forme de collier, qui, douze heures après, a enlevé la douleur ; j'ai également fait appliquer, à tous ceux qui ont eu un point de côté, un véſicatoire ſur la partie douloureuſe, & j'ai eu le même ſuccès ; & je regarde ce remede & l'émétique, comme les principaux & puiſſans moyens pour combatre cette maladie ; ce ſont eux ſeuls, ſuivis de quelques purgatifs, qui l'ont terminée. Les purgatifs que j'ai mis le plus en uſage vis à vis la majeure partie des malades, ſont les poudres purgatives univerſeles des *boîtes*, dont j'ai éprouvé un bon effet ; pendant leur action, je faiſois boire une eau de veau acidulée avec l'oſeille..... » M. *Joʒeau* dit n'avoir employé de méde-cines liquides que chez environ douze ſujets dans l'afaiſſement, & diſposés à des engorgemens gangreneux ; il eſt ſorti des vers chez ceux qui en avoient déja rendus par les vomiſſemens. » Voilà, Monſieur, continue M. *Joʒeau*, les ſeuls remedes que j'ai mis en uſage, & je jouis de la ſatisfaction de voir que tous ceux qui ont voulu ſe ſoumettre au traitement dont je vous fais le récit, ont échapés à cette maladie grave, que vous caractériſez ſi bien, par la deſcription exacte & détaillée que vous faites de ſes ſymptômes ; ſa marche a été telle que vous l'annonciez ; elle s'eſt faite ſourdement, de maniere que ceux qui en ont été ataqués, ne ſe ſont alités qu'au bout de trois à quatre jours, & après avoir éprouvé un méfaiſe & un accâblement des plus grands...... Vous voyez, par le détail que je vous fais, qu'il n'eſt pas queſtion de la ſaignée, je la crois meurtriere dans cette maladie ; j'ai une preuve récente de ſon mauvais effet. Vendredi dernier je fus demandé par M. le Curé de Limalonge, à deux lieues d'ici, pour procurer du ſoula-gement à un certain nombre de ſes paroiſſiens ; trois étoient morts la ſur-veille de mon arivée, l'un n'avoit eu aucun ſoulagement, & les deux autres avoient été ſaignés du bras & morts le lendemain de la ſaignée. Par le récit que m'a fait le Chirurgien, des ſymptômes de la maladie, je l'ai jugée

M

semblable à celle qui a régné à Sommieres; & j'ai fait voir à ce Chirurgien, le danger de la faignée, dans cette efpece de maladie, où la douleur, foit de la gorge, foit du côté, n'étoient que fymptomatiques. » M. *Jo\zeau* dit n'avoir trouvé que quatre malades dans cette paroiffe, & les avoir traités par la même méthode que ceux de Sommieres, où il annonce l'Épidémie cefsée....

J'ai eu de l'Intendance, une lettre de M. le Curé de Sommieres, en date du 11 Septembre, adrefsée à M. le Subdélégué de Civrai, dans laquelle le nombre des perfones ataquées de l'Épidémie n'eft porté qu'à trente, & celui des morts à quatorze, la population, à fept cens; il eft queftion dans cette lettre du petit enfant qui contraéta la maladie en buvant le bouillon déja préfenté à fa mere.

DÉPARTEMENT DE CHEF-BOUTONNE.

CORRESPONDANCE DE M. AMILLET.

Dans une premiere lettre, du 23 Avril, M. Amillet, Médecin à Chef-Boutonne, informe M. *Pallu* qu'il regne depuis trois femaines, dans la paroiffe de *Luché*, une Épidémie dont il décrit ainfi les fymptômes.....
» Les malades fe plaignent d'un violent mal de tête & d'un point de côté; la refpiration eft un peu gênée; ils font très-abatus & comme abforbés; ils touffent & crachent peu; le vifage eft haut en couleur, les ieux étincelans; la fievre eft médiocre, le pouls eft petit, le plus fouvent mou; dans beaucoup de malades, il eft intermittent, quelquefois le deuxieme ou le troifieme jour, quelquefois le cinquieme ou le fixieme feulement; la langue eft chargée d'un fédiment blanc ou jaûne, elle eft rarement feche; les urines s'éloignent peu de l'état naturel : dès l'invafion du mal, la plupart des malades ont une diarrhée bilieufe qui dure jufquà la fin de la maladie; plufieurs ont rendu des vers..... La maladie, abandonée à elle-même, parcourt fes périodes avec affez de rapidité; fi le malade a à guérir, dès le fixieme jour le mal de tête, l'oppreffion, le point de côté diminuent en même temps; une fueur douce & continue furvient alors, & le dixieme, il ne refte au malade que de la foibleffe : fi le contraire doit ariver, les fymptômes énoncés augmentent jufqu'au fix; un délire obfcur furvient, & le feptieme, plus rarement le huitieme, la mort amene la terminaifon. Dans certains malades, le point de côté fe diffipe en entier, alors l'embaras à la tête augmente & le délire vient; dans d'autres, tous les fymptômes augmentent ou diminuentà la fois : mais j'ai obfervé que la diminution d'un fymptôme, tandis que les autres

augmentoient, annonçoit toujours un événement fâcheux. Voilà, Monfieur, la defcription & la marche de la maladie telle que je l'ai obfervée ; je ne fais fi vous la regarderez, comme moi, une fievre bilieufe, vermineufe, plus humorale qu'inflammatoire, qui donne fur la poitrine, & ataque le principe des forces. J'ai regardé le point de côté comme fymptomatique, & établi mon traitement fur ce principe. La maladie étoit avancée dans la plupart des malades que j'ai vus les premiers jours ; prefque tous étoient dans un état d'*abforbement* confidérable ; quelques-uns avoient été faignés, d'autres ne l'avoient pas été ; j'ordonai, fur le champ, l'application des véficatoires aux jambes, ils rapelerent le malade ; le lendemain, j'ordonai deux onces de manne fondue dans un verre d'infufion de *lémithocorton*, & un grain & demi ou deux grains de kermès ; cette potion produifit quelques felles bilieufes, & fit rendre des vers ; le furlendemain une potion vermifuge auffi purgative, mais un peu plus douce, compofée d'une once de pulpe de câffe & de deux onces & demie de manne dans la même infufion ; j'ai répété cette potion une ou deux fois & prefcrit l'eau de chicorée nitrée. Voilà, Monfieur, le fonds du traitement que j'ai employé ; de fept malades que j'ai traités ainfi, fix font hors de danger, un eft mort. Je n'ai traité que quatre maladies commençantes ; hier je fis faigner deux de ces malades, par raport à la douleur de côté, qui étoit des plus violentes, mais une fois feulement ; le fang étoit *peu couenneux*, je me difpofe à les traiter comme les autres ; quoique les véficatoires ayent fait merveille fur les premiers, je n'ai deffein de les employer fur les quatre derniers, qu'autant qu'ils tomberont dans un état d'affoupiffement auffi confidérable, ce que les purgatifs placés à propos, pouront peut-être empêcher. La plupart des malades qui n'ont point été traités font morts ; de neuf, il ne s'en eft fauvé que deux. Le nombre des perfones ataquées, depuis trois femaines, eft de dix-neuf, ce qui eft beaucoup dans une petite paroiffe d'environ cent habitans. » M. *Amillet* donne enfuite quelques conjectures fur la caufe de la maladie, qu'on pouroit attribuer, felon lui, à ce que cette paroiffe eft dans un terrain découvert, où on feme beaucoup de *mars*, & force le laboureur d'être pendant long-temps, tout le jour, expofé à l'action d'un air très-froid.

Dans fa deuxieme lettre, du 2 Mai, ce Médecin accufe la réception de la confultation que lui avoit adreffée M. *Pallu*, qui prefcrivoit à peu près les mêmes moyens, en préférant cependant l'ipécacuanha au tartre ftibié, & en outre, recommandant les légers diapnoïques, les loks, les béchiques incififs, le régime végétal ; & M. *Amillet* finit, en difant : » Je m'applaudis, Monfieur, d'avoir eu les mêmes idées que vous fur la nature de la maladie, & des vues approchantes dans le traitement ; vous recomandez la plus grande circonfpection à l'égard de la faignée, vous pouvez être tranquille fur l'ufage qu'on en fera, certainement on n'en abufera pas avec moi ; je fuis fort éloigné de la regarder comme un moyen curatif dans cette maladie. »

La troifieme lettre, du 7 Mai, annonce la ceffation de l'Épidémie à Luché, mais qu'elle s'eft propagée dans les paroiffes de Paifay-le-Chapt, d'Afnieres, la Bataille & Chef-Boutonne même, où M. *Amillet* a reconu par-tout la même maladie qu'à Luché, & employé le même traitement avec fuccès.

La quatrieme & derniere lettre de ce Médecin eft du 11 Juin, & ne contient point de nouveaux détails fur l'Épidémie, qu'il dit être cefsée dans fon Département, où il y a eu peu de victimes, comme il paroît par un État très-bien rédigé, qu'on m'a envoyé de l'Intendance, & que je joins ici ; il eft figné par M. G I L B E R T, Subdélégué à Chef-Boutonne.

A T des Malades qui ont été ataqués de l'Épidémie dans différentes Paroiffes de la ‗ubdélégation de *Chef-Boutonne*, fait d'après les informations prifes & fuivant le plan ‗refcrit par l'Ordonance de Monfeigneur l'Intendant, en date du *30 Juillet 1785.*

Noms des Paroisses.	Nombre des communians	Nombre des perfonnes Ataqués.	Nombre des Morts.	Hommes.	Femmes.	Observations.
‗ché.	110	22	13	Onze, 5 depuis 52 ans jufqu'à 72 ; 1 de 50 ; 2 de 45 ; 1 de 30, & 5 peres de fami le.	Deux, une de 30, l'autre de 18 ans.	Parmi les morts, cinq n'ont pas été traités ; la plupart des autres l'ont été tard. Des huit derniers traités dès l'invafion, un feul eft mort. Point d'autres maladies, pas même de petites véroles.
‗ifay-le-Chapt.	400	15	3	Un pere de famille.	Deux, une de 70 une de 50 ans.	Tous ont été traités ; il y a eu quelques petites véroles.
‗nieres.	300	3				Il y a eu quelques petites véroles.
‗erigné.	200	6	2	1 de moyen âge ; 1 pere de famille.		Il y a eu quelques petites véroles.
‗bigné & Vinax, ‗on annexe..	500	5				Beaucoup de petites véroles, quelques enfans.
‗zieres.	130	3				Il y a eu beaucoup de petites véroles.
Bataille.	120	5	1	Un pere de famille de 50 ans.		Tous ont été traités ; il y a eu quelques petites véroles.
‗ubigné.	230	3				Tous ont été traités ; il y a eu quelques petites véroles. Un hydropique eft mort pendant l'Epidémie.
‗int-Martin.	230	4				Tous ont été traités ; il y a eu quelques fievres intermittentes.
‗ntenilles.	200	5	1	Un de moyen âge.		Tous ont été traités ; il y a eu quelques petites véroles.
‗lleran.	300	4	1		Une femme de 55 ans.	Il y a eu beaucoup de petites véroles.
‗ifec.	200	5	1		Une femme de moyen âge.	Tous traités ; la femme qui a fuccombé l'a été à l'extrémité. Beaucoup de petites véroles.
‗lemain.	240	3				Tous ont été traités.
‗urnay.	300	15	6	Trois hommes de moyen âge ; deux peres de famille.	Trois de moyen âge.	Quatre perfones font mortes fans avoir été traitées, n'ayant point appelé de fecours, & leurs maladies étant ignorées. Point d'autres maladies.
‗dilleux.	150	2	1	Un pere de famille de 50 ans.		Quelques petites véroles.
‗f-Boutonne ‗Javarfay.	1200	24	2	Un âgé de 66 ans ; un de 45.		Beaucoup de petites véroles benignes ; quelques fievres milliaires ; d'autres intermittentes pendant la durée de l'Epidémie. Il eft mort un homme de 42 ans d'une pleuréfie effentiele-inflammatoire ; deux hydropiques & quelques enfans, mais en petit nombre, de la petite vérole.
	4810	124	31			

La topographie des lieux où l'Épidémie a régné & où elle a fait le plus de ravages, n'offre rien ‗ien différent des lieux circonvoifins qu'elle n'a point ataqué ; *Luché* eft fur une élévation, exposé ‗s les vents ; *Gournay* eft fur le penchant d'un coteau placé dans la direction de l'Eft à l'Oueft. ‗*Bataille* eft dans une expofition au Nord, fort élevée. *Chef-Boutonne, Ardilleux, Paizay-le-Chapt,* ‗eres, font dans une expofition plane & à découvert..... On a remarqué que les pays abrités par ‗ques forêts ou montagnes, ceux qui par la nature du fol font les moins propres à la culture du ‗ que l'on appele baillarge, que l'on feme en Février, Mars & Avril, que l'on farcle en Mai, en ‗, & dont les habitans, par ces raifons, font moins exposés à l'action de l'air vif & fec qui a foufflé ‗ le printemps, font ceux que l'Épidémie n'a point atteint. »

DÉPARTEMENT DE ROCHECHOUART.

MÉMOIRE DE M. SIMON.

ON m'a adrefsé, de l'Intendance, au mois de Novembre dernier, trois petits Mémoires de M. S i m o n , Médecin à Rochechouart, dont voici l'extrait. Dans le premier, M. *Simon* dit que, depuis le 8 Mai jufques au 15 Juin, il a donné fes foins aux pauvres de la ville & paroiffe de Rochechouart, ataqués d'une Épidémie dont il décrit ainfi les fymptômes, après avoir donné une notice topographique des lieux..... » La maladie épidémique exactement fuivie, nous a fait conftament obferver, chez tous les malades, une douleur confidérable à la poitrine, avec pefanteur, de la toux, de l'oppreffion, un crachement de fang, la peau feche ; quelquefois une fenfibilité à l'eftomac, & des *vomiffemens bilieux mélés de vers.* Si-tôt l'invafion, la plupart des malades étoient affomés, fans connoiffance, & ne préfentant qu'un *pouls petit, foible & irrégulier,* mais qui, quelques heures après, s'élevoit & devenoit fort & plein. Cette maladie, que nous avons appelé *Fluxion de poitrine effentiele,* a ataqué beaucoup de gens de tout âge, excepté de la première jeuneffe, & a été funefte à tous ceux qui fe font trouvés la poitrine foible, ou qui n'ont pas été fecourus à temps. La maladie fe terminoit ordinairement du neuf au onze, & plutôt chez ceux qui fuccomboient ; dans plufieurs, elle a été fuivie d'une convalefcence longue & pénible, & dans d'autres, elle a entraîné des fuites plus fâcheufes encore, comme des fuppurations qui ont fini par la mort. » M. *Simon* reconoît pour caufes, les froids de l'hiver & les vents conftans au Nord-Eft ; & il trace ainfi fon plan curatif..... » C'eft avec la plus grande fatisfaction, dit-il, & le fuccès le plus marqué, que nous avons employé contre cette maladie (dans laquelle nous n'avons rien reconu d'extraordinaire que le nombre des malades de tous les côtés), les fecours acoutumés dans l'inflammation de poitrine. Les faignées, les boiffons pectorales, l'oxymel fcillitique, le kermès & les lavemens ont été les moyens auxquels nous avons eu recours conftament ; les minoratifs ont terminé la cure, fur-tout chez ceux dans lefquels nous avions obfervé les vomiffemens bilieux & les vers. » M. *Simon* donne la lifte de ceux qu'il a guéris au nombre de dix-huit, & huit ont fuccombés ; & ajoute : » Je connois, dans les environs de ce pays, huit perfones ataquées actuélement d'abfcès à la poitrine, & quatre dans cette ville, morts phthifiques, dont la conformation ne devoit pas faire craindre cette maladie. »

Ce Médecin termine, en difant : » Quelqu'un, dans ce pays, s'étoit ima-

giné trouver une *analogie* entre la maladie dont il eſt queſtion & celle qui
courut épidémiquement, l'année derniere, dans les paroiſſes de nos environs,
notament Saint-Matthieu, &c. La ſéchereſſe de la ſaiſon, les vents de Nord
qui ont été continuels, auroient dus, entre ces deux maladies, faire ſoupço-
ner une différence eſſentiele; l'*émétique* & le *véſicatoire*, qui guériſſoient la
premiere, euſſent été *mortels* dans la ſeconde.

Le ſecond Mémoire de M. *Simon* contient quelques détails ſur l'Épidémie
qui a régné à *Mairval*, qu'il décrit ainſi, en obſervant que cette paroiſſe
contient huit cens habitans...... » On remarquoit dans les amygdales, dans
le voile du palais, aux deux côtés intérieurs de la bouche, dans le dedans
des levres, des taches jaunâtres & quelquefois brunes, les environs des
taches fort douloureux, & l'enflure fort peu conſidérable, la fievre acom-
pagnoit ſouvent les accidens; le mal négligé dégénéroit en gangrene, avec
une puanteur horrible; il n'a ataqué que des enfans, & en a enlevé pluſieurs.
La méthode que j'ai ſuivie avantageuſement contre cette maladie, a été de
faire enduire, ſouvent dans la journée, les parties ataquées, avec un mélange
de demi-once de miel ſur vingt goutes d'eſprit de ſel marin, & de temps
en temps un gargariſme, avec une ſimple infuſion de ſureau chez les enfans
qui ſavoient le faire, la même infuſion leur étoit donnée en boiſſon. »

Dans le troiſieme Mémoire, M. *Simon* dit ne pouvoir donner de détails
ſatisfaiſans ſur l'Épidémie de Chaillac, ayant trouvé les malades en convaleſcence lors de ſon arivée; la plupart avoient été abandonés au ſoins de la
nature : d'après ce qu'on lui raporta, il jugea que » cette maladie, qu'on avoit
qualifiée du nom éfrayant de *charbon*, n'étoit autre choſe qu'une fievre
ardente, bilieuſe. La douleur de tête, le délire, la peau brûlante & aride, les
vomiſſemes bilieux, les douleurs à l'orifice de l'eſtomac, les inquiétudes dans
tous les membres, les urines rouges, étoient les ſymptômes les plus fréquens.
Le nombre des malades a été conſidérable, & celui des morts, depuis le
mois de Février, ſe monte à vingt-un, dont on croit qu'il n'y en a que
cinq à ſix ataqués de la maladie épidémique qui dura fort peu. »

Les Mémoires de M. *Simon* ſont datés du 7 Novembre 1785, pour
ſeconde copie.

MÉMOIRE

SUR L'ÉPIDÉMIE

Qui a régné dans la Province du Poitou.

TROISIEME PARTIE.

RÉSUMÉ ET RÉFLEXIONS.

APrès avoir rendu compte, avec la plus grande impartialité, de tout ce qui m'a été communiqué sur l'Épidémie de 1785, je vais terminer ce Mémoire par les Résultats & des Réflexions. Mal-gré l'étendue du travail que cette rédaction a exigé, j'aurois désiré pouvoir réunir ici les Observations faites par d'autres Praticiens de cette Province qui ont donnés leurs soins aux pauvres ataqués de l'Épidémie, afin d'offrir, sur cet objet, une collection de faits qui peuvent être intéressans, non seulement pour le traitement des maladies épidémiques, mais même de toutes celles qui ataquent le plus généralement les gens de la campagne..... Voici le Tableau qui résulte des détails qui m'ont été remis des différens Départemens.....

TABLEAU GÉNÉRAL
DE L'ÉPIDÉMIE,
D'APRÈS LES ÉTATS PARTICULIERS.

Noms des Départemens.	Nombre de Paroisses.	Nombre des Ataqués.	Nombre des Morts.	Nombre des Paroisses	Nombre des Morts.	Total des Paroisses	Total des Morts.	Observations.
La Châtaigneraye.	8	735	180	29	302	37	482	Assez complet.
Luçon.	22	1317	546	6	160	28	706	Il manque plusieurs paroisses, sur-tout celle de Saint-Hermand, où il y a eu de 80 à 100 morts.
Les Sâbles d'Olone. . . .	4	394	141			4	141	Très-incomplet.
Montaigu.	5	212	102	3	107	8	209	idem.
Bressuire, la paroisse de Moutiers.	1	175	25			1	25	idem.
Poitiers.	13	1380	426			13	426	Complet.
Châtelleraud.	4	243	180	3	65	7	245	Incomplet.
Montmorillon, paroisse de Queaux.	1	76	36			1	36	idem.
Chauvigny, par. de Bonneuil-Matours.	1	100	40			1	40	idem.
Civrai, paroisse de Sommieres.	1	30	14			1	14	idem.
Chef-Boutonne.	17	124	31			17	31	Très-complet.
Rochechouart.				2	14	2	14	Incertain.
	77	4786	1721	43	648	120	2369	

RÉSUMÉ.

ON voit, par ce Tableau, tout incomplet qu'il est (a), les effets de l'Epidémie dans chaque canton de cette Généralité, du moins, dans ceux dont j'ai eu des détails. Le bâs Poitou paroît avoir été plus généralement ataqué que le haut Poitou, & principalement les Départemens de Luçon

---

(a) Je présume que les cent vingt paroisses raportées dans le Tableau, ne forment que le quart ou le tiers de celles qui ont été ataquées de l'Épidémie dans la Généralité.

&

& la Châtaigneraye ; d'après des détails particuliers que j'ai cru inutiles de rapotter, le nombre des chefs de famille de l'un & l'autre fexe va à plus de la moitié des morts, & prefque tous les autres font des adultes, des culti-vateurs précieux à l'Etat. On peut fe perfuader, d'après cela, combien cette Épidémie a été défaftreufe, fur-tout dans une année auffi miférable que la derniere & dont celle-ci éprouve les fuites terribles..... Mal-gré l'attention vigilante de l'Adminiftration, mal-gré les fecours charitables de quelques riches bienfaifans, mal-gré tout cela, les pauvres habitans de nos campagnes, (& cela comprend plus des trois quarts des individus) font dans la mifere la plus accâblante ; heureufement encore que les maladies ne fe font pas beaucoup multipliées jufqu'ici, & que l'autone & l'hiver n'en ont pas offert autant qu'on avoit lieu de le craindre ; la dyffenterie ne s'eft montrée que dans quelques endroits, & ne s'eft point propagée ; les affections catarrhales, ordinaires dans cette faifon, & qui commencent à paroître, ne font pas encore très-répandues ; mais il eft bien à craindre que le froid qui s'annonce (aujourd'hui, 23 Février), ne renouvele la conftitution épidémique des années précédentes..... Nos malheureux villageois ont bien affez de leurs befoins journaliers & de leur follicitude, pour pourvoir à une fubfiftance incertaine, fans avoir celle des maladies. Tous les amis de l'humanité, toutes les âmes fenfibles ne peuvent fonger, fans déchirement, à la fituation affligeante où les calamités de l'année derniere ont réduit cette Province, & fur-tout le canton que j'habite.

D'après mes Obfervations particulieres, & celles de tous les gens de l'Art, que j'ai pu raffembler, & qui font confignées dans ce Mémoire, il paroît que la maladie épidémique de 1785 a une grande analogie avec celle qui a eu lieu en 1784 & même 1783, dont j'ai rendu compte dans le petit Mémoire fur l'Épidémie de la Forêt-fur-Saivre, & a reconu les mêmes caufes générales & particulieres ; je ne vois même de différence que dans le plus ou moins de gravité des fymptômes, des accidens & des complications : cette confti-tution eft très-fréquente depuis plufieurs années, comme la Société Royale l'a très-bien fait remarquer dans fes Réflexions. Pour le prouver (en atten-dant que je puiffe m'occuper d'un ouvrage étendu fur cet objet, où je ferai mention des conftitutions épidémiques obfervées en divers endroits depuis un certain nombre d'années), je ne crois pas indifférent d'offrir à la fin de ce Mémoire, une efpece de Tableau des conftitutions, depuis dix ans, que j'ai adreffées, depuis peu, à la Société Royale ; on y verra que la catar-rhale & la bilieufe y ont prefque toujours été les dominantes. Les conjectures de M. *Clemenceau*, fur l'analogie entre la difpofition à la gangrene qu'on a obfervée dans cette maladie, & pareille difpofition qu'on obferva en 1779, font très-juftes & prouvées par un très-grand nombre d'Obfervations faites par des Praticiens éclairés, dont quelques-unes font raportées dans ce Recueil.

Les différences qu'on a pu apercevoir dans les defcriptions que les divers

Médecins ont offertes fur cette Épidémie, vienent de ce que les maladies régnantes n'ont pas eu par-tout le même degré de malignité, de putridité & de complication. Le fonds de la conftitution épidémique étoit par-tout le même ; il a paru inflammatoire à quelques gens de l'Art, dans les endroits où l'Épidémie ne s'eft pas montrée très-étendue, ni très-meurtriere ; plus généralement elle a été putride, maligne, vermineufe & même gangreneufe ; Les ouvertures de cadâvres, au nombre de neuf (dont j'en ai fait faire quatre), ont démontré ce dernier caractere. .... Les traitemens ont été dirigés d'après les indications que chaque Praticien a rencontrées : les faignées ont été employées, même avec fuccès, & par des gens éclairés, dans les cantons où les affections catarrhales ont préfenté des fignes d'inflammation très-décidée ; il n'en a pas été de même dans les endroits où la putridité & la malignité ont été portées à un haut degré, comme on a pu le remarquer, principalement dans mon Département & dans ceux de Luçon, des Sâbles, Breffuire, Poitiers, Châtelleraud, Civrai, & Chef-Boutonne ; dans les autres où la maladie a été moins répandue & moins dangereufe, la méthode précédente a été mife en ufage, avec fuccès, dans plufieurs circonftances.

Au refte, on ne doit point attribuer au gens de l'Art, les ravages de l'Épidémie, tous ont fûrement agi pour le mieux ; mais fouvent appelés trop tard, fouvent contrariés par les malades eux-mêmes, quelquefois mal fecondés, & fur-tout, ayant toujours beaucoup de peine à faire adopter un traitement méthodique au peuple, & à lui faire obferver un régime exact, il n'eft point extraordinaire que les fuccès n'ayent pas toujours répondu à leurs peines & à leurs foins ; de plus il eft à obferver, comme je l'ai déja dit dans le cours de ce Mémoire, qu'il y a des inftans dans les Épidémies où prefque tous les malades fuccombent, quelque traitement que l'on emploie... J'eftime que, dans prefque tous les Départemens, hors ces momens meurtriers, il n'eft pas péri un douzieme des fujets qui ont été traités à temps par les gens de l'Art, & même cela va à beaucoup moins dans plufieurs cantons.

RÉFLEXIONS.

SI les Officiers de fanté, chargés du foin des Épidémies dans chaque Département, ont fait tout ce qui dépendoit d'eux pour foulager les malheureux ataqués de l'Épidémie, M. *Pallu*, Médecin en chef, a apporté la plus grande exactitude dans fa correfpondance, pour répondre à la jufte confiance que tous les Médecins avoient dans fes lumieres & dans fes avis, dont ils ont fait ufage ; ainfi les fuccès font en grande partie dus à ce Praticien expérimenté : enfin l'Adminiftration a auffi été très-attentive à cet objet. M. DE NANTEUIL, après avoir adopté les vues bienfaifantes de MM. DE BLOSSAC, a donné des ordres pour qu'on fuivît l'Ordonance fur les Épidémies, du 24 Février 1784..... MM. les Subdélégués ont offert les

fecours gratuits dans toutes les paroiffes, dont on n'a pas auffi généralement
profité qu'on l'auroit dû; mal-gré cela, ces fecours ont confervé un grand
nombre de fujets à l'État, comme on l'a vu dans les détails. M. MALLET,
Subdélégué de ce Département, qui, en 1784, montra le plus grand zele
à cet égard, en a redoublé dans la derniere Épidémie; il a entretenu une
correfpondance fuivie avec les gens de l'Art; il a écrit plufieurs fois dans
toutes les paroiffes, pour leur rapeler l'Ordonance de 1784, en recommandant d'y avoir égard; on n'a pas toujours répondu à fes invitations, & on en
fera moins furpris, quand on faura que M. l'INTENDANT, d'après mes
repréfentations, pour rendre ce Mémoire plus généralement utile, avoit fait
écrire dans toutes les paroiffes, afin d'avoir les renfeignemens les plus étendus fur les effets de l'Épidémie; & on a vu, par les états raportés, combien
il y a d'endroits d'où on n'a rien reçu, ce qui m'a empêché de préfenter fur
cette Épidémie, un Recueil complet d'Obfervations, & a retardé jufqu'ici
la publication de ce travail.

Il me femble que la caufe de cette efpece d'indifférence du peuple, pour
les fecours qu'on lui offre, vient de deux fources : 1.º, de ce que l'établiffement fur les Épidémies n'eft ni affez connu, ni affez bien compris par les
gens de la campagne, qui n'en fentent pas toute l'importance & l'utilité; 2.º,
de ce que le peuple, toujours en proie aux préjugés, a de la peine à donner
fa confiance au gens de l'Art, fur-tout aux Médecins, de préférence aux
charlatans, aux maiges, aux traiteurs de beftiaux, aux médicaftres..... Nos
payfans font acoutumés à trouver dans le plus petit bourg, & même dans
les villages, des remedes à bâs prix, qu'ils emploient d'eux-mêmes; ou
s'ils prenent les avis de quelqu'un, ce fera toujours le rhabilleur, le tâteur,
le vétérinaire, qui fera confulté le premier, s'il n'y a pas quelque charlatan,
quelque empirique qui circule dans le canton; il me fembleroit donc néceffaire d'ôter au peuple cette occafion de fe nuire à lui-même; il faudroit
faire exécuter les loix qui défendent la vente des drogues médicinales, à toute
autre perfone qu'aux Apothicaires, dans les Villes, & aux Chirurgiens, dans
les Campagnes; il faudroit expulfer les charlatans; il faudroit empêcher tout
homme d'exercer la Médecine, fans en avoir le droit (Le feul art qui foit
entre les mains de tout le monde, & que tout le monde pratique fans
l'avoir appris, fans fe perfuader qu'il fait mal, & qu'il n'y va que de la vie
de fes femblables). L'Établiffement d'hofpices de charité dans les Campagnes
ou dans les petites Villes, d'où un Médecin & un Chirurgien inftruits vifite-
roient gratuitement les paroiffes voifines, & diftribueroient de même des
drogues fimples & appropriées aux befoins des malades; cet Établiffement me
paroîtroit propre à détruire une partie des abus contre lefquels je réclame.....
Mais je m'écarte de mon fujet, & je renvoie à un autre ouvrage, fur les
maladies populaires, tout ce qu'il y auroit à dire là-deffus.

Ce Mémoire, pour être plus intéreffant, auroit fans doute dû contenir des détails fur la Topographie des lieux qui ont été en proie à l'Épidémie; mais cela m'auroit mené trop loin (*a*). J'ai cru devoir me borner à rendre compte de mes Obfervations, & raporter exactement celles des autres, fans me permettre aucunes réflexions particulieres, en renvoyant à celles de la Société Royale de Médecine, que j'ai déja citées plufieurs fois.

Avant d'offrir le Tableau dont j'ai parlé, il refteroit à réfoudre une grande queftion, fur laquelle j'ai déja donné mes idées, c'eft fur la CONTAGION; je renverrai à ce que j'en ai déja dit, & aux Obfervations citées dans ce Mémoire, n'ofant prononcer fur cette matiere, & la foumettant volontiers au jugement des Maîtres de l'Art.

(*a*) En outre, j'ai déja fait obferver, & on l'aura remarqué dans les détails de ce Mémoire, que la fituation des lieux a été très-indifférente pour la propagation de l'Épidémie qui s'eft montrée dans tous les endroits poffibles.

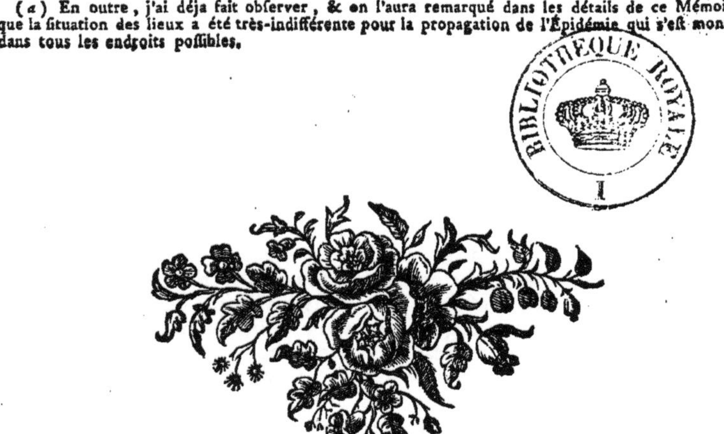

TABLEAU
DES MALADIES RÉGNANTES,

DEPUIS & y compris 1776 jufques en 1785 inclufivement, extrait des Mémoires adrefsés à la Société Royale de Médecine de Paris.

CONSTITUTIONS DEPUIS DIX ANS.

1776.

LA température de cette année a été feche & froide, il y a eu 19 d. de chaleur le 2 Août; & —9 d. les 30 & 31 Janvier; le degré moyen a été 9 d..... Le mercure affez bâs dans le baromerre, quoiqu'il y ait eu des élévations fubites & très-grandes, fur-tout le 19 Juin & le 29 Juillet à 28 : 6; la moindre 27 : 3, le 12 Janvier; l'élévation moyene de l'année 27 : 10. 3. Les vents dominans N. & N.-O.

La dyffenterie épidémique qui fe montra à la fin de 1775, à la fuite d'une longue féchereffe & qui fit beaucoup de ravages, fe propagea jufque dans le mois de Janvier 1776, où les froids la firent ceffer. Dans le courant de Février, la *Gripe* fut très-répandue ainfi qu'une autre affection catarrhale, connue fous le nom de *Jotreaux;* à ces maladies fuccéderent, en Juin & Juillet, des rougeoles, des fievres pourprées & malignes où la tête étoit finguliére- ment affectée; en Août & Septembre des rhumatifmes, des fievres d'accès, devenues intermittentes; en Octobre où il parut auffi quelques dévoîmens, des *choléra-morbus;* en Novembre & Décembre, des retours d'affections catarrhales, foit *gripe,* foit *jotreaux.*

1777.

Température feche & froide, plus grande chaleur 25 d. $\frac{1}{2}$, le 28 Août; la moindre —8, le 8 Janvier; degré moyen 8 : 8;.... Plus grande élé- vation du mercure 28 : 7. 3, le 11 Décembre; moindre 27 : 2, le 30 Octobre; moyene 27 : 11. 9 : vents dominans N. N.-E & N.-O.

Les gripes, les affections de poitrine très-répandues en Janvier, Février

& Mars, devenues plus graves & meurtrieres en Avril & Mai, ainsi que les angines & les rougeoles qui se sont propagées en Juin & Juillet; cette constitution a formé une espece d'Épidémie de fievres exanthématiques, souvent malignes, où les saignées ont eu peu de succès; les évacuans & vermifuges & sur-tout les vésicatoires ont été avantageux : en Août, les maladies ont disparu pour faire place à la petite vérole qui a fait des ravages en bien des endroits : cependant il y a eu en général bien moins de maladies pendant l'été & l'autone que pendant l'hiver & le printemps.

1778.

Température moyenne, alternativement seche & humide, en général assez douce. La plus grande chaleur (des sept derniers mois) 26 d. le 13 Août; la moindre — 2, le 17 Décembre; .... Plus grande élévation du mercure 28 : 7. 6, le 26 Décembre & 27 : 2, le 3 d.° : vents dominans N.-E. & N.-O.

Cette année n'a pas eu de maladies populaires aussi graves que la précédente, excepté dans quelques cantons; par exemple, la paroisse de Saint-Martin-des-Noyers, près les Essars, en bâs Poitou, éprouva une espece d'Épidémie la plus meurtriere à la fin de l'hiver, (mon ami, M. *Landais,* en a rendu compte dans le temps). Elles ont été à peu près de même nature qu'à l'ordinaire dans chaque saison; catarrhales & éruptives au printemps, fievres intermittentes dans l'autone; morts subites à la fin de l'année, & attribuées aux variations subites dans l'atmosphere, car le barometre qui étoit le 3 Décembre à 27 p. 2 l., monta le 26 à 28 p. 7 l. 6.

1779.

Température moyenne, seche au commencement, humide & variable dans la suite; plus grande chaleur (Juillet & Août excepté) 26 d. le 26 Mai; moindre — 8, le 19 Janvier.... Plus grande élévation du mercure 28 : 6 . 9, le 16 Février; moindre 26 : 10 . 9, le 21 Décembre. Vents dominans N.-E. & N.-O.

Les trois premiers mois de cette année ont offert beaucoup de maladies variées, principalement des catarrhales, des rhumes, des rhumatismes, apoplexies, retours de goute, petites véroles, milliaires, &c. le caractere bilieux a singuliérement dominé dans les affections catarrhales, & la tête se prenoit facilement; les saignées ont toujours moins bien réussi que les évacuans & les vésicatoires : le trimestre qui a succédé à celui ci-dessus, a vu à peu près les mêmes maladies & assez graves, sur-tout lorsqu'il y avoit complication d'angine avec les fievres milliaires ou catarrhales. Dès le mois de Juillet, la dyssenterie épidémique qui a fait les plus grands ravages, s'annonça par des coliques, des dévoîmens très-répandus, mais elle ne devint générale & meurtriere qu'en Septembre & Octobre, & se propagea jusque dans l'hiver.

1780.

Température moyenne, feche & variable; plus grande chaleur 27 d. le 30
Juillet; moindre — 6, les 20 & 21 Décembre; moyenne 8 : 7..... Plus
grande élévation du mercure 28 : 7, le 6 Mars; moindre 27 : 1. 9, le 3 Avril;
moyenne 27 : 11 . 11.... Vents dominans O. & N.-O.

La même Épidémie catarrhale qui régna dans la capitale pendant les trois
premiers mois de l'année, a eu lieu dans ce canton : on y a souvent vu la
complication de l'engorgement des glandes cervicales, connu sous le nom
de *jotreaux*..... Cette conftitution s'eft propagée jufques en Avril, où il a
paru des fievres malignes bilieufes; la dyffenterie de l'autone précédente s'eft
encore montrée pendant l'hiver; les fievres d'accès, les rhumatifmes ont paru
en Mai & Juin, ainfi que les affections catarrhales; les rhumes, les *coriza*,
les rougeoles, les éryfipeles ont été répandus. La conftitution du trimeftre
fuivant a été très-mal faine, & a offert un fort grand nombre de fievres
anomales intermittentes affez graves, des rougeoles, des milliaires, &c. Cette
efpece d'Épidémie fébrile s'eft étendue & très-multipliée pendant les trois
derniers mois de l'année.

1781.

Température moyenne, feche & chaude; plus grande chaleur 25 d. 5, le
31 Juillet; moindre — 4, le 11 Janvier; moyenne 9 : 2...... Plus grande
élévation du mercure 28 : 4. 3, les 2 Mars, 29 Juin, 30 Septembre & 8
Octobre; moindre 27 : 2, le 26 Février; moyenne 27 : 11. 10.... Vents
dominans E. S.-E. & N.-E.

Les fuites des fievres automnales & les affections catarrhales variées, ont
été les maladies dominantes pendant le premier trimeftre de l'année; beaucoup de gens ont péris des fuites de l'Épidémie fébrile de 1780, qui s'eft
renouvelée dans les deux derniers trimeftres, la bile y jouoit un grand rôle;
les évacuans répétés & les apéritifs toujours plus avantageux que le quinquina & autres fpécifiques; il y a eu auffi des apoplexies mortelles, des
rhumatifmes, des coliques, des dévoîmens & des dyffenteries. Dans mon
canton, la coqueluche, la petite vérole ont fait des ravages fur les enfans:
cette conftitution générale de cette année eft analogue à celle de 1780, &
toutes deux participant de la dyffentérique de 1779.

1782.

Température moyenne, froide, humide & variable; plus grande chaleur
27 d. le 25 Juin; moindre — 11, le 17 Février; moyenne 7 : 6; plus grande
élévation du mercure 28 : 8. 3, le 20 Décembre; moindre 27 d. le 23 Mars;
moyenne 27 : 11 . 5; vents dominans O. N.-O. E. & N.

La conftitution générale encore analogue à celle des deux années précédentes, & même l'efpece d'Épidémie fébrile de l'autone a été plus répandue & plus grave ; dans le dernier trimeftre eftival, le caractere fébrile s'eft joint au catarrhal & a offert une conftitution mixte très-compliquée, outre les fievres intermittentes fort multipliées & rebelles, dont les fuites ont été fâcheufes pendant l'hiver. Au refte, ces trois dernieres années fe reffemblent beaucoup, & forment, comme je l'ai fait obferver, une conftitution participant de la dyffentérique de 1779.

1783.

Température moyene, humide au commencement, feche & variable enfuite ; plus grande chaleur 26 d. le 11 Juillet ; moindre — 6 d. $\frac{1}{4}$, le 30 Décembre ; moyene 7 : 3.... Plus grande élévation du mercure 28 : 4. 9, les 30 Mars & 4 Juillet ; moindre 26 : 10. 3, le 3 Mars ; moyene 27 : 11. 4... Vents dominans O. S.-O. E. & N.-E.

C'eft dans cette année que la conftitution catarrhale épidémique s'eft principalement établie, depuis Mars jufques en Mai, dans la ville de la Châtaigneraye & les environs ; à cette conftitution fuccéda, pendant l'été, des fievres bilieufes très-graves & qui fe font changées en intermittentes dès la fin de Septembre ; mais en général l'autone a été moins *maladive* que dans les années précédentes : la petite vérole a toujours régné dans quelques cantons.

1784.

Température moyene, feche & variable : plus grande chaleur 28 d. le 6 Juillet ; moindre — 13 le 18 Décembre ; moyene 7 : 9.... Plus grande élévation du mercure 28 : 5, le 3 Février ; moindre 27 d. le 8 Décembre ; moyene 27 : 10. 11.... Vents dominans O. N.-O. E. N.-E.

La conftitution catarrhale épidémique au commencement & à la fin de l'année, dans plufieurs cantons, ayant par-tout le même caractere catarrhal-bilieux qui a pris le deffus pendant l'été, mais a offert moins de maladies que dans l'année précédente ; je renvoie à mon Mémoire fur l'Épidémie de la Forêt-fur-Saivre ; toutes les maladies intercurrentes participant plus ou moins du genre catarrhal-bilieux...... Les petites véroles toujours très-répandues dans plufieurs endroits.... Les fievres automnales peu communes comme en 1783.

1785.

Température moyene très-feche & froide ; plus grande chaleur 26 d. $\frac{1}{2}$, les 13 & 14 Juin ; moindre — 15 le 1.er Mars ; moyene 8 : 5 ; plus grande élévation du mercure 28 : 5, le 11 Avril ; moindre 27, le 2 Janvier ; moyene 27 : 11. 9..... Vents dominans N. & N.-E.

C'eft principalement cette année qui a offert une conftitution catarrhale-

bilieufe

bilieufe épidémique la plus étendue qu'on ait peut-être jamais obfervée, non feulement dans cette Province, mais même dans une grande partie du Royaume & de l'Europe pendant plus de fix mois...... Le caractere de l'Épidémie a été prefque par-tout le même, & plus généralement putride-bilieux ou vermineux qu'inflammatoire, fur-tout dans le Poitou; les ravages ont été éfrayans & bien plus confidérables que l'année derniere...... La dyfenterie s'eft montrée dans quelques paroiffes pendant l'autone, mais heureufement ne s'eft pas propagée; il n'en a pas été de même de la petite vérole qui a fuivi & même acompagné les affections catarrhales; les fievres intermittentes n'ont pas été très-multipliées.

On voit par ce Tableau, que pendant ces dix dernieres années, les conftitutions catarrhales & bilieufes ont prefque toujours été les dominantes pendant l'hiver & le printemps, & ont paru vraiment épidémiques en 1776, 1777, 1779, 1780, 1781, mais fur-tout en 1783, 1784 & 1785, que ces conftitutions réunies ont été plus répandues & fait le plus de ravages, principalement dans cette derniere année; après les affections catarrhales, les fievres bilieufes effentieles, fouvent malignes, ont été les plus fréquentes & fe font montrées épidémiques en 1780, 1781 & 1782 dans l'été, & les intermittentes pendant l'autone..... La dyfenterie épidémique a paru auffi au commencement de 1776, comme fuite de celle qui eut lieu en 1775, & en outre en 1779 elle a été très-multipliée & fort meurtiere : elle s'eft montrée un peu en 1780 & en 1785....... Enfin, la petite vérole & la coqueluche ont eu lieu prefque tous les ans, depuis 1776, & fe font fuccédées dans différens cantons de cette Province; il y en a même où elles fe font fixées plufieurs années de fuite.

23 Février 1786.

F I N.

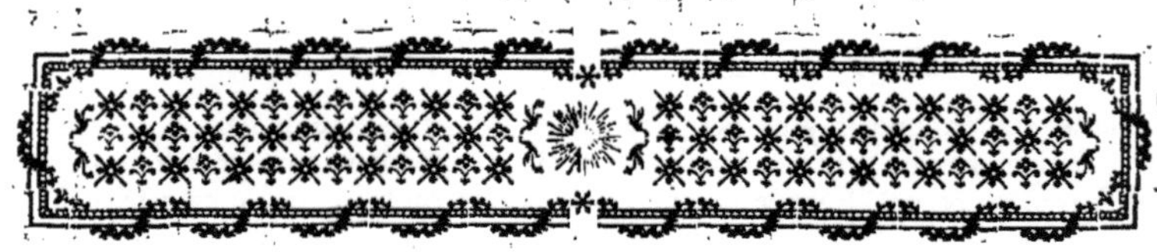

TABLE.

TABLE.

TABLE

DÉPARTEMENT DE CIVRAL

DÉPARTEMENT DE CHEF-BOUTONNE.

DÉPARTEMENT DE ROCHECHOUART.

TROISIEME PARTIE.

SUPPLÉMENT

AU MÉMOIRE GÉNÉRAL

SUR L'ÉPIDÉMIE DE 1784 & 1785.

CONTENANT l'Histoire des Maladies régnantes, en 1786, dans le Département de la Châtaigneraye & une grande partie du Poitou;

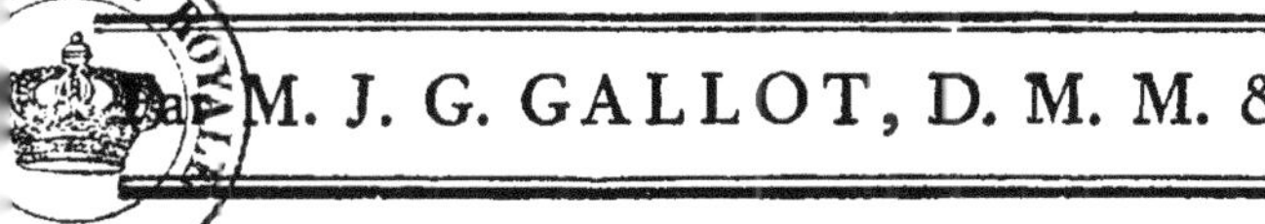

Par M. J. G. GALLOT, D. M. M. &c. &c.

Publié par ordre du Gouvernement & aux frais du Roi.

Avec Approbation & sous le Privilége de la Société Royale de Médecine.

M. DCC. LXXXVII.

EXTRAIT DES REGISTRES
DE LA SOCIÉTÉ ROYALE DE MÉDECINE.
Séance du 3 Avril 1787.

M. GALLOT, Médecin à Saint-Maurice-le-Girard, & notre Affocié, ayant différé, pour des raifons particulieres, la publication de fon Mémoire fur l'Épidémie de 1784 & 1785, vient d'adreffer, à la Compagnie, un Supplément contenant l'Hiftoire des maladies qui ont régné en 1786, dans le Département de la Châtaigneraye, & une grande partie du Poitou. Comme ce travail eft une fuite du premier, & que l'intention de ce Médecin eft de le faire imprimer conjointement fous le Privilége de la Société dont il a déja obtenu l'Approbation pour la premiere Partie, la Compagnie a chargé les mêmes Commiffaires de faire leur raport fur ce Supplément.

Le plan que M. Gallot a fuivi dans la defcription des maladies régnantes en 1786, étant abfolument le même que celui adopté dans le Mémoire déja approuvé, les Obfervations étant rédigées d'après les mêmes vues & les mêmes principes, & les faits exacts étant fubftitués à une théorie fyftématique, nous penfons que ce travail ne peut qu'ajouter à la réputation de ce Médecin, & qu'il eft digne de paroître avec l'Approbation de la Compagnie, & fous fon Privilége. Au Louvre, le 3 Avril 1787.

Signé, DE HORNE & JEANROI.

EXTRAIT DES REGISTRES
DE LA SOCIÉTÉ ROYALE DE MÉDECINE.

LA Société Royale de Médecine ayant entendu, dans fa Séance tenue au Louvre, le 3 de ce mois, la lecture du raport avantageux qui lui a été fait par MM. *de Horne & Jeanroi*, fur un Mémoire de M. *Gallot*, Médecin à Saint-Maurice-le-Girard, ayant pour titre, Supplément au Mémoire général fur l'Épidémie de 1784 & 1785, contenant l'Hiftoire des maladies régnantes, en 1786, dans le Département de la Châtaigneraye & une grande partie du Poitou, a penfé que ce nouveau travail étoit, comme le premier, digne de fon Approbation & d'être imprimé fous fon Privilége. A Paris, ce 5 Avril 1787.

Signé, VICQ-D'AZIR, *Secrétaire perpétuel.*

AVERTISSEMENT.

DES circonſtances particulieres & ſucceſſives ayant retardé la publication du Mémoire ſur l'Épidémie de 1785, je me ſuis chargé de rédiger ce Supplément pour rendre compte des maladies qui ont eu lieu en 1786; je ſuivrai le même ordre que dans le Mémoire précédent; j'offrirai d'abord les Obſervations qui me ſont propres (& que j'ai eu l'honeur d'adreſſer par trimeſtre à la Société Royale de Médecine, & réguliérement à M. *PALLU*, Médecin bréveté du Roi & en Chef des Épidémies de la Généralité de Poitiers), & celles des Gens de l'Art de mon Département, enſuite je donnerai un extrait de celles adreſſées à M. *Pallu*, & d'autres qui m'ont été remiſes directement; je terminerai par quelques Réflexions générales.

Il eut été mieux, ſans doute, de refondre tout mon travail, c'eſt-à-dire, de réunir les Obſervations de ces trois dernieres années, & même celles de 1783; mais mon Mémoire approuvé par la Société Royale de Paris, d'après le vœu du Gouvernement, & couroné depuis par elle, n'étoit plus à ma diſpoſition, & j'ai cru n'avoir pas le droit d'y faire aucuns changemens

Ayant déja fait connoître en partie la conſtitution qui ſuccéda pendant l'autone à celle qui avoit régné épidémiquement au printemps & dans l'été de l'année derniere, je crois ne devoir m'occuper que des maladies qui ont eu lieu depuis le premier Janvier, en les préſentant mois par mois, avec une Notice de la température : cette marche me paroît plus méthodique & auſſi abrégée; car l'étendue du Mémoire principal me fait une loi de rendre ce Supplément le moins volumineux poſſible : en conséquence, je me bornerai aux Obſervations générales, en ne raportant que quelques faits particuliers : je m'arrêterai ſeulement un peu ſur la conſtitution fébrile qui a formé une eſpece d'Épidémie, on ne peut plus répandue de Juin en Octobre.

26 *Décembre 1786.*

SUPPLÉMENT

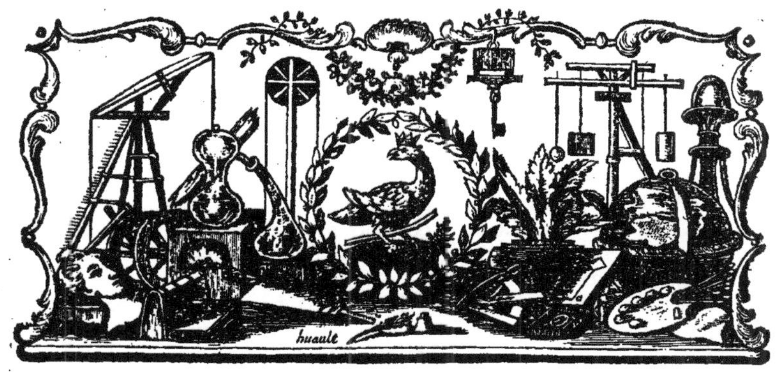

SUPPLÉMENT

AU MÉMOIRE GÉNÉRAL

SUR L'ÉPIDÉMIE DE 1784 & 1785.

SECTION PREMIERE.

OBSERVATIONS FAITES DANS LE DÉPARTEMENT de la Châtaigneraye, dans le cours de l'année 1786.

JANVIER.

LA TEMPÉRATURE du premier mois de cette année a été variable. Les quatre premiers jours le froid fut très-rigoureux, & il y eut de — $5\frac{1}{2}$ à — $8\frac{1}{2}$ au thermometre le matin, & — 2 à midi : le reste du mois fut assez doux & humide; la plus grande chaleur 11 degrés, les 28 & 29. Le plus grand froid — $7\frac{1}{2}$, le 3 : terme moyen 4 d. 4.... La plus grande élevation du barometre 28 p. 5 l. $\frac{1}{2}$, le 29 : la moindre 27 : » $\frac{1}{2}$, le 11 : moyene 27 : 10.... Vents dominans Sud-Est ; Nord & Ouest.... Assez de pluie ; quelques brouillards.

A

Les maladies ne se multiplierent pas beaucoup dans le courant de ce mois, & les dominantes furent toujours les *Catarrhales*, que je traitai selon ma méthode ordinaire, & qui firent très-peu de victimes..... Les fievres automnales prolongées, & leurs suites ont été fréquentes & ont même enlevé des sujets, sur-tout parmi les vieillards & ceux qui étoient depuis long-temps dans un état valétudinaire...... La dyssenterie qui avoit donné des alarmes à la fin de l'année derniere, heureusement, ne s'est pas propagée...... La petite vérole s'est soutenue dans plusieurs paroisses, & y a même fait des ravages. Voici des Observations particulieres ; j'en joindrai ainsi quelques-unes à chaque mois.

PREMIERE OBSERVATION. Le 7, à la Limouziniere, paroisse de Bazôges-en-Pareds, la femme *Charron*, âgée de trente-cinq ans, ataquée, depuis quatre jours, des symptômes ordinaires de la fievre catarrhale, à la suite d'un état valétudinaire ; il y avoit douleur au côté gauche de la poitrine, crachats sanguinolens, bouche mauvaise, dégoût, nausées, &c. J'ordonai les lavemens, les cataplasmes émolliens pour le soir, les boissons béchiques & donnai l'ipécacuanha pour le lendemain ; mal-gré la gravité des symptômes, cette femme s'est promptement rétablie à l'aide de ce seul émético-cathartique & des béchiques.

II.ᵉ OBSERV. Le 19 Janvier, au village de Pui-Grêffier, paroisse de la Tardiere, je vis *Poirier*, Foulon, âgé de quarante & quelques années, ataqué, depuis près de vingt jours, d'une fievre catarrhale qu'on avoit négligée ; on s'étoit contenté de purger sans indication, & on ne s'étoit point inquiété de dégager la tête ni la poitrine ; aussi je trouvai le malade avec le pouls petit, déprimé, délire sourd, langue seche, noirâtre, les dents couvertes d'une croûte noire, douleur de gorge, difficulté d'avaler, expectoration difficile ; on l'avoit regardé comme agonisant depuis quatre à cinq jours ; mon pronostic fut fâcheux, cependant j'indiquai les béchiques incisifs & l'application des vésicatoires aux jambes : ces secours étoient trop tardifs & ne firent que retarder la fin du malade, qui eut lieu au bout de huit jours.

III.ᵉ OBSERV. Le 28 d.º, aux Défends, paroisse de Saint-Cyr-des-Gâts, *Moisant*, Bordier, âgé de trente-cinq ans, ataqué, depuis huit jours, d'une fievre catarrhale bilieuse bien décidée, avec dévoîment, langue chargée, oppression, expectoration difficile...... Un médicastre n'avoit rien fait ou presque rien ; je prescrivis, pour le lendemain, l'ipécacuanha en deux dôses, une tisane adoucissante & pectorale, le sirop de lierre terreftre..... Cet homme suivit ce traitement simple, & fut promptement rétabli.

FÉVRIER.

LA température de Février a été très-douce, principalement du 6 au 24.

& très-froide le refte du mois, qu'il y eut de — 4 ½ à — 7 ½, le matin : la plus grande chaleur du mois a été 12 d. les 17, 18, 19 & 20 ; le plus grand froid — 7 ½, le 26 ; terme moyen 4 d..... La plus grande élévation du barometre 28 : 6, le 13 ; moindre 27 : 5 ½, le 27 ; moyene 28..... Vents dominans Nord & Nord-Eft..... De la pluie du 6 au 10.

Les tranfitions brufques qui ont eu lieu, ont paru donner de l'intenfité à la conftitution catarrhale qui s'eft établie épidémique dans quelques paroiffes à cinq à fix lieues au Nord-Eft de chez moi, où elle s'étoit manifeftée dès la fin de 1785 (comme on le verra dans la feconde Section) ; mais dans le canton que j'habite, ces affections font feulement devenues plus graves, & cependant la plupart ont cédé aux traitemens ordinaires & méthodiques ; les maladies intercurrentes ont été à peu près les mêmes que dans le mois précédent.

IVe Observ. Le 5 Février, la veuve *Vizet*, de mon bourg, âgée de foixante-dix ans, ataquée, depuis quelques jours, d'une fievre catarrhale, avec les fymptômes ordinaires, la fievre & la toux étoient vives, je prefcrivis les béchiques.... Le 7, la bouche étoit mauvaife, le dégoût confidérable ; je confeillai un minoratif pour le lendemain, il fit bien & la malade fe trouva mieux : mais cette femme n'obfervant aucun régime, abufant du vin, retomba le 20, la poitrine s'embaraffa fortement ; je voulus la dégager à l'aide des béchiques aiguifés avec le kermès, mais la malade s'y refufa, continua fon mauvais régime ; le mal fit des progrès & l'enleva dans les premiers jours de Mars.

Ve Observ. Le 13 du même mois, on me demanda pour M. *Bernon de la Barre*, paroiffe de Saint-Laurent-de-la-Salle, âgé de foixante-dix à foixante-douze ans, ataqué, depuis feize jours, d'une fievre catarrhale très-grave ; un Chirurgien appelé feulement au bout de huit jours, évacua & appliqua les véficatoires aux jambes ; les lavemens & les purgatifs avoient fait rendre une quantité prodigieufe de matieres bilieufes, mal-gré cela la fievre fubfiftoit encore avec des redoublemens le foir ; la langue bilieufe d'abord étoit rouge & affez nete ; la toux feche, les crachats entiérement jaûnes, bilieux ; les mains œdémateufes, point de douleur à la poitrine ; la fuppuration des véficatoires affez abondante..... Je prefcrivis des apozemes chicoracés avec la crême de tartre avant d'en venir à un minoratif ; une mixture béchique aiguifée avec le kermès ou l'oxymel fcillitique ; d'ailleurs le régime exact & la fuppuration des véficatoires continuée affez long-temps.... Ce vieillard fuivit mes avis & fut affez promptement rétabli.

M *A* R *S*.

Ce mois a offert la température la plus extraordinaire qui ait peut-être jamais été obfervée (*a*), très-froide du 3 au 12 & douce enfuite : la plus grande chaleur a été 13 d. le 23; le plus grand froid — 9, le 10; terme moyen 2 : 8. La plus grande élévation du barometre 28, 1 $\frac{1}{2}$, les 10 & 28; moindre 27 : 3, le 6; moyene 27 : 8 . 7.... Vents dominans Nord & Nord-Eft au commencement & à la fin; Oueft & Sud-Oueft au milieu, pendant les pluies, car la féchereffe a eu lieu aux deux extrémités.

La conftitution catarrhale s'eft encore reffentie de l'irrégularité de la température; ces affections fon devenues plus multipliées & plus alarmantes, mais n'ont pris un caractere épidémique que dans une feule maifon, où tous les fujets ont été fucceffivement ataqués (voyez la VIIe Obfervation) : ces

---

(*a*) A la fuite des froids rigoureux du 23 Février au 28, la température parut s'adoucir le 1.er Mars, qu'il y eut 4 deg. au deffus de 0, mais il tomba un peu de neige la nuit du 2 au 3 ; & le 5 le thermometre marqua — 5, & dans la nuit de ce jour au 6, jufques après midi, il tomba du *verglas* ou plutôt une pluie de glace (dont il n'y a peut-être jamais eu d'exemple); elle fut fi abondante, que tout en fut couvert de plus d'un pouce d'épaiffeur : la neige fuccéda le foir, dans la nuit & le lendemain au verglas, il y en eut plufieurs pouces ; les arbres ne pouvant foutenir leur fardeau eurent leurs branches rompues & même leur tronc, comme par le plus violent ouragan, ils fembloient avoir ête frapés de la foudre ; j'en ai vu de partagés, de déracinés ; les peupliers d'Italie, les arbres fruitiers, les châtaigners, les ormeaux, les grands chênes même ont été fortement moleftés. Les plus petites branches des arbriffeaux, les herbes, les plantes fervoient de noyaux à des cylindres de glace d'un pouce ou deux de diametre ; le foleil qui parut le 7 au foir, & qui continua pendant les journées des 8, 9, 10 & 11, ne put fondre ce vernis glacial, y ayant toujours eu de — 4 à — 9 ; ce ne fut que le 12 qu'il y eut 4 deg. au deffus de 0 & 9 le 13, où le dégel fut complet. Le barometre a été fort bâs du 1 au 8, & de ce jour au 11 au deffus de 28 p. & redefcendit enfuite : les vents Nord & Nord-Eft du 1 au 13.....

Pendant ces fept jours & principalement les 8, 9, 10, & 11 on a joui du fpectacle le plus magique & le plus éblouiffant qu'aucun homme ait jamais contemplé ; les arbres, les taillis, les buiffons, les bruyeres, les genêts, les vignes particuliérement, offroient, le matin & le foir fur-tout, un coup d'œil le plus fuperbe & le plus radieux : il n'eft pas même poffible de fe l'imaginer fans l'avoir vu ; les pierres précieufes, les faphirs, les topazes, les émeraudes, les rubis, les diamans, &c. étoient multipliés de toutes parts ; les boutons des arbres, les fleurs des amandiers, des abricotiers étoient renfermées dans des globes de cryftal ; les vergers, les potagers, tout le bocage paroiffoit de glace ou de cryftal, & le foleil, par la réflexion & la réfraction de fes rayons, dévelopoit les couleurs les plus éclatantes & les plus variées : lorfque la glace commença à fondre & qu'elle prit fur les arbres, les haies, les taillis, &c. des formes moins régulieres, en fuivant l'anfractuofité des branches, on croyoit voir des congellations, des ftalagmites, des ftalactites, dont l'éclat étoit plus vif & plus brillant, les angles & les furfaces fe trouvant multipliés ; l'œil ne pouvoit foufrir long-temps la contemplation de ces objets merveilleux.

. Il eft affligeant que d'auffi belles chofes ayent préparé & occafioné des pertes inapréciables ; l'ébranchement des arbres ne peut ni s'eftimer ni fe réparer ; le dégât des taillis a été confidérable, toutes les productions végétales en ont plus ou moins foufert. Ce verglas extraordinaire n'a pas été général dans cette Province, en voici les lignes de démarcation, autant qu'il m'a été poffible d'avoir des renfeignemens à ce fujet : ce verglas paroît s'être arrêté à une lieue & demie de chez moi, au Sud, en fuivant les hauteurs au deffus de Saint-Sulpice, Thouarfay, la Caillere, la Jaudonniere, Chantonnay, gâgnant le bâs Poitou, en de-çà Luçon & Mareuil, & retournant vers les frontieres de la Bretagne, par Chollet, jufques en Touraine (car mon favant confrere & ami, M. Linacier, de Chinon, me donnoit de la forêt voifine de fa ville, la même defcription que celle ci-deffus), de-là en revenant par Partenay & Secondigny fur les bords de la Gâtine, jufque dans mon canton ; les forêts de *Chantemerle* & de *Secondigny* ont été plus endomagées.... J'ai été étoné qu'aucun Papier public n'ait rendu compte de ce phénomene, dont j'ai fait part dans le temps à la Société Royale de Médecine & autres Compagnies favantes, à plufieurs de mes Correfpondans, & fur-tout à mon refpectable confrere, le célebre P. Cotte, qui, fans doute, en fera mention dans fes Rédactions Météorologiques ; mais les Ouvrages de ce Phyficien n'étant pas entre les mains de tout le monde, j'ai penfé que mes compatriotes ne feroient pas fâchés de trouver ici les détails d'un événement qui fera époque.

affections catarrhales étoient éminemment bilieufes & vermineufes; quelques fujets ont été enlevés, autant faute de fecours donnés à temps, que par la nature de la maladie.... Les coliques, les dévoîmens, les fluxions fur quelques parties, les rhumatifmes, les retours de goute, ont été, après les catarrhales, les maladies les plus répandues; il eft mort des vieillards & des fujets languif-fans...... La mifere du peuple a été portée à fon comble, & la crainte de la famine fe feroit changée en réalité, fans la vigilance du fage Adminiftra-teur de cette Province, & fans fon attention à faire venir des grains de l'étranger, & à obtenir du Gouvernement des fecours pour les malheureux.

VIe Observ. Le 13 Mars, une fille de mon bourg, âgée de dix-huit à dix-neuf ans, ataquée, depuis fept à huit jours, d'une affection catarrhale, vermineufe, avec fievre vive, toux, diarrhée, &c. je la mis aux boiffons pectorales; le 14, je donnai l'ipécacuanha qui fit rendre beaucoup de vers & de matieres bilieufes; le 16, je fis prendre la coraline, que je répétai quelques jours après, elle rendit une grande quantité de vers; la fievre fe foutint jufque vers le 24, où la malade donna efpérance de guérifon qui fut affez prompte, mal-gré le plus mauvais régime poffible & fa répugnance pour les remedes, car elle fe refufa aux purgatifs.

VIIe Observ. Le 16 Mars, au village de Pui-Grêffier, paroiffe de la Tardiere, la veuve *Poirier*, âgée de cinquante à cinquante-cinq ans (époufe de l'homme qui fait le fujet de la 11.e Obferv.), étoit ataquée, depuis le 11, d'une affection catarrhale très-grave, elle avoit pris d'elle-même le jalap le 13; un Chirurgien lui avoit donné l'ipécacuanha le 15, je la trouvai avec une fievre très-forte, la tête prife, l'imagination frapée, la bouche mauvaife, douleur à la région épigaftrique, toux, oppreffion, &c. &c. je recomandai les béchiques & un minoratif pour le lendemain; le 18, la malade étoit plus mal, quoique le minoratif eut bien agi; la fievre avoit redoublé la veille, avec un délire affez violent qui duroit encore, pouls petit, inégal, langue feche, fomnolence, &c. j'ordonai un lavement avec l'oxycrat, les véficatoires aux jambes, des bols avec le camphre, le nitre & le kermès, de trois heures en trois heures, d'ailleurs les boiffons pectorales acidulées, les bouillons d'herbes; le 19, le délire étoit calmé, mais il y avoit affoupiffément continuel, foibleffe extrême, pouls petit, langue brûlée, &c. j'infiftai fur les moyens prefcrits la veille; le 23, la malade toujours mal, cependant donnant de l'efpérance à caufe de la fuppuration abondante des véficatoires; j'ordonai la continuation des bols camphrés, les boiffons nitrées, de légers évacuans; le 26, les chofes à peu près les mêmes; les véficatoires donnant toujours beaucoup, j'ordonai d'en entretenir la fuppuration, & d'ailleurs les moyens indiqués ci-devant; le 3 Avril, je trouva cette femme en convalefcence, fans fievre; elle me dit n'avoir la tête libre que depuis le 30 Mars, & ne point fe rapeler de ce qui s'étoit pafsé, ni que je l'euffe vifitée; la langue étoit affez nete, une jambe fuppuroit encore & étoit fort douloureufe; je

recomandai le ménagement, le régime, les boiſſons pectorales & un minoratif ſous peu; le 8 , la convaleſcence ſe ſoutenoit au mieux; le 20, la guériſon
s'annonçoit, mais elle ſoufroit encore de ſa jambe, qui donnoit quelquefois
du ſang, cependant elle s'eſt parfaitement rétablie vers la fin du mois......
Quatre à cinq enfans de cette femme ont eſſuyé la même maladie, & ont
guéri, mal-gré le défaut de ſoins, de régime & de remedes auxquels ils ſe
ſont refuſés; une petite fille fut même ataquée auſſi-tôt la mort de ſon pere,
& ſe rétablit ſans aucuns ſecours, après avoir été pendant trois ſemaines à
la derniere extrémité.

VIII.ᵉ Observ. Le 19 Mars, *Raineteau*, mendiant, du village de la
Mouzanchere, en cette paroiſſe, âgé de cinquante à cinquante-cinq ans,
dans la plus afreuſe miſere, me dit avoir été ataqué ſubitement la veille, de
douleur au côté droit de la poitrine, avec toux, fievre, vomiſſémens, diarrhée ; je trouvai le pouls petit, déprimé, la langue épaiſſe, blanche ; je
donnai, ſur le champ, l'ipécacuanha, & recomandai les applications émollientes ſur le point douloureux, les boiſſons béchiques ; le 20, il n'étoit
pas mieux, mal-gré que l'ipécacuanha eût bien agi ; je donnai le ſirop de
lierre terreſtre aiguiſé avec le kermès ; le 24, le malade mieux, l'expectoration ſe faiſoit bien à l'aide du kermès, l'oppreſſion, la fievre, la douleur
de poitrine, étoient moindres; une priſe de la poudre univerſele que j'avois
donnée, avoit bien fait & chaſſé des vers, ce qui me fit donner la coraline
pour le lendemain ; le 26, les choſes ſembloient encore aller mieux, les
ſueurs s'annonçoient, la langue bonne, le pouls moins fébrile, je ne preſcrivis rien de nouveau ; le 28, tout étoit changé, la langue noire, ſeche, fievre
vive, pouls tremblotant, oppreſſion, ſueurs pénibles, tout offroit un pronoſtic ſiniſtre, je ne crus devoir indiquer que les boiſſons & le kermès,
avec le ſirop béchique ; les accidens prirent de l'intenſité dans la nuit, &,
le 29, le malade périt.

IX.ᵉ Observ. Le 20 du même mois, *Clergeau*, Tiſſerand, âgé de quarante-cinq ans environ, du même village, & occupant une maiſon contiguë
à celle de l'homme ci-deſſus, ſe ſentit de la fievre, avec dégoût, proſtration
de forces ; je lui donnai, le 21, une priſe de la poudre fébrifuge purgative, qui fit bien, la fievre parut ceſſée; mais, le 26 au ſoir, il fut frapé tout
d'un coup d'une douleur vive au côté droit de la poitrine, avec fievre, toux,
oppreſſion, dévoîment, nauſées, &c. je le vis, le 28 au matin, & lui donnai
ſur le champ l'ipécacuanha à dôſes fracturées, en recomandant les boiſſons
& les applications ordinaires ; le 29, les choſes à peu près les mêmes,
l'émético-cathartique avoit bien agi & fait rendre des vers, je fis inſiſter ſur
les boiſſons béchiques; le 30, le malade ſe trouvoit plus mal, ayant eu une
foibleſſe dans la nuit, cauſée peut-être par l'impreſſion que lui fit la mort
de ſon voiſin, la langue étoit ſeche, il y avoit oppreſſion, chaleur, &c. je
donnai la coraline, & recomandai les boiſſons béchiques, & d'en venir aux

véſicatoires, ſi la poitrine s'embaraſſoit ; le 1.ᵉʳ Avril, il y avoit du mieux, les véſicatoires n'avoient point été appliqués, l'expectoration devenoit plus facile & étoit bilieuſe ; le 2 , le mieux ſe ſoutenoit, je donnai la poudre inciſive fondante ; le 4 , je purgeai avec la poudre univerſele, il y avoit alors à peine de la fievre, & la langue ſe nétoyoit ; le 10, la convaleſcence commença, & la guériſon ſuivit aſſez promptement, mais les forces revinrent lentement.

A V R I L.

Ce mois a été l'époque du retour de la belle ſaiſon, il y a eu cependant quelques froids les 11 & 12 ; la plus grande chaleur a été 20 d. le 24 ; le plus grand froid — 2, le 11 ; terme moyen 9 d. . . . . La plus grande élévation du barometre 28 : 3 , le 12 ; moindre 27 : 2 , les 4 & 9 : moyene 27 : 9 . 2. . . . Vents dominans Eſt & Nord-Eſt ; température aſſez ſeche & belle. . . .

La conſtitution catarrhale s'eſt ſoutenue, & s'eſt montrée preſque épidémique, pendant quelques ſemaines, dans les paroiſſes de la Forêt-ſur-Saivre, Saint-Marſault, & ſur-tout Montournois, & plus encore dans celles de Saint-Mêmin, Saint-André-ſur-Saivre, Montigny, qui ſont contiguës, comme on le verra dans la II.ᵉ Section. Les maladies intercurrentes ont participé plus ou moins du caractere dominant ; on peut cependant dire qu'en général ce mois a offert moins de maladies qu'il n'y avoit lieu de le craindre, d'après l'hiver calamiteux qu'on a éprouvé. . . . . Les ſecours donnés à propos par quelques riches bienfaiſans ou par le Gouvernement, les âteliers de charité, l'eſpérance d'une récolte prochaine, ces choſes réunies, ont ſoutenu & ranimé le courage des malheureux habitans de nos campagnes.

X.ᵉ Oᴮꜱᴇʀᴠ. Le 9 Avril, je vis un enfant de quatorze à quinze ans, de cette paroiſſe, nommé *Baudry*, ataqué, le 7, d'une fievre aſſez forte, malgré cela il fit encore, le 8 , près de deux lieues pour chercher quelques morceaux de pain, ce qui augmenta tellement la fievre, que je le trouvai fort mal ; langue chargée, vomiſſemens bilieux, oppreſſion, douleurs oſtéocopes, &c. je fis faire une tiſane pectorale & donnai quinze grains d'ipécacuanha pour le lendemain, en deux dôſes ; le 10, point de mieux. Une dôſe d'ipécacuanha avoit fait rendre deux vers, je lui fis prendre le reſte & lui préparai un ſirop béchique aiguiſé avec le kermès, pour le ſoir & la nuit, & la coraline de Corſe pour le lendemain ; ce jour-là 11, il étoit très-mal, langue ſeche, blanchâtre, la vué éteinte, les forces déprimées, &c. il avoit vomi un troiſieme lombril la veille, le ventre n'avoit rien donné, il refuſoit toutes les boiſſons ; je le vis toujours mal les 12, 13 & 15 & ne prenant qu'un peu de bouillon que je lui envoyois de chez moi ; malgré l'extrême miſere, le défaut abſolu de ſoins & l'opiniâtreté à refuſer les remedes, ce petit malheureux s'eſt rétabli par les ſeules reſſources de la nature.

XI.ᵉ Oᴮꜱᴇʀᴠ. Le 17 du même mois, *Duret*, de la paroiſſe d'Antigny, âgé d'environ quarante ans, ataqué, depuis fept à huit jours, d'une affection catarrhale des plus graves, on n'avoit encore rien fait, il y avoit délire furieux depuis plufieurs jours, la parole embarafsée, la langue chargée, oppreffion, pouls déprimé, &c. j'ordonai fur le champ deux larges véficatoires aux jambes & l'eau de tamarins pour le lendemain : le 8, les véficatoires avoient bien agi & calmé le délire, j'infiftai fur les tamarins & les lavemens : le 20, le mieux étoit décidé, la tête dégagée, les véficatoires en pleine fuppuration; le 22, le mieux fe foutenoit, je me décidai à prefcrire un purgatif. La parole étoit toujours gênée, ce qui a continué mal-gré le rétabliffement affez prompt du malade, qui, le 14 Mai, vint me confulter fur cette difficulté d'articuler qui fubfiftoit encore; je lui confeillai quelques fialogogues, mais il n'en a rien fait, & a confervé fon incommodité que l'ivrognerie habituele rend encore plus marquée.

XIIe OBSERV. Le 22 Avril, *Nauleau*, Fournier, de la Châteigneraye, âgé de trente à trente-cinq ans, ataqué, depuis quatre jours, d'une fievre catarrhale très-sérieufe, avec délire prefque maniaque dans les redoublemens, il avoit été purgé deux fois par le Chirurgien : je trouvai le malade avec une fievre très-forte, des mouvemens fpafmodiques univerfels, prefque convulfifs, délire violent par intervalles, douleur à la poitrine; j'ordonai fur le champ deux larges véficatoires aux jambes, des bols avec le nitre, le fel sédatif & le camphre, les boiffons, &c. Je ne pus le revoir que le 27, & le trouvai en convalefcence, les véficatoires & les calmans avoient diffipé le délire, la fievre avoit cédé (le tout comme par enchantement, ainfi que chez le fujet de l'Obfervation précédente); je prefcrivis les boiffons béchiques, les évacuans, le régime, &c. & la guérifon fut très-prompte.

XIIIe OBSERV. Le 25 du même mois, le fils d'*Avril*, Laboureur, de la Chauveliere, paroiffe de Saint-Maurice-des-Nouës, âgé d'environ trente ans, ataqué, depuis fept à huit jours, d'une maladie catarrhale, qui avoit été traitée par un Chirurgien, on avoit purgé; il y avoit eu hémorrhagie du nez dès la veille, la poitrine étoit encore douloureufe. Il y avoit oppreffion, langue noirâtre, très-chargée, pouls grand, fébrile; j'ordonai le firop de lierre terreftre avec le kermès, à petites dôfes, & l'eau de tamarins pour le lendemain; le 27, il y avoit du mieux, les béchiques dégagoient la poitrine, je les recomandai & un minoratif pour le lendemain; le 29, il y avoit à peine de la fievre, & la convalefcence s'annonçoit; elle fut fuivie affez promptement de la guérifon.

M A I.

Ce mois a offert dans les premiers jours, fur-tout le 3, un froid affez marqué, mais la chaleur devint conftante vers le 13, & la séchereffe l'acompagna : la plus grande chaleur a été 16 d. le 26; plus grand froid —— 1, le 3; moyene 11: 4.... La plus grande élévation du baromettre 28 : 4, le 14.

le 14; moindre 27 : 6, le 7; moyene 27 : 11 . 8..... Vents dominans Sud-eſt, Sud & Eſt.

Les maladies parurent ſe multiplier dans le courant de Mai; les fievres vernales, la plupart bilieuſes, les fluxions de poitrine, les douleurs, les rhumatiſmes & toutes les affections participantes plus ou moins du genre catarrhal, qui n'a pas ceſſé d'être le dominant, & qui ne parut épidémique que dans quelques paroiſſes, comme je l'ai dit au mois dernier.

XIV.ᶜ Observ. Le 13 Mai, M. *Violleau,* Chirurgien à St-Philbert-du-Pont-Charrault, âgé d'environ trente ans, m'envoya chercher; il avoit la fievre depuis le 10, après des courſes forcées pendant des nuits fraîches, l'accès de la veille avoit été très-violent, & un minoratif qu'il avoit pris avoit été vomi ſur le champ; la langue étoit épaiſſe, il y avoit des nauſées continueles, douleur aſſez vive à la partie gauche de la poitrine, près l'eſtomac; je lui donnai de ſuite trois grains de tartre ſtibié en grand lavage, qui fit rendre beaucoup de bile d'une couleur ſafranée, le point douloureux ſe déplaça; je lui recomandai, outre les boiſſons délayantes acidulées, l'eau légérement émétiſée pour le lendemain, & un minoratif le 15 : il le prit, & je le trouvai dans l'effet; il étoit mieux & avoit à peine de la fievre, mais elle revint trois à quatre jours après, & il y eut même un accès des plus violens; un minoratif & les apozemes chicoracés en empêcherent les retours; & le 24, je le vis aſſez bien, quoiqu'il y eût encore un peu de toux à laquelle il eſt ſujet : cependant il s'eſt rétabli tout-à-fait depuis. . . . .

Dans le même temps je vis pluſieurs autres malades dans cette paroiſſe & les voiſines, ataquées de fievres catarrhales, bilieuſes, de maux de gorge, &c.

XV.ᶜ Observ. Le 15 Mai, on me demanda pour le fils de *Girard*, Voiturier, de cette paroiſſe, âgé de dix-huit à vingt ans, ataqué, depuis pluſieurs jours, d'une fievre continue très-vive, avec délire, aſſoupiſſement, &c. on n'avoit rien fait : j'ordonai les véſicatoires aux jambes qu'on appliqua mal, je les fis réappliquer le 18, & preſcrivis des lavemens laxatifs & donnai la coraline de Corſe, ſoupçonant des vers; le 19, il paroiſſoit moins mal; le 14, les véſicatoires ne donnant rien, je fis ajouter de la poudre de canthatides au ſuppuratif; mais tout fut inutile, ſoit qu'il fût trop tard, ſoit que les mauvais ſoins, la répugnance du malade pour les remedes, le mauvais régime, &c. ſe ſoient oppoſés à l'effet des moyens employés : ce malheureux traîna quelques ſemaines & périt vers le 15 Juin.

J U I N.

La ſéchereſſe & la chaleur ont continué & même augmenté dans ce mois; il n'y a eu que quelques pluies d'orage; la plus grande chaleur a été 25 d. le 12; moindre 10, les 2, 3, 5 & 24; moyene 15 : 6..... La plus grande élévation du baromètre 28 : 3 $\frac{1}{4}$, le 6 ; moindre 27 : 8 $\frac{3}{4}$, le 11 ; moyene 27 : 11 . 8 . . . . . Vents dominans Sud & Sud-Oueſt.

Les mêmes maladies ont eu lieu, ſeulement plus éminemment bilieuſes, l'humeur morbifique portant quelquefois ſur les inteſtins, produiſoit des coliques, des diarrhées ; il y a eu auſſi des catarrhales proprement dites, acompagnées de douleurs aux articulations, de dépôts, de fluxions ; preſque toutes ces maladies exigeoient les évacuans dès l'invaſion, ſur-tout les émé-tiques quelquefois répétés. . . . . Les infiltrations n'ont pas été rares & la plu-part offrant de fâcheuſes terminaiſons ; il y a eu auſſi des ataques de paralyſies, d'apoplexies, ſouvent morteles, en général plus de malades que dans le mois dernier & les précédens.

XVI.ᵉ Obſerv. Le 4 Juin, *Vincendeau*, Tiſſerand, de cette paroiſſe, âgé de trente-cinq ans environ, ataqué, de la veille, d'une fievre aſſez vive après un travail forcé dans les vignes pendant un jour très-chaud (il y eut 24 d. au deſſus de 0 à midi, & ſeulement 10 le matin au lever du ſoleil, & 13 $\frac{3}{4}$ le ſoir) ; la ſueur fut repercutée en ſe rendant chez lui le ſoir, il ſe fit une infiltration ſubite preſque générale ; je le trouvai avec fievre, bouche mauvaiſe, nauſées, &c. je lui laiſſai l'ipécacuanha pour le lendemain & lui conſeillai les boiſſons nitrées ; le 8, il n'étoit pas mieux, je lui donnai la poudre purgative univerſele & conſeillai les mêmes boiſſons apéritives ; le 12, il étoit toujours foible & infiltré : j'ordonai la tiſane de bardane & de parele, & donnai encore une priſe de la poudre univerſele ; cet homme ſe rétablit peu à peu : mais au commencement de Septembre, il fut pris d'une fievre tierce avec des accès terribles, acompagnés de vomiſſemens bilieux, de cardialgies, &c. il ne me demanda que le 8, je le trouvai avec la bou-che mauvaiſe, forces déprimées ; je lui laiſſai l'ipécacuanha & recomandai les boiſſons acidulées ; le 12, il n'étoit pas mieux, l'ipécacuanha avoit peu agi ; je donnai la poudre purgative univerſele & conſeillai les apozemes amers ; le 21, la fievre n'avoit pas cédé, je répétai la poudre purgative uni-verſele : cependant à l'aide des apozemes chicoracés & amers, la fievre ceſſa, & ce pauvre homme s'eſt rétabli, mais lentement, comme tous les autres malades.

XVII.ᵉ Obſerv. Le 5 Juin, je vis M. *Noireau*, Curé de la Caillere, âgé de ſoixante-neuf ans, & gouteux depuis plus de trente ans, ayant les mains perclufes ; il étoit depuis quinze jours dans un accès de goute aſſez violent, & avoit été ataqué preſque en même temps d'une fievre catarrhale, les crachats étoient épais, difficiles ; il y avoit oppréſſion, langue ſale, brune, conſtipation ; je ne crus pouvoir ordoner que des apozemes chicoracés, aigui-ſés avec la crême de tartre ou le ſel de glauber & le ſirop de lierre terreſtre, pour faciliter l'expectoration ; le 8, le malade étoit mieux, moins de fievre, le ventre libre, la poitrine moins gênée ; j'ordonai la continuation des mêmes moyens, n'oſant en venir aux purgatifs pendant le paroxyſme de la goute ;

le 14, le malade étoit moins bien, quoique sans fievre, les douleurs arthri-
tiques étoient vives, l'oppreſſion aſſez forte ; je recomandai les béchiques
& toujours les bouillons chicoracés avec les ſels & un régime exact ; le 18,
il étoit beaucoup mieux, les forces plus dévelopées, la poitrine plus libre,
enfin l'affection catarrhale paroiſſoit diſſipée, mais la goute toujours exiſtante ;
je ne conſeillai plus que quelques boiſſons pectorales, le régime & la
patience...... Cet honête Curé s'eſt rétabli auſſi bien que ſon âge & ſes
infirmités habitueles l'ont permis.

XVIII.ᵉ Oᴮsᴇʀᴠ. Le même jour, 5 Juin, près le bourg de la Caillere,
la femme *Ayraud*, âgée de vingt-cinq à trente ans, ataquée, depuis trois
femaines, d'une fievre catarrhale & traitée par un Chirurgien ; la poitrine
étoit encore très-embaraſsée, l'expectoration difficile, la langue noire, brûlée ;
les véſicatoires appliqués aux jambes depuis peu de jours ſuppuroient bien ;
je recomandai d'entretenir cette ſuppuration & d'inſiſter ſur les boiſſons béchiques ; le 8, il y avoit du mieux, je conſeillai les mêmes moyens & un
minoratif ſous peu de jours ; le 14, la malade tout-à-fait mieux, n'avoit pas
encore été purgée ; je le preſcrivis de nouveau, mais j'appris quelques temps
après qu'on n'en avoit rien fait, & cependant la malade s'eſt rétablie.

XIX.ᵉ Oᴮsᴇʀᴠ. Le 14 du même mois, on me demanda pour Madame
veuve *Laré*, du bourg de Bazôges-en-Pareds, âgée de ſoixante ans
environ, du plus mauvais tempérament & preſque toujours ou malade ou
valétudinaire ; elle étoit ataquée d'une fievre catarrhale depuis ſept à huit
jours, & n'avoit pris que des boiſſons très-acides, la toux en étoit devenue plus
ſeche, la poitrine douloureuſe, la bouche mauvaiſe, la fievre continue avec
des redoublemens, pendant leſquels il y avoit délire, agitation & quelques
ſueurs au déclin ; je conſeillai les boiſſons béchiques aiguiſées avec le kermès
ou l'oxymel ſcillitique & un minoratif, avec deux onces de manne & deux
grains de kermès, des lavemens avec l'oxycrat, & ſi les choſes n'alloient pas
mieux, que la tête ou la poitrine s'embaraſsâſſent davantage, les véſicatoires
aux jambes : on ne me rapela que le 24, où je trouvai la malade mieux ;
mais on me dit qu'elle avoit été très-mal le 17, qu'on avoit ce jour-là
appliqué les véſicatoires & qu'ils avoient agi ſeulement comme phénigmes,
ſans produire de ſuppuration, les douleurs étoient très-vives ; je conſeillai
l'onguent roſat, d'ailleurs la poitrine étoit aſſez libre ; il y avoit cependant
encore de la fievre, je recomandai toujours l'uſage des béchiques & un minoratif ſous peu de jours ; le 30, la malade étoit en pleine convaleſcence,
mais très-foible ; les véſicatoires étoient guéris, il y avoit encore par fois de
la fievre ; je n'ordonai que le régime & les amers : la malade s'eſt rétablie
autant que ſon tempérament valétudinaire le permettoit.

XX.ᵉ Oᴮsᴇʀᴠ. Le 24 du même mois, la femme *Muſſaud*, du Par-
deau, paroiſſe de Saint-Sulpice, âgée de quarante ans environ, éprouvoit, depuis pluſieurs jours, des douleurs ſingulieres aux extrémités infé-

rieures, la fievre à peine fenfible, la langue peu chargée, mais il y avoit des foibleffes fréquentes; je prefcrivis des pédiluves, les boiffons acidulées & la liqueur d'Hoffmann, que je lui donnai dans une mixture; le 25, il y avoit un peu de mieux, je recomandai les mêmes moyens; les 27 & 30, le mieux fe foutenoit, mais il y avoit du dégoût; je donnai la poudre purgative univerfele, on négligea d'en faire ufage; auffi le 7 Juillet, je trouvai la malade avec une fievre très-violente, je donnai la poudre fébrifuge purgative pour le lendemain; la malade la prit, & à l'aide de quelques boiffons ameres & chicoracées, elle s'eft rétablie promptement.

XXI.ᵉ OBSERV. Le 29 du même mois, *Rouffeau*, Bordier, de ma paroiffe, âgé de trente-huit à trente-neuf ans, me dit avoir été ataqué fubitement la veille, de douleurs très-vives au genou droit, après y avoir reffenti pendant quelques jours une douleur fourde, qui ne l'empêchoit pas de travailler; il y avoit un léger gonflement fans rougeur ni chaleur, point de fievre; je confeillai les fomentations de décoction de mauves & de fureau; le 1.ᵉʳ Juillet, les douleurs étoient plus vives & au point de caufer des efpeces de fincopes; j'indiquai les cataplafmes de mie de pain blanc & de lait, avec les fleurs de fureau; le 2, les douleurs toujours plus fortes & point d'apparence que cela vint à maturité; j'ordonai alors la racine fraîche de bryône râpée; le 3, il y eut du mieux & je fis continuer la même application; le 5, le mieux fe foutenoit; le 7, il étoit tout-à-fait décidé, & le malade qui auparavant ne pouvoit exécuter aucuns mouvemens, commençoit à marcher; je confeillai, pour terminer la cure, les fomentations aromatiques & un purgatif;.... Le malade a recouvré affez promptement l'ufage de cette articulation, fur laquelle j'ai eu beaucoup d'inquiétude pendant plufieurs jours ; l'effet réfolutif de la bryône a été marqué d'une maniere furprenante.

JUILLET ET AOUT.

La température du mois de Juillet a été feche & variable, il n'y a eu que quelques pluies d'orage & des brumes feches fréquentes. La plus grande chaleur a été 25 d. le 25; la moindre 6 d. le 11; terme moyen 14 d.... La plus grande élévation du barometre 28 : 4 ¼, les 13 & 14; la moindre 27 : 8 ¾, les 9 & 10; moyene 28 : 1. 1..... Vents dominans Nord, Nord-Eft & Sud-Eft.

La féchereffe conftante & l'anomalie de ce mois ont contribué finguliérement à la multiplication des fievres bilieufes, la plupart avec le type des tierces où plus fouvent des doubles tierces; c'eft principalement pendant les moiffons que la bile plus exaltée, a porté davantage fur les inteftins & a caufé des coliques, des dévoîmens; il y a eu même des *choléra-morbus*, des felles fanglantes, des vomiffemens d'une bile fafranée, d'autres fois porracée & érugineufe, des cardialgies, des défaillances fréquentes, des douleurs à la poitrine ou fur d'autres parties, la tête plus fenfiblement affectée, des céphalalgies terribles, du délire, des mouvemens nerveux dans les redoublemens, même des efpeces d'apoplexies quelquefois morteles; les vers fe montroient fouvent & en impofoient, leur fortie calmoit des fymptômes qu'on auroit pu attribuer à toute autre caufe; la fievre affez généralement vive avec des remittences, des exacerbations, la chaleur déurente, le pouls rarement plein & élevé, quelquefois des éruptions à la peau, des fueurs abondantes, fur-tout depuis les grandes chaleurs, des hémorrhagies du nez, la langue plus ou moins chargée devenant noirâtre, les urines rouges, bilieufes (*a*).

Les moiffoneurs & les pauvres n'ont pas été les feuls en proie à cette efpece d'Épidémie fébrile, les enfans en ont été généralement ataqués & même les gens riches; les abus dans le régime chez ces derniers & la délicateffe des premiers, femblent les mettre au niveau des malheureux payfans que les travaux exceffifs, la mifere & les mauvais alimens rendent toujours plus fufceptibles d'être affectés par les caufes zénerales qui ont été dans ce mois, comme dans celui d'Août, l'anomalie de la température, les tranfitions brufques, la féchereffe conftante, des brumes feches, des vents brûlans....

La plus grande chaleur d'Août a été 25 d. le 11; la moindre 8 d. les 3, 24 & 30; terme moyen 14 : 5.... La plus grande élévation du barometre 28 : 3 $\frac{1}{2}$, les 24 & 25; la moindre 27 : 8 $\frac{1}{4}$, le 15; moyenne 28 : „ 7.... Vents dominans, Nord, Nord-Eft & Oueft.... Quelques pluies d'orage.

Voici des exemples des grandes variations de ces deux mois, du 1.ᵉʳ au 6 Juillet, de 20 à 23 deg. à midi; le 7, 19 d.; le 8, 21 d.; le 9, 16 d.; le 10, 15 d.; le 11, 16 $\frac{1}{2}$ deg.; & le matin feulement du 6 jufques au 15, de 15 $\frac{1}{4}$ à 18 deg. : enfuite toujours variant jufques au 22; puis, le 23, les chaleurs devinrent très-fortes de 22 à 25 deg. jufques au 28; le 29, 20 deg.; les 30 & 31, 17 & 16 deg. feulement : du 1.ᵉʳ au 6 Août, de 18 à 20 deg.; depuis, jufques au 12, de 22 à 25 deg.; le 11, il y avoit eu 23 deg.; le 13, 19 deg.; le 14, 17 deg.; & jufques à la fin du mois de ce degré à 19 deg., excepté le 18, 20 d. $\frac{1}{2}$; le 19, 21; le 20, 20 d. $\frac{1}{2}$; le 24, 20 degrés..... Prefque toutes les nuits fraîches.

Joignez à cette irrégularité, peu ou point de bons fruits, la plupart infectés par les infectes de toute efpece, multipliés à l'excès; point de légumes : ces caufes réunies ne pouvoient qu'être nuifibles à l'économie animale, à la fuite des conftitutions épidémiques qui ont lieu depuis fi long-temps; & le Peuple, particuliérement accablé par plufieurs années de mifere, de calamités fucceffives, n'a pu qu'en être fortement molefté.

L'identité de température de ces deux mois de Juillet & d'Août établit

(*a*). Je ne m'arrête point à indiquer le diagnoftic & le pronoftic, que l'énumération des fymptômes & mes Obfervations particulieres feront fuffifament connoître à tout Médecin obfervateur.

tellement cette conftitution fébrile bilieufe, qu'elle devint générale & prefque épidémique, très-analogue à celle qui a eu lieu en 1781, fur laquelle j'eus l'honneur de confulter, dans le temps, la Société Royale de Médecine, qui voulut bien m'adreffer une Confultation femblable aux Réflexions qu'elle publia dans le mois de Septembre fuivant; il y a eu cette année peut-être plus de malades qu'en 1785, à la vérité, la mortalité a été moins grande....
Le 14 Août, je me décidai à adreffer à la Société Royale de Médecine, un Mémoire à confulter, contenant à peu près les détails que je viens d'expofer (avec des faits de pratique dont je raporterai quelques-uns), & j'y joignis mes moyens curatifs que je raffemblai dans une Confultation générale que M. MALLET, Subdélégué à la Châtaigneraye, veillant toujours avec zele au foulagement du Peuple, me demanda, & que je lui remis le 17 Août, pour être envoyée aux huit Chirurgiens défignés pour donner leurs foins aux pauvres malades de ce Département, d'après mes avis ou ceux de mes Confreres; j'eus auffi l'honneur d'adreffer de fuite une copie de cette Confultation à M. DE NANTEUIL, en follicitant des fecours pour les malheureux, que ce Magiftrat bienfaifant voulut bien acorder & m'en informer dès le 23 du même mois; M. MALLET les offrit fur le champ à toutes la paroiffes de fa Subdélégation, où ils ont été adminiftrés jufques à la fin d'Octobre (a). Dans le même temps, je communiquai la Confultation dont il s'agit a M. *Pallu*, avec lequel ma correfpondance ne s'eft point interrompue depuis Avril 1784; ce Praticien célebre daigna approuver mes vues curatives & me faire part de ce qu'il obfervoit, comme on le verra dans la feconde Section.

CONSULTATION GÉNÉRALE
fur les Fievres Bilieufes.

Du 17 Août 1786.

LES fievres bilieufes irrégulieres qui fe font manifeftées dès la fin de Juin, ayant pris de l'intenfité dans le mois dernier, & fur-tout dans celui-ci, il eft à propos de prévenir les ravages qu'elles pouroient faire parmi le Peuple, en lui offrant des fecours prompts & dirigés d'après les vues curatives fuivantes, reconues pour être les plus efficaces.

(a) Il eft à obferver qu'à cette époque, c'eft-à-dire, vers le mois d'Août, le Département de la Châtaigneraye fut augmenté de dix-huit paroiffes; qu'il en eut foixante-une au lieu de quarante-trois, lui en ayant été réunies de Luçon, Montaigu, Châtillon & fur-tout de Breffuire, par la fuppreffion de cette Subdélégation ; mon honête confrere, M. *Berthelot*, Médecin bréveté pour les Épidémies, n'en reftera pas moins chargé des paroiffes qui lui étoient ci-devant affignées, & ce fera une fatisfaction pour moi, de me concilier toujours avec un coopérateur auffi zélé & auffi inftruit, pour concourir enfemble au foulagement des malheureux.

1.°, Lorfqu'on fera appelé dans les premiers inftans. de l'invafion, qu'il y aura de l'intermiffion dans la fievre, mais que la douleur à la région épigaftrique, le mal de tête, les nausées, la langue épaiffe, annonceront la furcharge de l'eftcmac & la turgefcence de la bile, on fe hâtera de faire vomir avec la poudre fébrifuge purgative des boîtes, diftribuées par le Gouvernement, ou avec l'ipécacuanha, à la dôfe de gr. xxiv, l'un & l'autre donné à deux fois; ces remedes répétés quelquefois felon l'indication; le tartre ftibié doit être employé avec beaucoup de ménagement chez le Peuple, qui le prend fans les précautions néceffaires, & dans la conftitution actuele l'ipécacuanha doit lui être préféré à beaucoup d'égards; il eft à obferver qu'il eft indifpenfable fouvent de faire vomir les malades, quoique la langue ne foit pas très-chargée; le mal de tête, les nausées & la douleur à l'épigaftre exiftant, indiquent la néceffité d'évacuer par le haut.

2.°, S'il paroît des vers, foit dans les vomiffemens, foit dans les felles, on fera prendre le lendemain, & même pendant quelques jours, la décoction d'un gros de coraline de Corfe pour deux à trois verrées.

3.°, On fera prendre, outre les boiffons acidulées avec le verjus, la grôfeille, le vinaigre même à défaut de ces fruits, des apozemes avec les herbes chicoracées & aiguisés avec la crême de tartre; les jours de fievre ou ceux qu'on ne purgera pas, on s'en tiendra aux boiffons, qui feront l'eau de riz, ou une tifane de racines d'ofeille ou de chiendent, rendues aigreletes, comme il vient d'être dit.

4.°, Les purgatifs feront la poudre univerfele des boîtes ou la miene (faifant partie des boîtes de remedes fimples que j'ai cru devoir faire diftribuer, *à mes frais,* dans mon Département, pour fuppléer à ceux du Gouvernement qui ne pouvoient fuffire), préparée avec deux fcrupules de jalap & un de crême de tartre en poudre, bien triturés enfemble, donnés à dôfes fracturées & répétées felon l'état de la langue.

5.°, Si la fievre paroît fe décider intermittente, c'eft-à-dire, tierce ou quarte, on aura recours, après avoir évacué convenablement, aux infufions ameres, telles que celles de petite centaurée ou de camomille, foit feules foit unies aux apozemes ci-deffus, en continuant leur ufage plus ou moins, felon l'indication; s'il y avoit de l'empâtement, de l'infiltration, on donneroit avec avantage la terre foliée de tartre, à la dôfe d'un fcrupule, deux à trois fois par jour, dans une tâffe de l'infufion amere ou des apozemes chicoracés.

6.°, Quoique le quinquina foit trop cher pour le Peuple, cependant dans les cas où il y auroit putridité décidée, il faudroit y avoir recours, le préférer aux amers indigenes, & le donner comme tonique & antifeptique; mais il ne faut fe preffer de le donner comme fpécifique que dans les fievres remittentes, *mali moris,* où l'on craint pour la vie du malade dans les redoublemens; il eft alors un remede héroïque donné à très-grande dôfe; mais cette méthode ne peut être pratiquée que par les Medecins expérimentés, les bons Praticiens.

7.°, Lorfqu'il y a complication catarrhale, embaras à la poitrine, toux, &c. on peut donner les firops béchiques, foit feuls, foit aiguisés avec le kermès & l'oxymel fcillitique dans les boiffons pectorales; s'il y avoit point douloureux, on auroit recours aux applications émollientes, aux véficatoires fur l'endroit de la douleur, & même aux jambes, fi la poitrine ou la tête étoient menacées.

8.°, Si les accès ou les redoublemens fébriles offrent des fymptômes alarmans, tels que des mouvemens fpafmodiques, du délire, des défaillances, des fincopes & même une efpece d'état apoplectique (accident qui a eu lieu dans plufieurs endroits & a même enlevé brufquement quelques fujets), on emploîra les bains de pieds, les lavemens & les véficatoires aux jambes; on fera prendre, de quatre heures en quatre heures, la poudre tempérante, faite avec le nitre, la crême de tartre & le fel sédatif d'Homberg, à la dôfe de gr. vj, dans une cuillerée d'eau ou de tifane; les goutes éthérées peuvent auffi fe placer dans certains cas, on nitrera toutes les boiffons.

9.°, Le régime végétal doit être abfolument le feul employé, aucunes nouritures animales, des bouillons de mie de pain ou de riz, fortement acidulés avec l'ofeille ou le pourpier, & y ajoutant le cerfeuil, la bette & la laitue; quelques cuillerées de vin rouge vieux, dans le cas de grande foibleffe, des fruits cuits, des gelées de patates ou du riz à l'eau; le tout acidulé, s'il étoit poffible, avec le fuc de citron.

10.°, La faignée n'eft point indiquée dans ces fievres comme dans la plupart des maladies populaires, mal-gré la céphalalgie & la violence de la fievre, les évacuations calment ordinairement ces deux fymptômes; les pédiluves, les véficatoires fur-tout, font plus utiles que la faignée qui abat trop les forces chez les malheureux, où il eft effentiel le plus fouvent de ne fonger qu'à les relever ou les foutenir.

11.°, Comme il y a beaucoup d'enfans ataqués des fievres régnantes, on emploîra les mêmes moyens, mais avec l'attention de proportioner les dôfes à l'âge & au tempérament, ce qu'on doit faire également pour tous les fujets, relativement au fexe, les dôfes que j'ai indiquées étant pour les adultes; l'eau ou le firop de rhubarbe à froid, eft le meilleur purgatif pour les enfans, jufques à l'âge de fix à fept ans.

12.°, Le traitement que je viens d'indiquer doit un peu varier chez les gens riches, les boiffons feront rendues plus agréables, les minoratifs feront fubftitués aux poudres purgatives fimples; l'eau de tamarins aux apozemes chicoracés; les juleps, les mixtures, les firops employés; les bouillons mieux préparés, le régime mieux ordoné; les faignées quelquefois indiquées.....
Mais ne m'occupant fpécialement ici que du Peuple, auquel je me confacre en entier, j'ai dû ne parler en détail que des fecours qui lui convienent.

13.°, Quoique la conftitution dominante ne foit pas précisément Épidémique ou du moins contagieufe, cependant elle devient fi générale qu'on
doit

doit y apporter la plus grande attention & employer toutes les précautions qui pouroient prévenir l'action des caufes générales & s'oppofer à celle des particulieres : ainfi on doit recomander la propreté, féparer les malades des fains, faire obferver un bon régime, faire faire ufage des acides, confeiller de ne point s'expofer aux tranfitions fubites du froid au chaud, à la fuppreffion de la tranfpiration, à des travaux forcés, &c. &c.

14.°, Enfin, je renvoie aux Confultations qui ont été répandues dans l'Épidémie de l'année derniere, auxquelles il fera bon de fe conformer dans bien des circonftances; en outre, les Chirurgiens de chaque arondiffement me donneront avis (ou à celui de mes confreres le plus à la portée, qui, comme moi, donnent leurs foins aux pauvres malades de nos campagnes), au moins une fois par femaine, de l'état des chofes, en m'informant du nombre des malades ataqués, de celui des morts, de l'effet des remedes, &c. je ferai exact à leur répondre ou à me tranfporter fur les lieux où ma préfence fera jugée néceffaire. Les Chirurgiens fe ferviront de la voie des Syndics de chaque paroiffe, obligés de fe charger de cette correfpondance (d'après l'article xix de l'Ordonance de 1784), qui feront parvenir promptement les lettres & paquets à M. le Subdélégué, qui voudra bien me les faire tenir, & j'aurai foin de lui mettre fous les ieux tout ce qui fe paffera : S'il eft convenable d'établir quelques fecours pour les pauvres, on aura foin d'en prévenir M. MALLET, ou je me chargerai de le faire, & il s'empreffera fûrement de donner les ordres néceffaires à ce fujet.

- - -

LA plupart des fievres de Juillet & d'Août ont cédé aux moyens que je viens d'expofer, à l'exception de celles qui fe font réglées vers la fin du mois, & montrées même rebelles aux fpécifiques ordinaires, & ont offert des fuites fâcheufes..... Toutes les maladies intercurrentes ont participé plus ou moins du caractere bilieux & quelquefois du catarrhal; il y a eu des coliques, des dévoîmens, dont quelques-uns avec des felles fanglantes; les enfans ont été finguliérement moleftés par les maladies régnantes, il en eft péri un affez grand nombre dans quelques cantons, fur-tout à Luçon & les environs; un plus grand nombre encore font reftés infiltrés, boufis, obftrués.... La coqueluche, la petite vérole ont fait auffi bien des ravages fur cette portion intéreffante de la fociété, principalement dans le bâs Poitou, en allant vers la mer.

XXII.ᵉ OBSERV. Le 1.ᵉʳ Juillet, à Saint-Maurice-des-Noues, la femme *Petit*, époufe du Sacriftain, âgée de vingt & quelques années, nourice d'un enfant de dix mois, éprouvoit, depuis fept à huit jours, une fievre irréguliere; elle avoit pris un purgatif la veille, qui n'avoit rien fait, & même elle fe trouvoit plus mal depuis; le pouls étoit petit, déprimé, fréquent, chaleur déurente, fueurs copieufes, langue blanche, feche, mal de tête très-violent ; je prescrivis les lavemens d'oxycrat, l'eau émétisée en grand lavage pour le lendemain, les boiffons acidulées, les bouillons aux herbes, enfin le fevrage de l'enfant; je ne pus la revoir que le 6, & la trouvai prefque fans fievre, mais les feins étoient très-douloureux; je confeillai les boiffons délayantes. & un purgatif, la langue étant encore chargée : cette femme s'eft promptement rétablie. . . . . Un de fes voifins, *Cherbonneau*, Journalier, âgé de quarante à quarante-cinq ans, ataqué de la fievre, le 30 Juin, avec cha- leur, nausées, langue fale, &c. a été guéri par une feule prife de la poudre fébrifuge purgative que je lui donnai le 1.er Juillet.

XXIII.e Observ. Le 3 du même mois, un homme de mon bourg, âgé de quarante à quarante-cinq ans, ataqué de la veille, d'une fievre très- vive, avec bouche mauvaife, nausées, douleur à la région épigaftrique ; je lui donnai *illicò* 14 grains d'ipécacuanha, à deux fois, la fievre étant cefsée; le 5, je le trouvai dans la fievre, l'ipécacuanha avoit bien agi & déterminé une diarrhée bilieufe & vermineufe des plus abondantes, la langue toujours chargée ; je le mis à l'ufage de l'eau de riz acidulée ; le 6, je lui fis prendre une prife de la poudre fébrifuge purgative, une demi-dôfe agit très-bien, & fit rendre beaucoup de bile ; le 7, il y avoit fievre plus forte, j'ordonai de prendre le lendemain la demi-dôfe qui lui reftoit de la poudre fébrifuge, ce qu'il fit, & elle chaffa encore une quantité inconcevable de bile, ce qui le foulagea & prévint le retour de la fievre qui ne reparut plus ; la langue fe nétoya : vers le 9, je donnai quelques verrées de coraline, & la guérifon fut prompte. . . . Trois ou quatre enfans de cet homme ont effuyé la fievre comme leur pere, & fe font rétablis par les feules reffources de la nature.

XXIV.e Observ. Le 11 d.º, *Nau*, Tuilier, de chez moi, âgé de foixante-cinq à foixante-fix ans environ, avoit la fievre depuis deux à trois jours, avec bouche mauvaife, dégoût, &c. je lui donnai une prife de la poudre fébrifuge, qui n'agit pas beaucoup; je la répétai le 13, qu'il y avoit moins de fievre, & elle agit bien; le 15, le mieux parut décidé; je confeillai l'infufion de centaurée. . . . Le 21, on me redemanda pour le malade devenu fourd, avec des tintemens, des bourdonemens d'oreilles finguliers; les ano- dyns, les émolliens ne firent rien, je prefcrivis un véficatoire à la nuque le 24, il agit très-bien, & le 28, le malade étoit mieux, l'ouie étoit revenue ; je confeillai un purgatif, on s'y refufa, & dans les premiers jours d'Août, la fievre revint quotidiene : je voulus encore le purger & trouvai la même répugnance. J'indiquai l'ufage des amers, qu'on employa à la fin ; & cet homme, usé par l'ivrognerie, s'eft rétabli paffablement vers les derniers jours de Septembre.

XXV.e Observ. Le 22 d.º, le domeftique d'un de mes voifins, âgé de vingt-cinq à trente ans, ataqué de la fievre depuis trois à quatre jours, avec dégoût, nausées, bouche mauvaife, &c. ne s'étoit alité que la veille, à caufe de l'accès qui avoit été très-violent pendant la nuit fur-tout, avec chaleur confidérable ; je lui donnai la poudre fébrifuge purgative qui agit bien, mal-gré cela, le 23, il y eut encore fievre forte, avec nausées ; je confeillai toujours les boiffons acidulées & donnai l'ipécacuanha qui fit rendre des vers..... Le 25, il étoit mieux, prefque fans fievre ; je prefcrivis les infufions ameres & un purgatif enfuite ; mais la guérifon s'étant promptement décidée, ce jeune homme ne fongea plus aux remedes.

XXVI.ᵉ OBSERV. Le 26 d.ᶜ, dans le bourg de Cheffois, *Bertrand*, âgé de cinquante-cinq à foixante ans, ataqué, depuis huit à dix jours, d'une fievre bilieufe double-tierce, avoit pris une dôfe de poudre fébrifuge purgative, qui avoit bien agi, les fueurs très-abondantes à la fin de l'accès, chaleur déurente, bouche mauvaife ; je confeillai les boiffons acidulées, les bouillons chicoracés, les lavemens & un minoratif pour le lendemain, fi la fievre le permettoit ; le 28, il y avoit de la fievre, mais moindre, il avoit été purgé la veille ; je l'ordonai de nouveau, & enfuite les apozemes chicoracés ; le 1.ᵉʳ Août, le mieux fe décidoit, à peine la fievre étoit-elle fenfible, mais les forces encore accâblées, le dégoût, &c. Je prefcrivis les infufions ameres ; les 6 & 9, la convalefcence s'établiffoit, la fievre cefsée, l'appétit revenu, mais les forces fe recouvrant avec peine.... Le 1.ᵉʳ Août, l'époufe de cet homme, âgée de cinquante ans environ, ataquée, depuis trois jours, de la fievre bilieufe, avec nausées, vomiffemens bilieux, langue chargée, céphalalgie violente, &c. j'ordonai la poudre fébrifuge purgative qu'elle prit le lendemain, qui agit fi bien que la fievre ne reparut pas, & le 6 Août, la guérifon étoit prefque complete.

XXVII.ᵉ OBSERV. Le 1.ᵉʳ Août, *Bobineau*, de mon bourg, âgé de dix-neuf à vingt ans, ataqué, depuis fept à huit jours, dans la plaine où il travailloit aux moiffons, de la fievre bilieufe, encore plus répandue dans ce canton que dans celui-ci ; il n'avoit rien fait encore : les accès revenoient en tierce, avec céphalalgie, nausées, bouche mauvaife, fievre vive ; je donnai la poudre fébrifuge purgative pour le lendemain, il la prit, & elle agit bien, principalement par le bâs ; l'accès revint violent dans la nuit : le 3, il étoit mieux, je donnai encore la poudre fébrifuge purgative ; la fievre céda, & il retourna en plaine.

XXVIII.ᵉ OBSERV. *Genay*, de mon bourg, âgé de quarante à quarante-cinq ans, ataqué, depuis huit jours, dans le marais où il faifoit les moiffons, de la fievre régnante (qui étoit plus multipliée & plus meurtiere là que dans notre bocage), avec douleur vive & conftante à la région épigaftrique, des cardialgies, des défaillances ; il avoit éprouvé la veille, à fon retour chez lui, en chârete, venant de quatre à cinq lieues, un état prefque apoplectique ; il y avoit peu ou point de fievre lorfque je le vis, mais il étoit abforbé, pouvant à peine parler ; je lui donné *illicò* l'ipécacuanha en deux dôfes ; ce remede agit bien & fit rendre des vers par le haut ; il étoit mieux le foir, cependant la douleur s'étoit portée au côté droit de la poitrine ; je fis mettre des cataplafmes émolliens, & donnai la coraline de Corfe pour le lendemain: le 9, le malade étoit tout à fait mieux, refufa d'être purgé, & fut reprendre fes moiffons.

XXIX.ᵉ Observ. Le 22 d.º, au moulin de la Girardiere, de cette paroiffe, la fille *Bodin*, âgée de vingt ans, avoit la fievre depuis quatre jours, fans avoir rien fait; les forces étoient déprimées, la langue fale, bilieufe, mouve-mens fpafmodiques, &c. tout étoit alarmant; je donnai, fur le champ, l'ipécacuanha *fractâ dofi*; elle n'en prit qu'une dôfe qui agit peu, n'ayant pas bu fuffifament; le foir elle étoit à peu près la même, je prefcrivis l'eau de verjus pour boiffons, & pour le lendemain des apozemes chicoracés, avec la crême de tartre; le 23, point de mieux, pouls petit, accâblement, céphalalgie, langue feche, &c. je prefcrivis les apozemes indiqués la veille; le 24, toujours la même; le 25, les fueurs s'annonçoient le matin, à la fuite d'une nuit agitée, je donnai la coraline de Corfe & quelques dôfes de poudre tempérante; elle fut paffablement dans la nuit, & rendit des vers, ce qui me décida, le 25, à répéter la coraline & la poudre tempérante; le 26, même état; le 27, plus mal, ce qui m'engagea à propofer les véfica-toires aux jambes, on s'y refufa abfolument, cependant, au bout de quelques jours, on fe détermina à appliquer un véficatoire à la nuque, qui eut du fuccès; car, mal-gré le plus mauvais régime & la répugnance de la malade, elle fe rétablit, mais lentement.

XXX.ᵉ Observ. Le même jour, 22 Août, au village de la Languiere, paroiffe de Cheffois, *Didot*, âgé de vingt-cinq à trente ans, qui venoit de travailler dans le marais, pendant tout l'été, pour les fauches & les moiffons, & s'y étoit toujours bien porté, avoit été ataqué, depuis cinq jours, d'une fievre double-tierce, dans laquelle la chaleur & les fueurs fuccédoient à un friffon très-marqué, bouche mauvaife, forces déprimées, chaleur déurente, pouls affez plein, mal de tête conftant, douleur à la région de l'eftomac; je lui donnai une dôfe de la poudre fébrifuge purgative; le 23, il me dit que le remede avoit bien agi, je le mis aux apozemes chicoracés; le 24, il parut mieux, je lui laiffai la pourdre purgative univerfele pour le lendemain, il la prit, après avoir eu la fievre pendant la nuit, cependant il fe trouva mieux le foir, après l'effet du purgatif; le 26, il étoit dans l'état le plus alarmant; depuis la nuit, il y avoit une efpece de *coma*, pouls intermittent, point de connoiffance, fans parole; je propofai, fur le champ, les véfica-toires aux jambes, on s'y refufa, & on préféra l'application d'un oifeau fur la tête (remede ufité parmi le peuple), le foir il n'y avoit ni mieux ni efpérance; tous les fymptômes prenoient de l'intenfité, je parlai encore des véficatoires, on ne pouvoit rien faire prendre à l'intérieur; on ne fit rien, mais probablement tout auroit été inutile, car il périt le lendemain, 27, fur les deux après-midi.

XXXI.ᵉ Observ. Les 25, 26, 30 & 31 du même mois d'Août, on me

demanda pour quatre malades, dont deux de la paroiſſe de Mouilleron &
deux de celle de Cheffois, ataqués de la dyſſenterie, qui ſe ſont rétablis,
mal-gré la miſere, le mauvais régime. L'ipécacuanha à dôſes fracturées, la
tiſane de riz & quelques purgatifs enſuite, ont été les ſeuls remedes mis en
uſage; ces quatre malades donnerent l'alarme, on craignit la propagation
de cette maladie, heureuſement qu'elle n'a pas eu lieu.

Si je n'étois obligé d'abréger, j'aurois une grande quantité d'obſervations
particulieres de fievres bilieuſes remittentes fort graves à joindre à celles ci-
deſſus, principalement une d'un de mes enfans, âgé de quatre ans, qui,
depuis le 26 Août, éprouva trente-ſix accès de ſuite, d'une fievre double-tierce,
acompagnée des ſymptômes les plus éfrayans, qui ſe termina par un engorgement conſidérable de la rate; il y a eu pluſieurs rechutes en Octobre &
Novembre, cependant il s'eſt paſſablement rétabli à la fin de Décembre;
l'empâtement ſplénique s'eſt même preſque entiérement diſſipé par les ſeules
reſſources de la nature, à moins que l'application de l'emplâtre de ciguë n'y
ait entré pour quelque choſe.

S E P T E M B R E.

La température de ce mois a été plus variable encore que celle des précédens, il y a eu plus de pluie, des nuits froides & des chaleurs aſſez vives;
la plus grande chaleur, 22 d. le 1; moindre 3, les 24 & 26; terme moyen
11 : 9;..... Plus grande élévation du barometre 28 : 4. $\frac{1}{2}$, le 19 : moindre
27 : 6. $\frac{1}{4}$, le 15; moyene 28 : » 7. Vents dominans Nord-Eſt & Nord....

Les maladies de ce mois ont été, à peu près, du même genre que celles
du précédent, mais le catarrhal s'eſt, le plus ſouvent, joint au bilieux, &
même le dyſſentérique chez quelques malades; enfin les fievres ont pris plus
généralement le type intermittent, & pluſieurs ſe ſont réglées en quarte:
le traitement général a toujours été, à peu près, le même & fondé ſur les
évacuans, les délayans, les apéritifs; il a fallu quelquefois recourir aux véſicatoires & aux fébrifuges, *ſed parcâ manu*, pour les derniers : les malades ſe
ſont rétablis lentement, les convaleſcences étant très-longues & difficiles;
jamais, peut-être, on n'avoit obſervé une conſtitution qui détruisît auſſi
rapidement le principe des forces; les traîneurs ont été nombreux & accâblés
par les premiers froids; les morts ſubites fréquentes dans pluſieurs endroits....
Les intercurrentes aſſez multipliées, & tenant du caractere dominant.

C'eſt le 9 de ce mois que je reçus la Conſultation de la Société Royale de
Médecine, datée du 1.er d.º, & rédigée par MM. *Delaporte, Caille & Vicq-
d'Azyr*; cette Compagnie ſavante, en approuvant le traitement que j'avois
mis en uſage, me faiſoit part de Réflexions très-judicieuſes (que je regrete
de ne pouvoir raporter ici); elle propoſoit quelques ſaignées, lorſqu'il y
auroit indication; mais j'ai fait obſerver tant de fois que chez les gens de la

campagne, prefque tous dans la derniere mifere, la faignée ne convenoit pas dans les maladies populaires ou épidémiques, en ce qu'elle diminuoit les forces qu'il falloit plutôt relever ou foutenir le plus fouvent. MM. les Commiffaires finiffoient, en difant :

» Comme il paroît, par l'hiftoire des maladies épidémiques que M. *Gallot* nous envoie avec exactitude tous les trois mois, que le canton qu'il habite eft très-fouvent ataqué de maladies populaires, nous défirerions qu'il voulût bien rédiger, & envoyer à la Société Royale de Médecine, un Mémoire fur les caufes principales de ces maladies, fur-tout celles qui font relatives au fol, à l'expofition des lieux, aux alimens, à la mifere du peuple, au voifinage des étangs & des marais, & fur les moyens que l'Adminiftration pouroit mettre en ufage pour les diminuer ou les faire ceffer entiérement. »

Quoique j'aye entré dans des détails fur ces objets, dans les différens Mémoires que j'ai eu l'honeur d'adreffer à la Société Royale de Médecine, depuis onze ans, cependant je me propofe bien de fatisfaire aux défirs de cette Compagnie favante, & fi le temps & ma fanté chancelante me l'euffent permis, cela feroit déja fait, mais je m'en occuperai inceffament.

XXXII.ᵉ Observ. Le 2 Septembre, à la Châtaigneraye, *Gobin*, Sérurier, âgé de quarante à quarante-cinq ans, ataqué d'une fievre rémittente bilieufe, depuis cinq à fix jours, il avoit été faigné le 29 & purgé enfuite; les accès devinrent plus violens & fe réglerent en double-tierce; les douleurs précordiales étoient vives, la bouche mauvaife, les forces déprimées; j'ordonai une potion calmante, avec les goutes éthérées, les boiffons acidulées & un évacuant fous peu de jours; le 6, la fievre fe foutenoit encore, je confeillai les apozemes chicoracés; le 13, il y avoit un mieux marqué, mais les forces revenoient lentement, comme chez prefque tous les malades : l'ufage de quelques boiffons ameres ont rappelé l'appétit & la fanté.

XXXIII.ᵉ Observ. Le 7 d.º, *Jamin*, des Rouillieres, paroiffe de Saint-Cyr-des-Gâts, âgé de cinquante à cinquante-cinq ans, homme d'un tempérament très-fort & vigoureux, mais excédé de fatigue, étant continuélement à cheval pour un commerce de chevaux, fut ataqué de la fievre le 5, en Saintonge, d'où il fe rendit le 6 dans l'accès; je le trouvai dans une céphalalgie violente, bouche mauvaife, douleur catarrhale à la poitrine, je lui fis prendre, fur le champ, l'ipécacuanha qui agit bien; cependant la fievre revint le foir, & duroit encore le 8, les fueurs s'annonçoient; je confeillai de les favorifer par les boiffons délayantes nitrées & une mixture avec le firop de limon & la liqueur d'Hoffmann, un minoratif le lendemain, fi la fievre le permettoit; le 9, la fievre étoit revenue le foir, après l'effet du minoratif qui avoit bien agi, les fueurs fe décidoient abondantes, je n'indiquai que les boiffons; le 10, peu de diminution dans le redoublement, je prefcrivis quelques dôfes de la poudre tempérante, avec la crême de tartre, le fel fédatif & le nitre; le 11, même état, mêmes moyens, en ordonant un minotatif pour le 12, la langue étant toujours chargée; ce jour, 12, au soir, il y avoit du mieux, l'évacuant avoit bien agi, j'ordonai, pendant quelques jours, les apozemes chicoracés, avec la crême de tartre; le 14, le mieux étoit plus marqué, le dernier redoublement avoit été beaucoup moindre, les sueurs avoient été copieuses & faciles, peut-être par l'effet de la poudre tempérante; la langue commençoit à se nétoyer, j'insistai sur les apozemes chicoracés & les boissons légérement béchiques, car il y avoit toujours un peu de toux & d'embaras catarrhal; le 15, le malade étoit sans fievre, qui n'étoit pas revenue depuis le 13, les sueurs toujours bonnes, la langue se nétoyant, je m'en tins aux moyens ordinaires, en conseillant cependant un évacuant pour le lendemain; le 18, toujours sans fievre, mais l'appétit & les forces ne revenoient pas, je recomandai d'insister sur les apozemes chicoracés; le 23, le malade n'étoit pas bien, quoiqu'il n'y eût pas de fievre, il avoit eu une foiblesse le 19; les forces ne pouvoient revenir, ni l'appétit se déveloper, je conseillai encore un purgatif...... Au commencement d'Octobre, cet homme se fortifia assez pour monter à cheval le 12; quelques jours après la fievre reparut & dura quotidiene pendant une semaine, il fut purgé & devint en état, au commencement de Novembre, d'entreprendre un voyage assez long; il a eu des récidives depuis, cependant il a continué ses courses, & à la fin de Décembre recouvré son embonpoint & ses forces.

XXXIV.ᵉ O**bserv**. Le 23 d.°, la fille de *Jamin*, Maréchal, de mon bourg, d'une taille & d'une force peu ordinaires, âgée de trente-cinq à quarante ans (elle avoit cinq pieds sept pouces), me dit avoir la fievre depuis quelques jours, avec dégoût, prostration de forces, &c. je lui donnai une dôse de la poudre fébrifuge purgative à prendre à deux fois; le 25, elle étoit mieux & l'évacuant avoit singuliérement agi, *ano & cato*; le 1.ᵉʳ Octobre, elle n'étoit pas bien, la fievre étoit revenue, je donnai encore la poudre fébrifuge purgative qui agit bien; mal-gré cela, le 4, la fievre étoit très-vive, je conseillai les boissons abondantes; les 5 & 6, la fievre se soutenoit, acompagnée de délire presque furieux, surdité, pouls déprimé, &c. je donnai la poudre tempérante & fis appliquer, sur le champ, les vésicatoires aux jambes, les boissons nitrées..... Le 9, le délire paroissoit diminué, mais la surdité toujours la même, les forces accâblées, les vésicatoires donnoient cependant assez bien; le ventre étoit constament resserré, ce qui me décida à donner les tamarins & la poudre tempérante, avec la crême de tartre, le sel sédatif, le nitre, le camphre & le quinquina; le 11, l'état devenant de plus en plus alarmant, je fis panser les vésicatoires avec le styrax & recomandai l'usage des antispasmodiques qu'on ne pouvoit faire prendre ni même les boissons, le délire continuel, les soubresauts des tendons, le pouls intermittent, tout annonçoit une fin prochaine, qui n'eut cependant lieu que le 18, après l'agonie la plus longue & la plus laborieuse possibles.

Octobre.

L a température de ce mois a été plus froide & plus humide que les autres, elle a annoncé l'hiver, quoiqu'il y ait eu de beaux jours. . . . La plus grande chaleur a été 18 d. le 2; moindre — 1 $\frac{1}{4}$, le 30; terme moyen 7 : 3. . . . Plus grande élévation du barometre 28 : 3 $\frac{1}{2}$, le 26; moindre 27: 6 $\frac{1}{2}$, les 4 & 10; moyene 27 : 11 . 10. . . . . Vents dominans Nord la moitié du mois, Nord-Est ensuite & quelquefois Ouest. . . . . Beaucoup de gelées blanches dans les fonds depuis le 17.

Les froids de ce mois ont semblé modérer la propagation des maladies régnantes, mais ils n'ont pas été favorables aux convalescens, aux traîneurs; les récidives ont été fréquentes, le suites fâcheuses, les infiltrations, les empâtemens, les obstructions se sont multipliés & ont résistés aux traitemens ordinaires; les fievres quartes sont devenues nombreuses, comme on ne l'avoit peut-être jamais observé; très-peu ont cédé aux spécifiques, & il a été prudent de laisser le plus grand nombre aux ressources de la nature; la dyssenterie qui s'est montrée en différens endroits, ne s'est pas établie épidémiquement, comme on avoit lieu de le craindre; il est péri dans ce mois beaucoup de vieillards, d'hydropiques, de languissans, & la plupart ont été emportés subitement; il y a eu aussi quelques aiguës, tenant du caractere bilioso-catarrhal, qui ont eu une terminaison prompte & funeste : cependant en général la fin du mois a offert peu de malades nouveaux; mais les anciens sont on ne peut plus fréquens parmi les gens aisés, comme parmi les malheureux, dont la situation est encore inquiétante pour l'hiver.

XXXVe O b s e r v. Le fils du sujet de l'Observ. xxxiii, âgé de vingt à vingt-quatre ans, qui s'étoit beaucoup fatigué en donnant ses soins à son pere, fut pris, le 8 Octobre, d'une céphalalgie violente, avec fievre, coliques, douleur d'estomac; je le vis le 9, le pouls étoit agité, foible, mou, la bouche mauvaise, point d'évacuations alvines; je prescrivis les lavemens, les bains de pieds, les boissons nitrées, & le lendemain l'ipécacuanha fracturé; le 10, il étoit à peu près comme la veille, la nuit avoit été mauvaise, il y avoit cependant eu quelques selles; les nausées, les maux d'estomac se soutenoient, ce qui me détermina à donner le tartre stibié en grand lavage, & le soir la poudre tempérante de quatre heures en quatre heures; le 11, la fievre étoit un peu moindre, je m'en tins aux boissons & à la poudre tempérante; le 12, je fis prendre demi-dôse de poudre fébrifuge purgative, qui fit assez bien, le soir le malade étoit presque sans fievre; le 14, le mieux continuoit, mais il y avoit eu fievre violente les deux nuits précédentes, il avoit pris un minoratif le matin qui avoit bien agi & fait rendre deux vers; je prescrivis la coraline de Corse pour le lendemain & la poudre tempérante; le 15, la fievre étoit forte depuis la veille, l'agitation très-grande, j'insistai sur les moyens prescrits, un lavement pour le soir & un évacuant pour le lendemain;

du

du 16 au 20, la fievre se fixa double-tierce, plus forte la nuit que le jour, & suivie de sueurs abondantes; après le 20, la langue se nétoya peu à peu, les accès diminuetent, & le 30, il y avoit un mieux décidé, mais les forces toujours accâblées, la maigeur extrême, le dégoût considérable, les évacuans avoient bien agi, je recommandai le régime un peu analeptique; le 3 Novembre, le malade étoit à peu près dans le même état, je conseillai un peu d'exercice & l'usage des amers, pour décider le retour de l'appétit & fortifier la convalescence.... Le 13, il y avoit de la fievre assez forte, douleur de tête, d'oreilles, &c. que je ne pus attribuer qu'à l'application du *précipité rouge*, en grande quantité, qu'on lui avoit donné pour faire périr quelques poux qu'il avoit dans ses cheveux, dont toute la racine étoit rouge, ainsi que le cuir chevelu qui étoit comme enflamé & gonflé. Je blâmai très-fort cette imprudente méthode, qu'on voulut me persuader être sûre & employée avec succès chez les enfans (a); mal-gré cela, je prescrivis les délayans, les purgatifs; le 16, à peu près même état, la tête toujours très-douloureuse; j'indiquai les apozemes chicoracés avec la crème de tartre; le 18, point de mieux, il y avoit des excoriations à la tête, aux oreilles, les gencives étoient douloureuses & toutes les articulations également souffrantes, la langue chargée, j'insistai toujours sur les délayans & les chicoracés; le 21, à peu près le même; le 26, il étoit dans des douleurs de coliques des plus violentes depuis deux jours après la cessation de celles des articulations, je recomandai les cataplasmes & les lavemens émolliens & une potion calmante avec la liqueur d'Hoffmann; le 27, il n'y avoit point de diminution dans les coliques, malgré les moyens employés; j'ordonai de les continuer & de donner en outre deux onces de manne; le 29 au matin, toujours le même, la manne n'avoit pas encore été donnée, je la fis prendre sur le champ, & en moins d'une heure le malade rendit des matieres bilieuses solides, d'une fétidité inconcevable, ce qui le soulagea sensiblement; je recomandai toujours les apozémes chicoracés avec la crème de tartre, les autres boissons, les tempérans, les lavemens, les applications; le 1.er Décembre, il y avoit un mieux marqué, j'ordonai un minoratif avec les follicules, la rhubarbe & la manne; le 5, les coliques n'existoient plus, le minoratif avoit bien agi, la foiblesse & le dépérissement considérables; la langue nete, & cependant l'appétit ne revenoit pas, j'engageai de s'en tenir aux boissons & à un bon régime; le 10, les choses étoient encore plus satisfaisantes, le ventre étoit libre sans coliques, il prenoit quelques alimens sans que l'appétit fût bien dévelopé, la viande lui répugnoit beaucoup; la tête toujours douloureuse, les cheveux tous unis par la racine comme par un mastic; le 14, il étoit moins bien, je lui conseillai un

____

(a) J'ai su depuis que cette préparation mercuriele se vendoit, pour cet usage, chez tous les petits Marchands de villages, de même que toutes les drogues médecinales, les poisons, &c. &c.; Cette observation prouve assez les inconvéniens de ces abus.

D

évacuant, il négligea de le faire & cependant reprit un peu de forces &
d'appétit jufques au 29, qu'il éprouva des coliques terribles, des vomiffemens de bile porracée, érugineufe ; on donna de la manne qui ne fit prefque
rien. Je ne pus le voir que le 31, & le trouvai dans des envies de vomir
continueles, & les vomiffemens fe réalifoient à l'aide des doigts fans ceffe
introduits dans la bouche, & il rendoit des matieres glaireufes porracées ;
je crus devoir tenter de débaraffer l'eftomac de l'infarction bilieufe, je donnai
l'eau émétisée, &, en moins de deux heures, le malade rendit, à plufieurs
reprifes, beaucoup de bile érugineufe, fa douleur fembla defcendre ; j'ordonai de faire prendre, dans l'après-midi, deux onces de manne, le foir & le
lendemain des lavemens émolliens, d'infifter fur les cataplafmes de même
nature, & de continuer d'ailleurs les boiffons délayantes & donner un minoratif le 2 : ce jour-là, au foir, les chofes étoient à peu près dans le même état,
le minoratif n'avoit pas beaucoup agi ; je recomandai encore les applications
émollientes & anodynes au lieu de différens topiques qu'on avoit mis en
ufage ; les vomiffemens n'étant pas encore cefsés, je confeillai les potions
avec la liqueur d'Hoffmann ; la fievre n'étoit pas forte & n'offroit que de
petits redoublemens irréguliers ; le 4, il y avoit un peu de mieux, les
vomiffemens étoient calmés depuis l'ufage de la liqueur d'Hoffmann, la douleur occupoit la région ombilicale, la langue n'étoit point chargée ; je n'indiquai que les boiffons, les lavemens & les applications ; le 6, le mieux fe
foutenoit, il n'y avoit plus de vomiffemens, feulement des coliques, des
borborygmes, il y avoit eu quelques felles bilieufes, foit fpontanées, foit à
l'aide des lavemens ; j'ordonai l'infufion de rhubarbe à froid dans le jour, &
un minoratif le lendemain, d'ailleurs les boiffons nitrées, la liqueur d'Hoffmann..... Peu de jours après, les coliques ont paru entiérement cefsées, &
tout fait efpérer la guérifon de ce jeune homme au printemps ; l'application
du fel mercuriel ne peut-elle pas avoir entré pour quelque chofe dans les
coliques que le malade a éprouvées ? ....

XXXVI.ᵉ Oʙsᴇʀᴠ. Le 18 Octobre, *Raud*, Laboureur, de ma paroiffe,
âgé de foixante-dix à foixante-douze ans, ataqué, de la veille, d'un mal de
gorge très-violent, fievre vive, déglutition prefque nulle ; j'ordonai une faignée à la langue & les gargarifmes d'orge miélée, & fi cela n'alloit pas mieux,
le collier véficatoire ; le 20, il y avoit un peu de mieux, on avoit faigné du
bras & appliqué le véficatoire au cou, je fis infifter fur les gargarifmes & les
boiffons ; le 24, il y avoit à peine de la fievre, je donnai la poudre purgative
univerfele qu'il prit le 25, & le 26 il étoit tout-à-fait mieux, & guéri le 5
Novembre.

L'époufe de cet homme, âgée de foixante-fept à foixante-huit ans, fut
ataquée d'une fievre violente, le 22, je lui donnai la poudre fébrifuge purgative pour le lendemain ; le 26, il y avoit un peu de mieux, cependant la
fievre fe foutenoit avec douleur catarrhale à la poitrine ; je fis infifter fur les

boiſſoins pectorales ; le 30, il y avoit du mieux, cependant la reſpiration & l'expectoration étant difficiles, je donnai une mixture béchique avec le ſirop de lierre terreſtre & le kermès ; le 1.ᵉʳ Novembre, l'état de la malade s'amélioroit ; le 5, elle étoit en pleine convaleſcence, mais elle s'eſt rétablie lentement comme tous les malades.

Le 24 Octobre, un des enfans de l'homme & de la femme ci-deſſus, âgé de vingt ans environ, ataqué depuis deux jours, étoit dans une fievre très-vive, avec des convulſions univerſeles, preſque ſans mouvement & ſans parole, je donnai la poudre tempérante & ordonai les boiſſons délayantes ; le 26, il y avoit un peu de mieux, je fis inſiſter ſur les boiſſons pectorales & les cataplaſmes émolliens ſur un point douloureux fixé à la poitrine, le malade commençoit à parler & à s'aider de ſes membres ; le 30, le mieux ſe décidoit, quoique l'embaras catarrhal occupât encore la poitrine ; je donnai la mixture béchique aiguiſée avec le kermès, outre les boiſſons pectorales ; le 5 Novembre, le malade étoit ſi bien qu'il refuſa tout remede, car je me propoſai de le purger, il s'eſt très-bien rétabli & promptement.

N O V E M B R E.

La température de ce mois a été ſinguliérement froide & extraordinaire, il tomba de la neige les 4, 5, 6, 7, 8 & 9, qui ne fondit entiérement que le 15, & même ſi elle n'eut pas fondu partie en tombant, il y en auroit eu de pluſieurs pieds ; le dégel fut ſuivi d'orages & de pluies abondantes du 16 au 20 & les derniers jours du mois..... La plus grande chaleur a été 13 d. le 21 ; la moindre ou plus grand froid — 3 $\frac{1}{2}$, le 3 ; terme moyen 4 d. 5.... Plus grande élévation du barometre 28 : 1, le 28 ; moindre 27 : ». » le 17 ; moyene 27 : 8 . 9.... Jamais je n'avois obſervé le mercure auſſi conſtament abaiſsé, car ſur les quatre-vingt-dix obſerv. du mois, il n'y en a eu que 7 à 28 p. ou au deſſus..... Vents dominans Nord.

Les maladies de ce mois n'ont pas été en très-grand nombre, mais les ſuites & les récidives des fievres automnales l'ont été, il y a même eu pluſieurs hydropiques qui ont ſuccombés ; j'ai vu quelques fievres catarrhales & des rémittentes fort graves ; il y a toujours eu un grand nombre d'enfans languiſſans & obſtrués ; les coliques, les dévoîmens vermineux ont été aſſez répandus ; les ſuites de couches, fâcheuſes...... En général la conſtitution catarrhale s'eſt établie la dominante, en participant plus ou moins de l'infarction bilieuſe, comme toutes les évacuations le démontroient.

XXXVII.ᵉ Observ. Le 16 Novembre, la fille *Daguʒé*, paroiſſe de Mouilleron, âgée de ſeize ans, avoit, depuis dix à douze jours, une fievre continue avec des exacerbations irrégulieres ; dans le commencement elle avoit éprouvé un dévoîment, & alors elle étoit conſtipée ; le délire, l'agitation étoient conſidérables dans les redoublemens qui revenoient quelquefois en double-tierce, la bouche seche, &c. on ne pouvoit absolument rien lui faire prendre; les 17 & 19, je la trouvai encore plus mal, les spasmes, le pouls intermittent, le délire, les foiblesses, tout sembloit autoriser un fâcheux pronostic, d'autant plus qu'elle se refusoit à tous les secours; je laissai cependant une mixture avec la liqueur d'Hoffmann; le 22, il y avoit un peu de moins mal, elle commençoit à boire; le 29, la fievre paroissoit s'être changée en double-quarte, le délire & les mouvemens spasmodiques avoient encore lieu dans les redoublemens; le 30, je lui donnai la mixture antispasmodique & deux petites dôses de la poudre universele; les 5 & 7 Décembre, la fievre continuoit avec les mêmes accidens, la malade mangeoit également, comme elle avoit toujours fait pendant sa maladie, mal-gré toutes mes représentations; le 11, il y avoit un peu de mieux, elle consentit enfin à prendre la poudre universele qui agit bien; le 23, la fievre s'étoit réglée tierce, mais moins alarmante; le 5 Janvier 1787, la malade étoit sans fievre depuis quelques jours, mais recouvrant ses forces avec peine, & sur-tout l'usage de ses jambes.

La sœur de cette jeune fille, âgée de treize ans, fut ataquée de la fievre à peu près dans le même temps, mais avec des symptômes moins graves & tenant du genre catarrhal; le ventre étoit libre, il y avoit douleur à la poitrine, les redoublemens fébriles étoient en double-tierce; je donnai la poudre purgative universele le 16 Novembre, elle agit peu, je la répétai le 19, en recomandant les boissons béchiques & les cataplasmes émolliens sur le point douloureux; le 22, il n'y avoit pas de mieux, & il ne se décida que vers la fin du mois. La guérison suivit dans le courant de Décembre, mais lente comme chez tous les malades.

La mere de ces deux filles, nourice d'un enfant de huit mois, fut aussi ataquée d'une affection catarrhale, au commencement de Décembre, qui s'est dissipée d'elle-même, à l'aide de sueurs abondantes; il lui est seulement resté une douleur aux lombes, qui a cédé aux frictions de flaneles chaudes.

XXXVIII.ᵉ Observ. Le 17 Novembre, la veuve *Lorit*, de la paroisse de Mouilleron, âgée de trente-cinq à trente-six ans, dans la misere la plus afreuse, ataquée, depuis quelques jours, d'une fievre violente, diarrhée, douleur à la poitrine, &c. je lui donnai du riz pour tisane, & l'ipécacuanha à dôses fracturées pour le lendemain; le 19, il n'y avoit pas de mieux marqué, je recomandai les boissons pectorales avec le lierre terrestre & le miel outre l'eau de riz, & les cataplasmes émolliens sur le point douloureux; le 22, il y avoit un peu de mieux, cependant la fievre duroit encore, la langue chargée; je lui laissai la poudre universele à prendre sous deux à trois jours; le besoin & la nécessité d'aller chercher du pain pour trois misérables petits enfans, arracherent cette malheureuse de dessus sa paille dès les premiers de Décembre; & le 10, je la vis mieux rétablie que n'auroit pu l'être la persone soignée avec la plus grande attention.

XXXIX.ᵉ Observ. M. de L..... de la paroiſſe de Cheffois, âgé de ſoixante-dix à ſoixante-onze ans, avoit éprouvé, dès le mois de Juillet, une fievre intermittente, d'abord tierce, enſuite quarte, qui avoit cédé aux purgatifs répétés & au quinquina pris en ſubſtance à grandes dôſes ; les 11 & 14 Novembre, ce vieillard reſſentit quelques mouvemens de fievre, il ſe purgea le 16, & le 17, avant diner, prit un grôs de quinquina, n'atendant l'accès que le ſoir ; il prit auſſi quelques alimens & du café, tout fut promptement vomi ; je le vis le 18, au ſoir, la langue étoit ſale, je lui conſeillai la poudre fébrifuge purgative à dôſes fracturées pour le lendemain ; le 20, le malade me dit que l'accès étoit revenu le 18 ſoir, & avoit duré toute la nuit ; qu'il avoit pris le 19, au matin, une demi-dôſe de la poudre fébrifuge purgative, qui avoit beaucoup agi *ano* & *cato* ; il n'y avoit point eu de fievre ce jour-là & dans la nuit, mais elle s'annonçoit déja ce jour 20, l'après-midi ; j'ordonai une ſeconde demi-dôſe de la poudre fébrifuge purgative pour le 21 ou le 22, ſelon l'état de la fievre, avant d'en venir au quinquina ; le 22, je le trouvai aſſez bien, le redoublement avoit eu lieu la veille, ce qui fixoit la fievre double-quarte : il avoit bien pris la poudre fébrifuge le matin, & elle avoit très-bien agi par le bâs ſeulement ; le malade voulant abſolument en venir au quinquina, j'y conſentis en lui recomandant en même temps les apozemes chicoracés ; il prit donc trois grôs du ſpécifique dès le lendemain 23, autant le 24 & deux grôs le 25 ; les accès furent arrêtés & n'ont pas reparus..... Cette méthode de donner le quinquina après avoir ſuffiſament évacué, m'a réuſſi chez quelques malades, mais elle a été inſuffiſante chez pluſieurs autres.

DÉCEMBRE.

La température de ce dernier mois de l'année a été variable, aſſez douce du 1.ᵉʳ au 16, & très-froide enſuite ; il tomba de la neige les 19 & 20, qui ne fondit que le 28 (il y en avoit encore le 10 Janvier dans quelques endroits), la quantité d'eau tombée aſſez conſidérable & les eaux plus grandes le 29 qu'elles n'avoient été depuis long-temps..... La plus grande chaleur 11 d. les 1 & 13 ; plus grand froid — 7 ½, le 22 ; terme moyen 3 : 7..... Plus grande élévation du barometre 28 : 7, le 30 (il ne s'étoit pas autant élevé depuis 1782) ; moindre 27 : 2, le 19 ; moyenne 27 : 9. 4....Ce terme moyen eſt bâs, parce que le mercure a été plus au deſſous de 28 p. qu'au deſſus, vingt fois ſeulement ſur quatre-vingt-treize..... Vents dominans Oueſt, Nord & Nord-Oueſt.

Les maladies de ce mois ont été à peu près ſemblables à celles du précédent, les deux températures étant fort analogues ; il y a eu peu de nouveaux malades, mais beaucoup de traîneurs, pluſieurs ont été enlevés pendant les gelées ; il y a eu quelques aiguës fort graves ; les ſuites de couches inquié-

tantes : les maux de fein fréquens chez les nourices; les coliques, les dévoi-
mens affez répandus, dont quelques-uns ont même été dyffentériques &
prefque toujours acompagnés de vers; des catarrhales, les infiltrations difficiles à guérir & offrant des terminaifons funeftes; la petite vérole s'eft montrée à l'Oueft de ce Département.

Je terminerai mes Obfervations particulieres, peut-être trop nombreufes,
par celle d'une femme hydropique, qui avoit paru guérie par l'ufage des
pilules de *Bacher*, dans le courant de l'été, & chez laquelle une affection
catarrhale négligée, a rapelé l'infiltration & caufé fa mort affez rapidement.

XL.ᵉ ᴇᴛ ᴅᴇʀɴɪᴇʀᴇ Oʙsᴇʀᴠᴀᴛɪᴏɴ. La femme *Juillet*, de la paroiffe
de Saint-Maurice-des-Nouës, âgée de foixante-quatre à foixante-cinq ans,
hydropique depuis quelques mois, m'avoit demandé le 7 Juin 1786, elle
me dit avoir effayé beaucoup de remedes, de traitemens de gens à fecrets
(fur-tout ceux d'une femme des environs de Fontenai, qui fans connoiffances
comme fans aucun droit, vend & prefcrit des drogues, en mettant ainfi à
contribution la bourfe & la vie des malheureux). La fluctuation étoit fenfible, le ventre feul contenoit de l'eau, il n'y avoit point de fievre; j'ordonai une tifane diurétique, une poudre purgative avec le jalap, le diagrede
& la crème de tartre; mais avant tout la paracentefe : on la fit le 8, & on
tira *vingt-une livres* d'eau; le 9 on la purgea, il y avoit eu de la fievre la
nuit; je recomandai d'infifter fur les apéritifs; le 19, l'*abdomen* s'élevoit,
j'ordonai un purgatif & de revenir à la ponction; on la répéta le 1.ᵉʳ Juillet,
& on tira *vingt livres* d'eau; la malade n'ayant point de fievre & confervant
fes forces, je propofai l'ufage des pilules toniques de *Bacher*, elle les commença de fuite; le 6, le ventre paroiffoit fe remplir, & on parloit de revenir
encore à la ponction; le 10, il paroiffoit un peu de diminution dans le
volume du ventre, je recomandai la continuation des pilules; le 27, leur
effet parut marqué; le 11 Août, l'épanchement étoit fenfiblement diffipé,
& il n'exiftoit plus qu'une tumeur dure au côté gauche, les urines étoient
devenues d'une abondance furprenante à l'aide des pilules & des boiffons
diurétiques; l'appétit, les forces étoient revenues; je confeillai de ne pas ceffer
l'ufage des pilules, dont elle n'avoit encore pris qu'environ deux cens quatre-
vingt, elle les continua en variant les dôfes & mettant quelquefois un ou
deux jours d'intervalle; à la fin d'Août & dans le courant de Septembre fur-
tout, cette femme fe crut & parut radicalement guérie; mais étant allée le
4 Novembre à plus d'une lieue de chez elle, elle fut ataquée, à fon retour,
d'une fievre catarrhale, qu'elle négligea au point de ne m'appeler que le 9
Décembre; je la trouvai avec la fievre, l'*abdomen* plein d'eau, je la blâmai beaucoup de ne m'avoir pas averti plutôt, je confeillai la ponction, les
boiffons béchiques aiguifées avec l'oxymel fcillitique & les pilules toniques,
dont elle avoit bien continué l'ufage, mais fans méthode; on ne fuivit aucuns

de mes avis, & le 24 du même mois, cette femme périt..... Il est à croire
qu'après les effets si marqués des pilules toniques, la guérison de cette femme
se seroit soutenue si elle n'eût commis aucune faute dans le régime & se fût
soumise sans interruption à un traitement méthodique.

OBSERVATIONS

DE MES CONFRERES DE CE DÉPARTEMENT.

Mes Confreres & amis, MM. *Loyau*, *Clemenceau* & *Vandé*, ont continué
à donner leurs soins, à l'occasion, aux pauvres malades de mon Département,
pendant l'année 1786, comme ils avoient fait en 1785 : ils ont observé
les mêmes maladies que moi, & employé les mêmes moyens curatifs ; M.
Clemenceau a essuyé, lui-même, au mois de Septembre dernier, la fievre
bilieuse régnante, acompagnée de symptômes les plus graves ; il a éprouvé
plusieurs rechutes en Octobre & Novembre, & il n'a pu se rétablir entiérement qu'en Décembre.

Mon ami, M. *Vandé*, a bien voulu, comme en 1785, me suppléer en
différentes paroisses, au Nord-Est de la Châtaigneraye, adopter les mêmes
vues curatives, & me communiquer ses Observations : en voici deux assez
intéressantes, que je dois raporter ici telles qu'il me les a remises.

» Le 24 Janviet 1786, je fus appelé dans cette ville de la Châtaigneraye,
pour Mademoiselle ***, âgée d'environ dix-huit ans, ataquée d'une fievre
catarrhale, le pouls étoit vif, mou, la langue considérablement chargée,
toux, douleur au côté gauche de la poitrine, nausées, &c. je lui donnai
l'ipécacuanha qui évacua une très-grande quantité de matieres bilieuses ; le
25, la fievre étoit forte, la bouche pâteuse, mauvaise, je prescrivis les
apozemes chicoracés, avec la crême de tartre, pour favoriser l'effet d'un
minoratif que j'ordonai pour le lendemain qui fit très-bien, mais le soir la
fievre revint, le pouls embarasfé, symptômes nerveux, je donnai une potion
antispasmodique faite avec le sirop de limon, l'eau de fleurs d'orange & l'infusion de menthe crêpue, à laquelle j'ajoutai la liqueur d'Hoffmann ; les 27 & 28,
les symptômes augmenterent, les mouvemens nerveux furent plus violens,
la poitrine s'embarassoit, il y avoit plus d'agitation, douleurs d'oreilles,
surdité presque complete, je proposai les véficatoires ; on appela avec moi M.
PERREAU DUPOIRON, Médecin à Loge-Fougereuse, qui fut d'avis de continuer les boissons délayantes & les évacuans ; en conséquence, la malade prit,
dans la matinée du 29, deux verrées d'une décoction de tamarins qui procurerent quelques selles bilieuses ; les 30 & 31, la fievre parut un peu moindre,

l'agitation n'étoit pas si considérable, mais, le 1.er Février, il y eut une toux seche qui fatigua la malade, & l'expectoration étoit supprimée, la douleur de tête insupportable; le 2, la malade fut plus mal, on appliqua les vésicatoires à la nuque; le 3, il y eut un peu de calme, mais les vésicatoires n'avoient agi que comme phénigmes, & la suppuration ne s'établit point, l'expectoration toujours interrompue; le 4, à peu près même état, la malade fut administrée; le 5, la situation plus alarmante encore, douleur de tête des plus forte, pouls misérable, intermittences fréquentes, soubresaut des tendons, anéantissement; nous fîmes appliquer deux larges vésicatoires aux jambes, & donner de quatre heures en quatre heures, des bols avec le nitre, la crême de tartre & le sel sédatif; le 6, un peu de diminution, les vésicatoires avoient bien agi, l'expectoration se rétablissoit, la tête étoit moins embarassée, mais les urines étoient rares; on nitra les boissons, & le soir on donna une légere émulsion nitrée, la nuit fut assez tranquille; les 7, 8 & 9, à peu près même état, les vésicatoires donnant bien; le 10, il y eut encore une toux fatigante & seche, l'expectoration ne se faisoit pas si bien, la douleur de tête & l'embaras dans les oreilles augmenterent, cependant la fievre n'étoit pas forte; je prescrivis un lok avec le sirop de lierre terrestre & le kermès, & le soir des bols camphrés; le 11, il n'y eut point de mieux, on insista sur les mêmes moyens; le 12, l'état de la malade fut plus satisfaisant, l'expectoration se rétablit, la tête se dégagea, elle fut assez bien tout ce jour & le suivant, mais le soir de ce dernier, la fievre revint encore & l'accès fut assez fort, cependant les crachats étoient faciles & de meilleure qualité, on continua la potion & les bols; les 14 & 15, l'état fut à peu près le même, on plaça quelques minoratifs, & le 22, la malade entra en convalescence; elle éprouva alors un écoulement purulent par les oreilles, & la surdité dura encore pendant quelques temps, mais cette petite incommodité s'est dissipée peu à peu, & la malade s'est parfaitement rétablie. »

II.e Observ. » Le 15 Avril, je fus demandé pour *Rafaud*, de cette ville, âgé de trente-huit à quarante ans, qui étoit dans un délire furieux depuis huit jours, je le trouvai dans un état très-alarmant, & il entra dans une telle fureur, lorsque je voulus lui faire appliquer les vésicatoires, qu'on eût toutes les peines du monde à le tenir, je conseillai cependant de faire en forte d'employer ce secours puissant, & de lui faire prendre des bols sédatifs, on ne lui donna que les bols qui calmerent un instant le délire; la famille le trouva mieux, il demanda du vin, on eut l'imprudence de lui en donner; le délire revint avec une nouvele force, & je le trouvai, le soir, dans l'état le plus violent, j'insistai sur l'application des vésicatoires qu'on trouva enfin moyen d'employer, & le malade fut promptement rétabli (a). »

(a) Ces deux Observations de M. *Vandé* sont analogues à plusieurs des mienes, raportées tant dans mon Mémoire de 1785, que dans ce Supplément; la seconde, sur-tout, est entiérement semblable à celles N.os 11 & 12 de ce dernier, *pages 7 & 8.*

RÉSUMÉ

RÉSUMÉ.

D'après les détails qui m'ont été fournis par mes Confreres ci-deſſus, par les Chirurgiens employés, ſur-tout MM. *Jarnigand, Penaud & Violleau*, par la correſpondance que M. MALLET a entretenue dans les paroiſſes, & qu'il a bien voulu me communiquer, enfin, par mes propres Obſervations (dont je n'ai raporté qu'une très-petite partie), je me ſuis convaincu que la conſtitution catarrhale de 1784 & 1785 s'eſt propagée ou plutôt réveillée au commencement de 1786, preſque par-tout dans mon Département, pendant l'hiver & au printemps; mais qu'elle n'a paru prendre un caractere épidémique, que dans les paroiſſes de *Montournois, Saint-Marſault* & *la Forêt-ſur-Saivre*, en Avril & Mai; & qu'enſuite les fievres bilieuſes irrégulieres ſe ſont multipliées, ſur-tout en Juillet, Août & Septembre, & que dans ce dernier mois, les intermittentes ſont devenues les dominantes, en offrant, le reſte de l'année, des récidives & des ſuites fâcheuſes; cependant les moyens curatifs que j'ai employés & indiqués ont généralement réuſſi, lorſqu'ils ont été mis en uſage à temps & à propos.

Je me ſuis abſtenu de toutes réflexions ſur les Obſervations que j'ai cru devoir offrir, telles que je les avois placées dans mon Journal clinique; ces Obſervations, je l'avoue, ſont comme la plupart de celles qu'on peut faire chez le peuple des campagnes, incompletes & peu ſuivies; elles ne ſont cependant pas, tout-à-fait, indifférentes, puiſqu'elles prouvent les reſſources de la nature, lors même qu'elle eſt contrariée. Au reſte, les réflexions & les conſéquences qu'on pouroit tirer de ces faits de pratique, ſeroient inutiles pour les perſones qui ne ſont pas de l'Art, & ſuperflues pour les Médecins éclairés qui s'y livreront eux-mêmes, ſans qu'on les leur préſente. S'il m'eût été poſſible de me procurer un état exact de la mortalité de ce Département, pendant ces trois dernieres années, ou au moins 1785 & 1786, je penſe qu'il n'auroit pas été indifférent de le placer ici; mais les difficultés qu'on a éprouvées, en 1785, pour avoir le petit nombre de renſeignemens ſur les effets de l'Épidémie, dans la Généralité, & que j'ai conſignés dans le Mémoire général; ces difficultés, dis-je, m'ont fait renoncer au projet de faire de nouveles demandes à ce ſujet. Enfin je n'ai rien dit ſur les cauſes locales, parce que j'ai aſſez prouvé, par mes Obſervations multipliées en 1784 & 1785 principalement, que ces cauſes agiſſoient beaucoup moins qu'on ne le croit ordinairement, ou du moins qu'il eſt très-difficile d'aſſigner leur maniere d'agir.

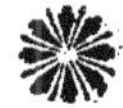

SUPPLÉMENT

AU MÉMOIRE GÉNÉRAL

SUR L'ÉPIDÉMIE DE 1784 & 1785.

SECTION SECONDE.

OBSERVATIONS COMMUNIQUÉES PAR DIFFÉRENS GENS DE L'ART DE LA PROVINCE.

ARTICLE PREMIER.

OBSERVATIONS COMMUNIQUÉES PAR M. PALLU.

DÉPARTEMENT DE POITIERS.

M. PALLU, Médecin bréveté du Roi, & en Chef des Épidémies du Poitou, étant le Médecin avec lequel j'ai conftamént eu la correfpondance la plus fuivie, & qui a bien voulu me faire part de fes Obfervations & de fes avis, je dois en donner une notice avant de parler de ce qui m'a été communiqué par lui, ou directement par divers Médecins de cette Généralité.

Le 2 Janvier 1786, ce Praticien inftruit me marquoit : » Je vois quelques fievres catarrhales, le plus grand nombre eft du genre benin, fauf cinq à fix qui ont été graves, & dont les malades ont échapés. » .... Le 23 du même mois; » Nous obfervons auffi à Poitiers, çà & là, quelques fievres catarrhales, mais les fymptômes n'en font pas fi graves que dans les premiers momens, & en les combatant fuivant notre méthode, elles cedent, & tous

ceux que j'ai vu en font réchapés ; il s'en eft cependant trouvé dans le nombre qui étoient des ivrognes d'habitude, tels que les Soldats, j'ai crains pour
eux, mais vers le feptieme ou neuvieme jour, la nature triomphante procu-
roit ou une abondante expectoration d'une matiere épaiffe, bien cuite, &
par-là le foulagement ou la guérifon, ou des fueurs, çà été le petit nombre,
ou des évacuations par les felles, j'en ai vu trois. »... Lé 27 Février, il me
donnoit les détails d'une fievre putride maligne qu'éprouvoit fon collègue,
M. *Portier*, âgé de quarante-cinq ans, & le 6 Mars, il m'apprénoit la mort
de ce Médecin eftimable ; le 3 Avril, il m'informoit de ce que M. *Berthelot*,
Médecin à Breffuire, lui marquoit au fujet de l'Épidémie de Cerizay (Voyez
page 40), & le 10 d.º, des Obfervations adreffées par M. *Simon*, Médecin
à Rochechouart (Voyez *page 42*). Le 23 Avril, M. *Pallu* me difoit, » La
conftitution catarrhale eft fort rare ici dans ce moment, cependant je viens
de voir une fievre catarrhale bilieufe avec des fymptômes éffrayans, fur-tout
les crachats, qui d'abord ont paru de couleur de lie de vin, enfuite d'un jaûne
fafrané, le pouls foible & petit ; la malade eft dans l'âge critique & de la
plus petite fanté, elle a foutenu le traitement très-bien, & il a eu le plus
heureux fuccès. ».... Le 1.ᵉʳ Mai, il me parloit de ce que M. *Lamoureux*,
Médecin à Thouars, lui marquoit concernant une maladie grave régnante à
la Gouraudiere, paroiffe de Mauzé (Voyez *page 41*). Le 8 Mai, » Je ne
vous parle point des maladies catarrhales qu'on obferve dans notre ville ; outre
qu'elles font peu nombreufes, elles n'ont aucun caractere fâcheux ; un ou
deux purgatifs emportent la fievre & la toux, fouvent en même temps, ou
du moins cette derniere cede enfuite facilement. » Le 15 Mai, il m'envoyoit
une lettre de M. *Simon*, Médecin à Rochechouart (Voyez *page 42*). Les
18 & 25 Mai & 12 Juin, » Nous obfervons auffi à Poitiers quelques fievres
catarrhales affez graves, mais en débutant felon la méthode dont nous fommes convenus, & en l'employant jufques à la fin du traitement, on a le plus
heureux fuccès. ».... Le 6 Juillet, » Nous voyons peu de fievres bilieufes,
mais j'ai peur que la fin de l'été & l'autône ne nous en donnent. »... Et le
13 du même mois ; » Nous n'avons pas encore beaucoup de malades, mais
ceux qui le font, offrent des fievres bilieufes & vermineufes, mon fils aîné
vient d'en effuyer une de cette efpece, dont il s'eft promptement tiré à l'aide
d'un vomitif & de deux purgatifs, la nature entraînée d'elle-même vers les
évacuations, lui a été d'un grand fecours. ».... Le 20 d.º, » Le nombre des
fievres bilieufes n'augmente point, on en obferve plus fréquemment parmi
les Soldats, elles ne font pas rebelles fi on les débute promptement ; j'en ai vu
quelques-unes qui, négligées, ont pris le caractere de putrides bilieufes, &
encore les malades fe font-ils réchapés. ».... Le 27 Juillet, » Je fors d'une
fievre qui m'a duré violente quarante-huit heures, elle étoit acompagnée de
toux, d'éraillement à la poitrine, & elle auroit pu aifément dégénérer en
vraie catarrhale, fi je ne l'avois pas menée vigoureufement ; la diete & les éva-

cuans que j'ai employés m'en ont rendu maître, mais ces deux moyens m'ont cruélement afoibli, fur-tout la vue, de concert avec un mal de tête atroce, qui s'étoit joint à la fievre; je fuis quite de tout. »…. Le 3 Août, » Nous avons à Poitiers des fievres bilieufes & vermineufes, avec le caractere de rémittentes tierces, quelques-unes font acompagnées d'un redoublement qui, au deuxieme ou troifieme, devient vraiment apopleçtique, ou au moins en affeçte tous les fymptômes; je viens de voir dans ce cas un pere de famille de dix enfans, tous eftimables & très-diftingués dans la fociété; je n'ai pas balancé, *emeticis & purgantibus præmiſſis*, à faire appliquer deux véficatoires aux grâs des jambes, qui ont eu un fuccès fingulier, j'avois pour moi l'indication & l'expérience de quatre Soldats qui avoient eu les mêmes fymptômes que mon malade, & qui par ce moyen fe font tirés; je vois auſſi quelques fievres catarrhales, mais toutes bilieufes & vermineufes, l'application véficatoire fur le point douloureux, *præmiſſis præmittendis*, a réuſſi : M. *Berthelot*, notre eftimable confrere, m'entretient par fa lettre, que je reçois à l'inftant, de fievres qui ont beaucoup de raport à celles ci-deſſus. »…. Le 13 Août, M. *Pallu* me dit que les maladies de fa ville font toujours les mêmes. Le 11 Août, ce Médecin éclairé me parloit d'un Mémoire fur les Fievres bilieufes de mon canton, que j'avois eu l'honeur de lui adreſſer le 17 d.°, avec la Confultation générale; il daignoit approuver ma maniere de voir & mes moyens curatifs : » Ces fievres, difoit-il, font ou continues rémittentes ou tierces ou quartes, ou vraiment intermittentes, mais fur-tout tierces; j'ai obfervé dans le redoublement chez trois malades qui s'étoient plaints d'une pefanteur douloureufe de la tête, & qui dormoient continuélement, qu'ils oublioient ce qu'ils vouloient dire, fymptôme funefte, comme l'obferve *Lommius*; ces malades, dis-je, ayant une fievre rémittente tierce, ont tombés le quatrieme jour dans un état léthargique ou plutôt apopleçtique; les véficatoires aux grâs des jambes & à la nuque en ont feulement réchapé un feul; ces trois malades ont été émétisés dès l'invafion & purgés deux fois avant ces redoublemens mortels. »…. Le 28 Août, » Je n'ai reçu aucunes lettres des environs de notre ville qui faſſent mention de la maladie que vous combatez journélement. M. *Joʒeau*, Médecin à Civrai, m'écrivoit le 22 courant; » Nous n'avons dans nos cantons aucunes maladies épidémiques, il y a dans les différentes paroiſſes des fievres intermittentes, qui, quoique difficiles à faire céder, ne font point morteles, l'ufage répété des émétiques & des purgatifs en triomphe. »…. Le 18 Septembre, au fujet de la Confultation que la Société Royale de Médecine avoit bien voulu m'adreſſer & que je lui avois communiquée. » Je vois avec bien du plaifir que la Société Royale de Médecine a adopté le traitement que vous employez & fur lequel vous m'aviez fait l'honeur de me demander dans le temps mon opinion, elle fe trouve conforme à celle de la Société Royale, & j'en fu s vraiment flaté. Ce Corps refpeçtable imagine qu'il doit être rare, y ayant dans les

fievres que vous traitez un caractere catarrhal, qu'elles n'ayent pas une tendance à l'inflammation, & conséquemment il propose une ou deux saignées
de bras ou de pied, suivant l'indication, & cela dans le début & avant de
donner l'émétique; j'ai eu les mêmes idées, sur-tout dans mon Hôpital, où il
s'est présenté des Soldats dont le visage étoit enflamé, se plaignant d'une douleur de tête atroce, leur peau étoit seche & acompagnée d'une chaleur déui-
rente, les urines rouges & briquetées, le pouls plein & dur; ces indications
m'ont déterminé à prescrire quelques saignées ou du bras ou du pied, à la
dôse de huit à dix onces au plus, la foiblesse qui en a été la suite, m'a convaincu
que cette indication n'étoit qu'illusoire; lorsque ces fievres ont été acompagnées des symptômes ci-dessus, même de délire dans les redoublemens,
je me suis contenté de faire appliquer six ou huit sang-sues aux deux tempes,
la tête en a toujours été manifestement soulagée, & le traitement convenu
étant employé, je suis venu à bout de détruire ces fievres; lorsque au contraire la chaleur n'étoit pas excessive, quelque fût la douleur de tête, j'ai
employé alors un véficatoire à la nuque, que j'ai fait suppurer le plus possible,
ce second moyen a déplacé l'humeur engorgée & les malades ont été sensiblement soulagés, &c. &c. » Le 25 Septembre, » La maladie continue toujours, il meurt peu de monde, sur-tout quand on est appelé à temps : Je
viens de voir un M. de notre ville, chez lequel une fievre bilieuse & vermineuse, avec le caractere de double-tierce continue, a été acompagnée
d'un *coma somnolentum*, je le prévis par le symptôme de l'oubli des choses,
& parce que le malade voulant parler, ne pouvoit proférer quatre mots de
suite, je prescrivis un double véficatoire aux jambes, je fis prendre un lavage
émétisé : ces deux moyens ont eu tout le succès possible; j'ai insisté sur les
évacuans; c'est-à-dire, sur l'usage du séné aiguisé avec quelques grains de
tartre stibié, le malade a rendu des matieres presque indéfinissables, elles
ressembloient à un mucilage très-épais de graine de lin bouillie dans une
forte décoction de safran oriental; je suis persuadé que le séné, outre qu'il
purge bien & sur-tout les glaires, a encore la vertu d'*éparpiller*, s'il est
possible de parler ainsi, la matiere morbifique, de l'empêcher de former
des engorgemens ou d'en dégager les parties où il y en auroit de commen-
cées. »..... Le 9 Octobre » Les fievres bilieuses & continues rémittentes vont
toujours leur train, elles offrent, dans leur début, une apparence de danger
qui se réalise quand elles sont négligées, mais qui disparoît bientôt, c'est-à-
dire, le septieme ou le neuvieme jour, étant traitées méthodiquement; les
Soldats du Régiment de Normandie fournissent toujours mon Hôpital, & le
mouvement de chaque jour n'est jamais au dessous de quatre-vingt-seize à
cent hommes. »..... Le 30 Octobre, » Nous observons à Poitiers, non seulement de la longueur dans la convalescence des fievres bilieuses, mais
même des rechutes qui devienent graves, & sur-tout un état cachétique,
des œdèmes aux jambes, aux cuisses, aux aîns & par fois l'épanchement

dans le bâs-ventre, les apéritifs, l'oxymel fcillitique, les pilules toniques de *Bacher* réuffiffent en général affez bien; mon malade dont je vous entretins, le 15, s'eft fort bien tiré de fon mal de gorge gangreneux, il a eu du courage; dix fcarifications profondes, un gargarifme antifeptique, dont il ufoit de quart d'heure en quart d'heure, lui ont été d'un grand fecours, il craint une rechute, parce que la premiere maladie étoit une fievre bilieufe de la faifon : je vous écris de mon lit, j'éprouve depuis la nuit derniere une courbature qui m'a forcé d'y refter. »

Cette incommodité de M. *Pallu* le conduifit à une maladie très-grave, dont il voulut bien me donner les détails fuivans le 18 Décembre.......
» Mon long filence eft la fuite d'une maladie cruele que je viens d'éprouver & qui m'a prefque réduit au tombeau; c'étoit une fievre putride bien caraĉtérisée, dont les principaux fymptômes étoient une douleur implacable aux lombes, une aridité exceffive de la langue, couverte d'un limon jaûne très-épais; & qui a dégénéré de maniere à paroître de couleur de café; mes Confreres & moi avons crains une fievre maligne; j'ai mis tout le courage poffible dans le traitement; ma fievre s'eft étendue jufqu'au vingt-feptieme jour; j'ai bu trente pots, au moins, d'eau de veau édulcorée avec le firop de limon, dix pots d'eau avec le plus fort vinaigre & le fucre, & puis vingt-quatre verrées de purgations : enfin, grâce au ciel, j'ai réchapé; ma convalefcence va lentement; je fuis d'une foibleffe extrême, la faifon n'eft pas favorable pour fe rétablir; j'ai une faim violente que je ne fatisfais pas, à beaucoup près; les jambes & les pieds enflent un peu le foir, *debilitate vaforum*; mais j'urine exceffivement, fur-tout la nuit (*a*), ce qui trouble un peu mon fomeil, qui, comme dans la meilleure fanté, eft de fix heures. Voilà l'abrégé des miferes que j'ai éprouvées ». Le 28 Décembre, M. *Pallu* me difoit que fes forces revenoient lentement, & qu'il n'avoit encore ofé fortir à caufe des froids. Le 8 Janvier 1787, il m'annonçoit être mieux.

DÉPARTEMENT DE BRESSUIRE.

Le 28 Mars 1786, M. *Berthelot* informoit M. *Pallu*, que l'autone derniere & une grande partie de l'hiver n'avoient préfenté que des maladies en petit nombre, peu dangereufes & qui cédoient à un traitement régulier...
» Ce mois de Mars, difoit-il, par fon inconftance, a produit, dans plufieurs paroiffes, des maladies très-graves; & qui fe terminent, le plus fouvent, par

---

(*a*) J'ai fréquemment obfervé la même chofe chez plufieurs malades, principalement chez mon fils, dont j'ai parlé, page 21.

la mort, dès le septieme ou le neuvieme jour ; cette maladie très-analogue à celle de l'an dernier, s'annonce par un froid assez vif qui dure deux heures ou plus, une douleur & une lassitude dans tous les membres, de façon que les malades se disent *tout brisés* (ce sont leurs expressions) ; à ce froid succede une chaleur vive, un accâblement & souvent un assoupissement qui dure vingt-quatre heures ; il se déclare une douleur sourde vers l'omoplate, qui descend bientôt sur la poitrine, la toux survient & le malade expectore des crachats glaireux, tantôt jaûnes, tantôt noirâtres, & souvent de couleur de lie de vin rouge ; ces deux dernieres especes de crachats sont presque toujours de très-mauvais présage ; la langue est teinte en jaûne & d'autrefois d'un rouge foncé, & aussi rude qu'une râpe, mal-gré cela peu de soif ; l'odeur de l'haleine très-désagréable ; les malades ont quelquefois des nausées, sur-tout le premier & le deuxieme jour de la maladie ; les urines sont pâles & crues, d'autrefois de couleur de biere éventée, sans sédiment : le pouls est petit, déprimé, souvent très-vif, & chez d'autres fort lent, avec des soubre-sauts de tendons : chez presque tous les malades, on trouve des vers vivans, particuliérement dans l'estomac, ce qui leur procure des nausées très-inquié-tantes. »

» On pourroit, je crois, attribuer cette maladie à l'inconstance de la sai-son, tantôt chaude, tantôt froide & pluvieuse, & aux vents de Sud & Sud-Ouest, qui ont régné presque continuélement ; la transpiration tantôt mise en mouvement & tantôt arrêtée, s'est portée sur les glandes pulmonaires & sur l'estomac, & par son séjour y a acquis un degré d'acrimonie putride, relative aux différens états ou se trouvoient les humeurs de chaque indi-vidus. »

» Le traitement que j'ai prescrit & qui a réussi lorsqu'il a été employé à temps, est celui-ci : je donne d'abord un léger émético-cathartique pour débarasser l'estomac, & les intestins de la saburre putride & vermineuse qui les obsede (j'emploie de préférence le tartre stibié, comme plus éprouvé contre les vers) ; je fais, sur le champ, appliquer un emplâtre vésicatoire sur le côté ; j'ai soin d'en faire entretenir la suppuration le plus long-temps possible ; j'entretiens la liberté du ventre à l'aide des clysteres, à chacun desquels je fais ajouter deux cuilletées de vinaigre ; la boisson ordinaire est une infusion de sureau acidulée avec l'acide vitriolique & édulcoré avec le sucre ; je prescris un lok, préparé avec l'infusion de fleurs de sureau, le sirop de lierre terrestre, l'oxymel scillitique & le kermès ; je conseille trois à quatre fois par jour un bol de quatre grains de camphre & sept à huit grains de nitre, & l'infusion de *lemithocorton* & de *semen contra* ; je purge ensuite avec de doux purgatifs : voilà sommairement le plan curatif que j'ai suivi. ... Les paroisses où cette maladie s'est montrée, sont *Cerizay*, *Montigny* & *Saint-André-sur-Saivre*. »

Dans une seconde lettre, du 22 Mai, M. *Berthelot* donnoit les détails fuivans : » La fievre épidémique n'a fait que fe montrer dans la paroiffe de Montigny, mais elle a continué dans celle de Cerizay. M. *Neveu*, Chirurgien employé dans cette Épidémie, eft mort le 14 de ce mois, en quatre jours, il étoit âgé de foixante ans, & d'un tempérament usé par le vin & la fatigue de toutes fes courfes que la pauvreté le forçoit de faire à pied; fa femme, à peu près de même âge que lui, fût prife de la même maladie le 16, & y a fuccombé le 20 au foir : une fanté naturélement délicate, beaucoup de chagrins domeftiques, le dérangement de fes afaires, les foins & les veilles qu'elle avoit confacrés à fon mari, ont fans doute aggravé fon état; je l'avois avertie du danger qu'elle couroit de prendre cette maladie, le teint jaûne & bafané, des lâffitudes fpontanées, des nausées & un dégoût abfolu pour toute efpece de nouriture, en étoient les fymptômes précurfeurs; je lui confeillai de prendre fur le champ un léger émético-cathartique, mais elle le refufa à caufe de la circonftance de l'état cruel de fon mari : pour lui n'eut d'autres avant-coureurs de cette maladie, qu'une lâffitude générale & un léger dégoût; le jour même de l'ataque, je vis avec lui les pauvres de la paroiffe, il ne m'en dit rien, & je partis le foir pour me rendre; après fon fouper il fut fe coucher feul dans une chambre haute; vers minuit fa femme entendit du bruit, elle fe leva & trouva ce malheureux qui avoit perdu la tête, cherchant fon lit & plein d'ordures; un dévoîment féreux & fétide l'avoit pris & duré jufques à la mort; M. *Perineau*, jeune Chirurgien, établi dans ce bourg depuis fix mois, vola à fon fecours & lui donna des lavemens & enfuite une prife d'ipécacuanha; je fus appelé le troifieme jour de la maladie; je le trouvai avec une fievre horrible, foif brûlante, langue rouge & feche comme une râpe, des tremblemens convulfifs dans tous les membres & fur-tout dans les mains & la mâchoire inférieure; il avoit une oppreffion fi forte qu'il fe fit lever dans un fauteuil pour refpirer plus à l'aife; je vis bien que fon état étoit fans reffources : je confeillai cependant l'application des véficatoires, des bols de nitre & de camphre, de la limonade, &c. &c. tout cela, comme je m'y atendois bien, ne fit rien; le malade mourut le lendemain au foir; fon fang étoit trop difpofé à une ftafe gangreneufe par l'abus qu'il avoit fait du vin (a). »

» La fievre épidémique de Cerizay, eft actuélement une vraie fievre putride-maligne-vermineufe, on n'aperçoit plus aucuns fignes d'inflammation, le pouls eft petit & mou, plus de douleur au côté comme ci-devant; l'émétique, les doux purgatifs réitérés de deux jours l'un, les vermifuges, le camphre, les lavemens acidulés avec le vinaigre, la limonade pour boiffon, & enfin, dans les cas extrêmes, les véficatoires; ces remedes placés à temps manquent rarement leurs effets. » .... Sans doute que la faifon devenue plus

____

(a) Cette Obfervation eft très-analogue à celle n.° 23, du Mémoire général pour 1785 (Voyez page 25).

chaude

chaude & les vents de Sud & Sud-Oueft ayant dominés depuis quelques
jours, ont changé la conftitution catarrheufe en putride bilieufe; du refte, le
nombre des malades diminue de jour en jour, il y a tout à efpérer que
cette paroiffe fe trouvera bientôt quite de ce fléau. »

Outre ces détails, M. *Penaud*, Chirurgien à la Forêt-fur-Saivre, que
j'ai cité plus d'une fois avec éloge, m'a adrefsé affez réguliérement des
Notes fur les maladies régnantes qu'il voyoit dans fon canton, & il me marquoit, le 16 Août, qu'il étoit mort pendant l'Épidémie catarrhale de l'hiver
& du printemps de 1786, cinquante-cinq perfones dans la paroiffe de Saint-
Mèmin; cinquante-fix dans celle de Cerizay; dix dans celle de la Forêt-fur-
Saivre, & vingt-trois dans celle de Saint-André-fur-Saivre : elle a fait auffi
des ravages momentanés dans quelques-autres paroiffes voifines, telles que
Montigny, Cirieres, Saint-Jouin, Saint-Marfault & Montournois, dans
lefquelles il a donné fes foins aux pauvres malades.

DÉPARTEMENT DE THOUARS.

M. *Lamoureux*, par fa lettre du 25 Avril, informoit M. *Pallu* qu'il
régnoit au village de la *Gouraudiere*, paroiffe de *Mauzé*, beaucoup de
maladies, favoir des hydropifies venues à la fuite des fievres quartes, des
petites véroles, & particuliérement une fievre catarrhale, qui paroiffoit
devenir Épidémique, & qui avoit déja enlevé plufieurs adultes : » Cette
maladie, difoit-il, commence par un abatement de forces & un mal de tête
violent, la fievre furvient avec un pouls inégal & petit, fuivie chez les uns
d'une douleur d'oreille infoutenable, & chez d'autres d'un mal de gorge qui
devient gangreneux; les amygdales font gonfées, la langue chargée, quelques-uns ont des envies de vomir & d'autres beaucoup de peine à avaler;
je n'en ai vu qu'un qui fe foit plaint du mal ce côté, les urines font claires;
le ventre chez prefque tous eft pareffeux, mais point météorifé, & je n'ai
aperçu aucunes éruptions; jufqu'à préfent les morts ne font pas heureufement nombreux, & j'ai maintenant une vingtaine de malades; les fang-fues
appliquées autour des oreilles & les emplâtres véficatoires à la nuque, le
kermès dans un firop béchique & donné par cuillerées, femblent opérer de
bons effets. »
   M. *Pallu*, en m'adreffant la lettre ci-deffus, le 1.er Mai, me marquoit
avoir confeillé à M. *Lamoureux* de préférer le collier véficatoire à l'emplâtre

à la nuque, dans le cas de mal de gorge, & le 29 Juin, il m'informoit de la ceffation de l'Épidémie de la Gouraudiere, d'après la derniere lettre du Médecin de Thouars.

DÉPARTEMENT DE ROCHECHOUART.

M. *Simon*, dans fa lettre du 3 Avril, marquoit à M. *Pallu*, » J'arive de *Cuffac*, *Millaguet* & *Mairval*, où j'ai été appelé pour aider à combatre une maladie qui a mis la confternation dans ces trois paroiffes, où elle s'eft montrée après avoir exercé des ravages dans la paroiffe de la *Chapelle-Mont-Baudeix*, Province de Périgord, & limitrophe des précédentes; le friffon, la chaleur, le mal de tête, le mal de gorge, l'oppreffion, font les fymptômes de l'invafion, le pouls vîte & point dur, les urines point beaucoup enflamées; les amygdales, la luete & le fond du palais font légérement gorgés & enflamés, mais les glandes parotides & maxillaires le font extrêmement, de forte que les malades ne peuvent prefque point ouvrir la bouche, qui quelquefois eft remplie d'aphthes. »

M. *Simon* obfervoit que cette maladie ataquoit indifféremment les enfans & les adultes, & que chez ceux qu'on accâbloit fous le poids des couvertures, il y avoit une éruption d'un rouge foncé (c'étoit fans doute la miliaire); ceux qui éprouvoient ce fymptôme guériffoient plus promptement, les autres avoient des fueurs abondantes, dont la répercuffion occafionoit des bouffiffures, des infiltrations fouvent fâcheufes, ordinairement toute une famille étoit ataquée de la même mániere, & il n'étoit pas rare de voir fept à huit individus dans la même maifon, fur-tout chez les pauvres de la campagne.

» Contre cette maladie, ajoutoit M. *Simon*, que je crois pouvoir appeler *mal de gorge putride*, j'ai d'abord confeillé un emplâtre véficatoire entre les deux épaules, enfuite les évacuans; parmi lefquels j'ai préféré le kermès, fur-tout chez les enfans & enfuite les purgatifs doux; pour foutenir ou exciter l'éruption, une infufion légere de fleurs de fureau; contre les aphthes, un gargarifme avec la même infufion, le miel & le vinaigre, & quand je pouvois, l'efprit de fel: j'ai interdit généralement la faignée, ayant obfervé qu'elle abatoit les forces, retardoit la guérifon, & quelquefois emportoit le malade. »

Par une autre lettre, du 1.er Mai fuivant, M. *Simon* difoit que, » Dans les paroiffes de *Millaguet* & *Cuffac*, les maladies fe fuccedent alternativement, mais avec cette différence, depuis environ trois femaines, que le mal de

gorge, au lieu d'être la maladie effentiele, comme il avoit paru d'abord, &
que j'avois eu l'honeur de vous l'apprendre par ma premiere lettre, ne
paroît plus être aujourd'hui qu'un des fymptômes les plus urgens, & un accident qui acompagne une fievre qui me paroî putride, dans laquelle on voit,
comme précédemment, des éruptions; les mêmes remedes ont été employés,
je veux dire le tartre émétique, lës doux purgatifs & les véficatoires à la
nuque ou entre les épaules, & tous ceux traités de cette maniere ont été
foulagés. »

» À peu près dans le temps de changement de maladie à *Cuffac*, nous
avons obfervé, dans la paroiffe de *Salles-la-Vauguyon*, une fievre beaucoup
plus vive & plus alarmante que la premiere; elle commence par un friffon
confidérable, fuivi d'une chaleur en proportion; des redoublemens quatre
fois dans les vingt-quatre heures, une douleur de tête violente, acompagnée
d'une otalgie vive & fuivie de furdité qui dure autant que la maladie & la
convalefcence; un point de côté peu confidérable & répondant à l'orifice de
l'eftomac, la diarrhée bilieufe vers le quatrieme ou le cinquieme jour; plufieurs
ont éprouvé des hémorrhagies abondantes par le nez, même fans foulagement pour les douleurs de tête & d'oreilles; enfin à tous ces accidens fe
joint dans la plupart un délire violent, & fur la fin de la maladie une abfence
extraordinaire, de maniere qu'outre la furdité, les malades demeurent long-
temps dans l'*imbécillité*. Les urines font ternes & quelquefois abondantes,
la langue limoneufe d'abord devient noire & aride, le pouls paroît fort dans
quelques-uns & plus foible dans les autres. Cette fievre, fi je ne me trompe,
approche beaucoup de la *maligne*. Mal-gré les autorités de *Pringle* & de
Lieutaud, je n'ai pu m'empêcher de confeiller quelques faignées à ceux que
j'ai vu les plus affectés de la douleur de tête, & dans lefquels j'ai obfervé
le pouls un peu fort. Je n'ai pas remarqué qu'elle ait fait ceffer les accidens
pas plus que le faignement de nez. L'émétique m'a paru être un des plus
puiffans fecours, auffi l'ai-je généralement recomandé; par fon moyen on a
vu fortir une quantité confidérable de bile porracée, jaûne & toujours mêlée
de vers; les boiffons nitrées, les lavemens & les purgatifs ont été recoman-
dés enfuite. Voilà les remedes que j'ai employés jufqu'ici; il y a dans ce
moment peu de morts, mais beaucoup d'*imbécilles;* veuillez bien nous faire
favoir fi nous continuerons cette méthode, & fi vous approuvez l'ufage du
kina fur la fin de la maladie, foit comme fébrifuge, foit comme tonique.
Il eft furvenu auffi quelques malades dans la paroiffe de *Cheronnac*, dont la
maladie n'annonce jufqu'ici aucun caractere dangereux, elle me paroît *putride
des premieres voies;* quelques malades ont éprouvé le mal de gorge comme
à *Cuffac*, dont ils ne font cependant pas yo fins. »

M. *Pallu*, en m'envoyant, le 15 Mai, la lettre ci-deffus, me marquoit
avoir confeillé les véficatoires au lieu de la faignée dans la maladie de la
paroiffe de *Salles*.

F ij

DÉPARTEMENT DE SAINT-MAIXENT.

Outre les renseignemens ci-deſſus que M. *Pallu* a bien voulu me communiquer, on m'a adreſsé, de l'Intendance, quelques lettres de Médecins & Chirurgiens du Département de Saint-Maixent, entr'autres de MM. Texier, pere & fils & l'Évêque, D. M. M. réſidans à Saint-Maixent; Pineau, D. M. à Champdeniers, & Panvilliers, D. M. à Aigonnay..... Mais ces MM. ne donnant que des généralités ſur les maladies les plus fréquentes chaque année dans leur canton, je ne puis les raporter ici : je dirai ſeulement que M. l'*Évêque*, en offrant un Tableau bien fait des conſtitutions noſologiques de 1781 - 1786, obſerve que dans les mois de Janvier, Février, Mars & Avril de cette derniere année, il avoit régné des fluxions de poitrine plus multipliées en Mars, & qu'il avoit traitées avec ſuccès par les moyens ordinaires.

ARTICLE SECOND.

OBSERVATIONS QUI M'ONT ÉTÉ ADRESSÉES DIRECTEMENT.

Après avoir rendu compte des Obſervations qui m'ont été communiquées par M. *Pallu*, je crois devoir placer ici des extraits de celles qui m'ont été fournies par quelques Médecins de cette Généralité, ce qui fera mieux connoître les maladies régnantes dans les différens cantons de la Province pendant 1786.

DÉPARTEMENT DE CHÂTILLON.

OBSERVATIONS DE M. DURAND.

M. Durand, D. M. M. Correſpondant de la Société Royale de Médecine, à la Pommeraie-ſur-Saivre, m'a remis un Mémoire très-intéreſſant ſur l'Épidémie de 1785 & ses suites, qu'il avoit adresé, le 20 Mars 1786, à la Société Royale de Paris. Ce Mémoire, très-bien fait, mériteroit d'être raporté en entier, mais les bornes de ce Supplément ne me le permettent pas, & je présume que la Société de Médecine l'insérera en entier dans ses Mémoires.

M. *Durand* a eu, sur l'Épidémie de 1785 & celle de 1786, dans les paroisses de Saint-André-sur-Saivre, Saint-Mèmin, &c. où il a donné ses soins, la même opinion que moi, & a suivi les mêmes vues curatives : pour le prouver, je ne raporterai que ce qu'il dit sur les causes.....

» La cause générale de cette Épidémie meurtriere, dit-il, comme l'observe très-bien M. *Gallot*, mon ami, dans son Mémoire imprimé par ordre du Gouvernement, paroît être l'espece d'anomalie qui regne depuis un certain nombre d'années dans le cours des saisons, les variations subites dans la température de l'air & les transitions brusques qui se font sentir quelquefois dans le même jour : quant aux causes spéciales qui font que certains sujets sont affectés de préférence à d'autres, elles paroissent dépendre de leur constitution particuliere ; à l'égard des causes locales, elles seront toujours difficiles à déduire, car selon la remarque du même Auteur, cette Épidémie a régné dans les habitations situées au Nord, comme dans celles placées dans des lieux bâs & marécageux ; les *Aubiers*, *Nueil* & *Saint-Aubin*, qu'on peut regarder comme des lieux les plus élevés de la Province, ont été le théâtre de l'Épidémie de l'hiver & du printemps 1784. Bien loin d'imaginer que cette raison, je veux dire, l'élévation du sol de ces paroisses au dessus du nôtre & leur situation en plein air, ait dû s'opposer au progrès de cette Épidémie, j'eusse présumé au contraire qu'elle pouvoit la favoriser, si elle eut continué de régner dans ces lieux élevés, dans le printemps dernier & dans celui où nous sommes, & avec d'autant plus de raison, que chaque fois que je me suis déplacé pour soulager les malades de ces différentes paroisses, j'ai éprouvé le plus souvent des douleurs catarrhales & rhumatisantes à l'un ou l'autre côté de la poitrine, douleurs à la vérité légeres & qui cédoient à l'habitude que j'avois de me tenir chaudement vêtu & à mon retour dans mon domicile. Mais si cette exposition étoit une cause de cette Épidémie, pourquoi dans un temps où nous avions tout lieu de conjecturer que les vents de Nord-Est qui ont régnés plus de trois mois de suite sembloient être visiblement la cause de cette Épidémie au printemps dernier ; pourquoi, dis-je, celle-ci a-t-elle cessé absolument dans les lieux élevés où l'action de l'air devoit se faire sentir d'une maniere plus marquée ? & pourquoi au contraire continue-t-elle de sévir avec plus de danger que jamais dans nos paroisses les plus voisines, *Saint-André-sur-Saivre*, *Saint-Mèmin*, situées dans une position absolument différente des *Aubiers*, *Nueil* & *Saint-Aubin*, & où l'Épidémie n'existoit pas dans le temps qu'elle ravageoit ces deux paroisses ? »......

Je regrete bien de ne pouvoir insérer ici tout ce que mon savant confrere dit sur le diagnoſtic, le pronoſtic & la curation, & principalement ſes judi-cieuſes Réflexions sur les abus qui exiſtent dans nos campagnes, relativement à l'Art de guérir à cauſe des mauvais remedes, des médicaſtres, des char-latans, &c. J'eſpere que le Public ne ſera pas privé long-temps de cette intéreſſante production d'un Praticien zélé & prudent, qui jouit de la répu-tation la mieux méritée, & qui ſe conſacre au ſoulagement des malheureux avec autant d'ardeur que de déſintéreſſement; ſans pluſieurs récidives d'affé-ctions catarrhales auxquelles M. *Durand* eſt ſujet, il m'auroit communiqué ſes Obſervations sur les fievres bilieuſes de l'été & de l'autone, & j'en aurois fait mention ici avec plaiſir.

OBSERVATIONS DE M. ROUSSE.

M. *Rouſſe*, D. M. M. réſidant à Mortagne, me marquoit, le 21 Mars, » Qu'une fievre maligne avec quelques ſymptômes peſtilentiels (qu'il avoit obſervée avec M. *Durand*, dans la paroiſſe de Saint-Laurent-ſur-Saivre), ne s'étoit pas propagée, mais que ce qu'il y avoit de particulier, étoit qu'elle ne paroiſſoit ataquer que les perſones de la même famille, quoique n'habitant ni le même lieu ni la même paroiſſe; tous ceux qui l'ont éprouvée ont ſuccombé & une ſœur demeurant dans une paroiſſe voiſine; j'en ai vu huit dans une autre famille, dont il en eſt mort trois, mais je crois que le mauvais régime y a encore plus contribué que le caractere de la maladie, car les autres qui ont eu peur, ſe ſont preſque tirés à l'aide du ſeul régime.... Les maladies les plus communes ſont les coliques & les rhumatiſmes; les couches ſont généralement malheureuſes, les femmes ne perdent point & les ſuites ſont fâcheuſes; je vois ici, dans ce moment, deux femmes, l'une a une fievre putride, l'autre une fievre milliaire & eſt très-menacée d'un dépôt laiteux à l'aine. » Le 10 Avril, il me diſoit: » Nos maladies ne ſont pas autrement mul-tipliées, nous avons cependant quelques plévro-pneumonies, quelques fievres intermittentes, particuliérement doubles-tierces, dont le caractere eſt aſſez grave. » Le 20 Juillet, » Les maladies devienent très-fréquentes & le cara-ctere aſſez grave, le dévoîment & les douleurs de coliques me font craindre la dyſſenterie pour la fin de l'été. »..... Le 15 Août, » Notre Épidémie de fievres, quoique très-multipliée, n'eſt point encore bien meurtrière, nous venons cependant de perdre un des Miſſionaires de St-Laurent le dix-ſeptieme jour. ».... Le 10 Novembre, » Ma fievre (c'étoit la fievre quarte que ce Médecin avoit depuis deux à trois mois) a cédé aux apéritifs & aux légers fébrifuges, je n'ai été obligé de me purger qu'une ſeule fois; la longueur des accès me faiſoit bien craindre pour leur durée. »..... Le 21 d.°, » Les plévro-pneumonies devienent fréquentes, les traîneurs enflent & périſſent à la fin, leur mort eſt plutôt l'effet du mauvais régime que du danger de la maladie, car les gens raiſonables ſe tirent encore aiſément d'afaire.

DÉPARTEMENT DE MONTAIGU.

OBSERVATIONS DE M. LANDAIS.

Mon intime ami & digne confrere, M. *Landais*, D. M. Correſpondant de la Société Royale de Médecine, *aux Eſſars*, m'a auſſi marqué à différentes fois, avoir obſervé, dans ſon canton, quelques affections catarrhales au printemps, & des fievres bilieuſes graves dans l'été & l'autone, mais étant lui-même malade depuis le commencement de Septembre, il n'a pu me fournir des détails qui auroient été bien intéreſſans, venant d'un Praticien auſſi éclairé & dont la réputation eſt aſſez connue, il m'a ſeulement informé que la petite vérole & la coqueluche avoient enlevé beaucoup d'enfans dans ſa paroiſſe & les voiſines, en allant vers les côtes.

OBSERVATIONS DE M. FAYAU.

M. *Fayau*, fils aîné, D. M. M. réſidant à la *Rocheſerviere*, bâs Poitou, qui m'avoit fourni des Obſervations ſur l'Épidémie de 1785 (Voyez *page 67*, du Mémoire général pour cette année), me marquoit, le 7 Octobre 1786, » Depuis le mois de Septembre 1785, temps où finit à peu près l'Epidémie dont j'eus alors l'honeur de vous entretenir juſques en Août dernier, le nombre des malades a été plus petit ici que je ne l'y avois encore vu. Depuis ce temps nous avons eu un aſſez grand nombre de fievres, la plupart bilieuſes, avec des redoublemens en double-tierce; elles ont été peu dangereuſes, & ont preſque toutes diſparu après peu ou point de remedes; les convaleſcences ont été en général plus fâcheuſes, les malades ont recouvré difficilement leurs forces, & pluſieurs ont eu des rechutes; il ſe préſente aujourd'hui quelques ſymptômes plus alarmans, tel qu'un léger délire & plus ſouvent un état comateux qu'on a combatu avec avantage par les véſicatoires; les fievres quartes ſont auſſi communes, le plus grand nombre de ceux qui en ſont ataqués avoient précédemment eu une fievre bilieuſe, telle que celle dont je viens de vous parler, & elle étoit diſparue ſans remedes; les malades avoient repris leur train de vie ordinaire ſans avoir recouvré leurs forces, pluſieurs ont les jambes enflées & même le ventre : je ſuis ſurpris ſi l'hiver n'eſt funeſte à un grand nombre dans ce pays ſur-tout où on eſt dans l'habitude de ſe purger une ou deux fois, & de demander un Médecin une fois pour ne rien faire de ce qu'il preſcrit. »

DÉPARTEMENT DE LUÇON.

M. *Bouquet*, D. M. Médecin bréveté pour les Épidémies de ce Département, qui veut bien me faire part de ſes Obſervations, me marquoit, le 15 Janvier 1786, » La petite vérole commence ici à s'éteindre., elle n'a fait qu'une victime le mois dernier; les fievres bilieuſes irrégulieres ſont ceſsées, les tierces & quartes ont pris la place; il y a eu des catarrhales que peu de remedes appropriés diſſipent; les fluxions éryſipélateuſes ont été communes. Les maux de dents, de gorge & d'oreilles ſont très-fréquens. »…. Le 9 Août, » Nous avons eu peu de malades dans le courant de Mai; le changement dans l'atmoſphere le 19, par des vents de Nord, d'Eſt & de Nord-Eſt & Nord-Oueſt, nous procurerent quelques fievres catarrhales malignes bilieuſes, qui ne firent que peu de victimes, elles continuerent juſques à la mi-Juin; dans ce temps ſe manifeſterent des fievres doubles-tierces rémittentes, qui n'ont point eu de ſuites fâcheuſes; en Juillet, elles augmenterent en nombre & en intenſité, elles ſont même encore aujourd'hui très-répandues, elles ne ſont cependant point beaucoup de victimes, quoiqu'avec des ſymptômes & des accidens très-alarmans. Un émétique dans les commencemens, ſoit minéral, ſoit végétal, apporte quelquefois du ſoulagement, on eſt auſſi dans d'autres cas obligé de le répéter deux à trois fois pour évacuer une bile tenace & porracée dont ſont tourmentés les malades, & qui leur occaſione, ſur-tout dans le paroxiſme, des envies plus ou moins grandes de vomir, avec des douleurs atroces au creux de l'eſtomac, quelques-uns même en rejetent quantité, ceux-là ſont plus promptement guéris, les boiſſons acidulées ſont rendues apéritives par l'addition du ſel de nitre; les jours intercallaires je paſſe une eau de tamarins, à laquelle j'ajoute quelques grôs de ſel d'epſum, quelquefois la crême de tartre dans une décoction de chicorée ſauvage ou de camomille; quand j'ai obtenu une bonne détente, je fais faire uſage d'apozemes amers chicoracés, que je rends plus ou moins laxatifs & fébrifuges, comme les vers ſont ſouvent complication, les vermifuges, un ou deux purgatifs completent la guériſon….. Dans les fievres catarrhales, les véſicatoires aux jambes ont toujours produit les meilleurs effets; j'ai toujours ſuivi à peu près, pour leur traitement, les mêmes procédés que nous avions adoptés, je m'en ſuis conſtament bien trouvé, enfin il meurt peu de malades. » Le 10 Octobre, » Les fievres bilieuſes doubles-tierces, doubles-quartes rémittentes du mois d'Août, ont perſiſté tout celui de Septembre, & dans ce mois, il s'eſt joint à ces fievres, des coliques violentes, des dévoîmens ſéreux, ſanguinolens, même quelques dyſſenteries. Les vers, dans

l'une

l'une & l'autre de ces maladies, ont toujours fait complication; les coque-
luches ont été très-fréquentes parmi les enfans, elles en ont enlevé un grand
nombre; en Août, sur dix-sept morts, il y avoit six enfans; en Septembre,
sur quarante-trois, trente-deux; la coqueluche & les vers ont fait tout le
ravage, trois à quatre passoient deux ans, le reste au dessous; à la fin de
Septembre, il s'est manifesté quelques *choléra-morbus*. Parmi les morts de
ces deux mois, il y a eu un vieillard de quatre-vingt-neuf ans; une femme
enlevée par un *choléra-morbus*; un homme de trente-deux ans par une trop
forte dôse de laudanum, sa femme, dans son huitieme mois de grôssesse,
est morte suffoquée; une autre d'une fievre puerpérale; une autre asthmatique;
une autre d'un catarrhe suffoquant; un Musicien mort paralytique des suites
d'une colique de Poitou; tous les autres, grabataires depuis long-temps;
aucuns morts à l'Hôpital, quoique les lits toujours garnis. »

Outre ces Observations fournies par mes Confreres de la Province,
j'en ai eu d'autres de quelques Médecins des Provinces voisines, par lesquels
j'ai été informé que les mêmes maladies ont régné pendant les différentes
saisons de l'année 1786, dans les cantons qu'ils habitent; mes savans confreres & amis, MM. *Deftrappieres*, de la Rochelle, *Linacier*, de Chinon
& *Bougourd*, de Saint Malo, en Bretagne, m'ont sur-tout communiqué dés
Observations très-intéreffantes; ce dernier m'a observé qu'il n'avoit jamais
vu les doubles-quartes aussi multipliées que dans l'autone dernier; j'ai fait
la même remarque.

SUPPLÉMENT
AU MÉMOIRE GÉNÉRAL
SUR L'ÉPIDÉMIE DE 1784 & 1785.

SECTION TROISIEME.

COMPARAISON ET RÉFLEXIONS.

ON voit parce que je viens d'expofer, que l'année 1786 n'a pas offert moins de maladies que celle de 1785; à la vérité, elles ont été moins meurtrieres, excepté dans quelques cantons où l'Épidémie catarrhale a fait d'affez grands ravages jufques à la fin de Mai; enfuite dans le courant de Juin & pendant les trois mois fuivans, il s'eft établi une conftitution fébrile bilieufe, femblable à celle de 1780, & fur-tout à celle de 1781. La température moyene de 1786 a été feche & froide, & très-analogue à celle de 1785, comme on peut s'en convaincre en les raprochant. La plus grande chaleur de 1786 a été 26 d. le 26 Mai; la moindre ou le plus grand froid — 9, le 10 Mars; terme moyen 8 : 2..... La plus grande élévation du barometre 28 : 7, le 30 Décembre; la moindre 27 : » le 17 Novembre; terme moyen 27 : 10. 11. Vents dominans Nord & Nord-Eft : grande féchereffe au printemps, partie de l'été & l'autone; beaucoup de neige jufques en Mars & en Novembre & Décembre.

La comparaifon des affections catarrhales qui ont eu lieu cette derniere année avec celles de 1785, prouve auffi l'identité de cette conftitution jufques à la fin de Mai, & les Obfervations de mes Confreres & les miennes que j'ai pu offrir dans ce Supplément, font entiérement femblables à celles de l'année précédente : il feroit trop long & faftidieux de citer ici les points d'analogie ; il en eft de même pour l'efpece d'Épidémie fébrile bilieufe qui a fuccédé à la catarrhale, on a pu voir que MM. *Pallu, Rouffe, Fayau* & *Bouquet* principalement, ont obfervé les mêmes maladies que moi pendant

l'été & l'autone, ainſi que le raprochement de leurs Obſervations avec les
mienes le démontre.

Il y auroit ſans doute, comme je l'ai déja dit, des Réflexions intéreſſantes
à faire, des eſpeces de corollaires utiles à tirer de tout ce que j'ai expoſé,
non ſeulement dans ce Supplément, mais même dans le Mémoire général ;
je ne puis me livrer à ce genre de diſcuſſions, ce travail s'étant beaucoup
plus étendu que je ne le comptois d'abord : & étant forcé de finir, je laiſſe
aux Médecins ſages & inſtruits, aux Praticiens éclairés, le ſoin de déduire
eux-mêmes les conſéquences que les Obſervations conſignées dans ce Recueil
peuvent offrir. Je me ſuis borné à l'hiſtoire de ce que j'ai vu : je n'ai rien donné
à la théorie, aux hypothêſes, aux ſyſtèmes...... Depuis vingt-ans que je
ſuis livré ſeul dans une campagne, à une pratique pénible & nombreuſe,
parmi la clâſſe la plus infortunée des citoyens, je ne me ſuis jamais occupé
que d'obſerver, & je n'ai pas traité un ſeul malade dont l'obſervation ne
ſoit détaillée dans mon Journal clinique. Heureux ſi les Maîtres de l'Art
daignent acorder leurs ſuffrages à mes éforts pour être utile & pour contri-
buer aux progrès de l'Art de guérir ! car mon opinion a toujours été que la
ſcience des faits étoit la premiere en Médecine, & que rarement la théorie
ſeule menoit à un traitement ſûr & ſatisfaiſant.

Je terminerai en répétant en partie ce que j'ai dit dans mon Mémoire
de 1785, ſur l'avantage de donner au Peuple des campagnes, des ſecours
continués & bien ordonés ; les Hoſpices de Charité dans les petites villes &
dans les bourgs, & l'établiſſement d'un traitement pour les Épidemies & les
Maladies populaires, devenu uniforme dans tout le Royaume, ſeront les ſeuls
moyens de conſerver bien des Sujets à l'État, & de donner aux Pauvres,
le ſoulagement que la bienfaiſance & l'humanité doivent leur offrir. Déja
pluſieurs Généralités ſe ſont empreſſées de ſuivre des principes ſages ſur cet
objet : mon ami M. *Bougourd*, de Saint-Malo, m'a communiqué le Mémoire
qui a été rédigé en 1786, en Bretagne, ſur cette matiere, & qui eſt très-
bien fait ; M. BARAILON, Médecin célebre de Moulins, m'a également
envoyé l'Ordonance qui a été rendue auſſi en 1786 dans le Bourbonois, ſur
le même ſujet, avec une Inſtruction intéreſſante, qu'il a publiée enſuite, ſur
les moyens de guérir quelques maladies chroniques parmi le Peuple des
campagnes. M. DE LA BOURDONNAYE DE BLOSSAC,
Intendant de Soiſſons, a daigné m'adreſſer le Réglement qu'il a fait dans ſa
Généralité l'année derniere, ſur le traitement des Épidémies, en y joignant
l'Inſtruction publiée par M. DE BERGE, Médecin en chef : la ſimplicité de
ce plan le rend d'une exécution facile & d'une économie dignes d'être priſes
pour modele : tout cela prouve que l'on s'occupe de ſecourir les malheureux,
rien ne peut être plus conſolant pour les âmes ſenſibles.....

Puiſſe l'année que nous commençons (qui ſera peut-être remarquable par les plus grands événemens relatifs au bien Public) compter au nombre des bienfaits de notre AUGUSTE MONARQUE, celui de voir l'établissement des Hospices de Charité & du traitement des Épidémies, généralement adoptés dans le Royaume & dirigés d'après les mêmes principes !

A Saint-Maurice-le-Girard, bâs Poitou, 10 Janvier 1787.

F I N.

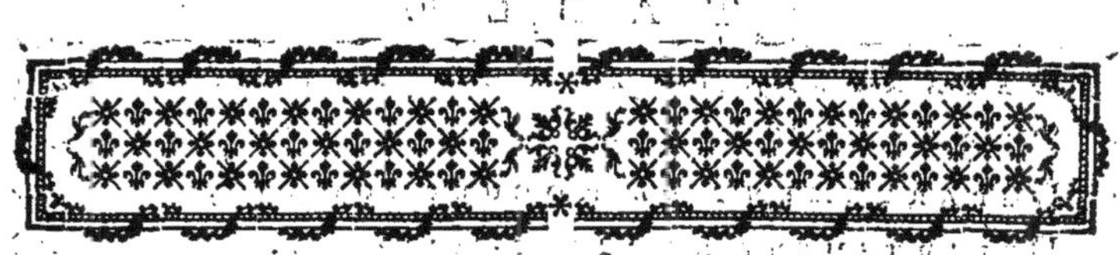

TABLE.

TABLE.

ERRATA DU MÉMOIRE GÉNÉRAL.

MÉMOIRE sur l'Épidémie de la Forêt.

Page *xj*, *avant derniere ligne*, ques, *lifez* que, *dernier mot*, nou, *lif.* nous.
Page *xiij*, *ligne* 26, anthelmintiques, *lifez* anthelminthiques.
Page *xv*, *ligne* 31, caracteriséns, *lifez* caractérisées.

MÉMOIRE.

Page 4, *ligne* 6, *premier mot*, ont, *éfacez le.*
Page 7, *ligne* 25, tatre, *lifez* tartre.
Page 8, *ligne* 16, anodine, *lifez* anodyne.
Page 11, *ligne* 2, faigné, *lifez* faignée.
Page 14, *ligne* 11, Chirugien, *lifez* Chirurgien.
Page 17, *ligne* 13, foufert, *lifez* foufert.
Page 22, *ligne* 13, abfcence, *lifez* abfence.
Page 30, *ligne* 3, maldie, *lifez* maladie.
Page 43, *ligne* 13, il en étoit déja péri plufieurs, *lifez* il étoit déja péri
      plufieurs malades.
   Ibidem, *ligne* 23, fur-tout celles du *Boupere*, *lifez* fur-tout celle du *Boupere.*
Page 49, *ligne* 7, intermittentes, *lifez* intercurrentes.
Page 52, *ligne* 2, le 23, à Mareuil, *lifez* le 13, à Mareuil.
Page 61, *Colonne des chefs de famille*, *au total*, 322, *lifez* 275.
   Ibidem, *derniere ligne*, 322, *lifez* 273.
Page 73, *derniere colonne*, *total*, 4100, *lifez* 4900.
Page 74, *ligne* 26, bonne augure, *lifez* bon augure.
Page 75, *ligne* 38, M. Berenger, *lifez* M. Baranger.
Page 94, *ligne* 26, vomiffemes, *lifez* vomiffemens.
Page 98, *ligne* 18 & page 99, *ligne* 21, au gens de l'Art, *lifez* aux gens de l'Art.
Page 105, *ligne* 21, meuttiete, *lifez* meurtriere.

SUPPLÉMENT.

Page 5, *ligne* 20, agée, *lifez* âgée.
Page 6, *ligne* 3, foufroit, *lifez* foufroit.
Page 19, *ligne* 35, meurtiere, *lifez* meurtriere.
Page 24, *ligne* 11, le fuites fâcheufes, *lifez* les fuites fâcheufes.
Page 27, *ligne* 16, je me propofai, *lifez* je me propofois.
Page 30, *ligne* 9, caufé fa mort, *lifez* caufe la mort.

www.ingramcontent.com/pod-product-compliance
Ingram Content Group UK Ltd.
Pitfield, Milton Keynes, MK11 3LW, UK
UKHW020829120726
13693UKWH00002B/551